Sarah Stankewitz

Shatter and Shine

SARAH STANKEWITZ

SHATTER *and* SHINE

Roman

Forever

Forever by Ullstein
forever.ullstein.de

Originalausgabe bei Forever
Forever ist ein Verlag der Ullstein Buchverlage GmbH, Berlin
1. Auflage November 2022
3. Auflage 2022

Umschlaggestaltung: zero-media.net, München
Titelabbildung: © FinePic®, München
Gesetzt aus der Albertina Pro powered by *pepyrus*
Druck- und Bindearbeiten: CPI books GmbH, Leck

ISBN 978-3-95818-645-3

Für Selina.
Du bist genauso stark wie Hazel.
Vergiss das nie.

Content Note

Liebe Lesende,

dieses Buch enthält potenziell triggernde Inhalte. Deswegen findet ihr auf Seite 413 eine Triggerwarnung. Wir möchten, dass ihr das bestmögliche Leseerlebnis habt.

Eure Sarah Stankewitz & das Forever-Team

Prolog

Hazel

Jeder kennt ihn. Den Moment, der das ganze Leben schlagartig verändert. Der aus bunt schwarz und aus einem Morgen mit Aussicht auf den besten Tag des Lebens eine Erinnerung macht, die man vergessen möchte.

Für den einen ist es der Tag, an dem er seinen ohnehin schlecht bezahlten Job verliert und nicht mehr weiß, wie er die nächste Miete bezahlen oder den Kühlschrank füllen soll. Für die andere ist es der Arzttermin, bei dem sie erfährt, dass sie keine Kinder bekommen kann. Und auf einmal wird aus dem Strampler im Kleiderschrank, den die Großmutter für das künftige Enkelkind mit vom Alter gezeichneten und aufgeregten Fingern gestrickt hat, ein Stück Wolle, das vermutlich nie getragen werden wird.

Vielleicht ist es auch ein Anruf, bei dem man gebeten wird, so schnell wie möglich ins Krankenhaus zu kommen, *weil es sonst zu spät sein könnte.*

Ich habe einen Namen für diese alles verändernden Momente, denen jeder Mensch im Laufe seines Lebens begegnet, egal wie oft wir versuchen, uns davor zu schützen. Wir können laufen und laufen, uns verstecken, sie austricksen, aber wir können sie nicht aufhalten.

Die Herzensbrecher.

Mein zweitgrößter Herzensbrecher – nach dem Tod meiner Grandma – hat mich dieses Jahr im April erreicht. Ich war gerade auf dem Weg zu meinem Nachmittagsunterricht, die Sonne stand so hoch und rund am Himmel, als hätte man sie mit einem Zirkel zwischen die fluffigen Wolken gemalt. Nur wenige Straßen von dem Gebäude entfernt, in dem ich dreimal in der Woche Menschen Gebärdensprachunterricht gebe, erhielt ich die eine E-Mail, die alles veränderte. Sie kam von einer Frau namens Beth, die laut ihrer Mailadresse für die US Army in Austin arbeitete. Die Nachricht begann damit, dass es ihr leidtue.

Meine Schritte wurden langsamer, der Griff um den Gurt meiner Handtasche fester. Gleichzeitig rutschte er mir immer wieder aus den schweißnassen Fingern, weil es einen Teil in mir gab, der den Inhalt der Nachricht schon kannte, bevor ich sie ganz lesen konnte. Immerhin hatte ich im letzten Jahr ständig erwartet, dass es passieren würde. Dass man mir den Boden unter den Füßen wegreißen und mir anschließend mit einem mitleidigen Blick beim Fallen zusehen würde.

Ich erinnere mich daran, dass ein Vater mit seiner kleinen Tochter gegen mich rannte, weil ich wie vom Blitz getroffen stehen geblieben war. Sekunden später folgte das Weinen des Mädchens, weil sein erstes Eis des Jahres platschend auf dem Bürgersteig gelandet war. Der Vater warf mir einen missbilligenden Blick zu, aber ich hatte keine Zeit, mich zu entschuldigen. Ich musste die wenigen Zeilen wieder und wieder lesen, um zu verstehen, was passiert war.

Beth erzählte mir in knappen Worten von einem Vorfall, der Masons Lager in der Nacht zuvor überrascht hatte. Einem Vorfall, bei dem sieben Männer ihr Leben verloren hatten.

Darunter auch Mason.

Mein Mason.

Der Mann, mit dem ich noch vor einem halben Jahr ein Haus hatte bauen und Kinder hatte haben wollen. Der mich mit seinen stürmischen Augen und den intensiven Küssen um den Verstand gebracht hatte, bevor er sich entschied, zur Army zu gehen und mich in Texas zurückzulassen. Und gleichzeitig war er der Mann, der letztes Jahr in einem Brief mit mir Schluss gemacht hatte, weil ihn der Krieg verändert hatte und er nicht wusste, ob er mir noch geben konnte, was ich wollte. Ein Mann, der schon länger kein Teil meines Lebens mehr hätte sein sollen, aber erst jetzt ganz fort war. Und mir blieb nichts anderes übrig, als irgendwie weiterzuleben. Zu atmen, obwohl ich die Luft anhalten wollte, wenn er nicht mehr auf dieser Erde weilte.

Seit diesem Herzensbrecher waren meine Nächte lauter und meine Tage stiller. Nachts wachte ich schreiend und schweißgebadet auf, griff unter dem Bett nach der Kiste mit Masons alten Briefen und las jeden einzelnen durch. Wieder und wieder. Wort für Wort. Prägte mir seine letzten Zeilen an mich ein und wünschte, ich könnte die Zeit zurückdrehen. Denn dann hätte ich Mason niemals einfach so gehen lassen. Ich hätte alle Hebel in Bewegung gesetzt, damit er uns noch eine Chance gab, anstatt das Wort *Ende* unter unsere Beziehung zu setzen, obwohl wir eigentlich erst am Anfang unseres gemeinsamen Lebens standen. Dann läge er jetzt in meinen Armen, während ich ihm durch das dichte goldbraune Haar streichen würde.

Ja, die Nächte waren schlimm, aber die Tage waren schlimmer. Mich verschluckte eine Leere, die alles um mich herum in Watte hüllte. Seit April wandelte ich wie ein Zombie durch meinen Alltag und versuchte, nicht zusammenzubrechen. Ich hielt durch, weil es das war, was meine Mutter von mir verlangte.

Reiß dich zusammen, Hazel. Durch deine Tränen wird Mason nicht zurückkommen. Wir Parkers sind Kämpfernaturen, also kämpfe gefälligst. Was sollen die Leute denken? Willst du etwa dein Studium in den Sand setzen? Deine Großmutter wäre enttäuscht von dir, Hazel.

Es gab nur einen Ort, an dem ich ich selbst sein konnte. Die alte Hazel, die kein Problem damit hatte, ihre Tränen zu zeigen und ihre Gefühle zu spüren.

Auf der Farm meiner Großeltern fühlte ich mich noch lebendig. Etwas zerbrochen, aber nicht komplett zerstört.

Meine Mutter hatte unrecht. Grandma wäre nicht enttäuscht von mir, das wäre sie nur, wenn ich nicht fühlen würde, was es zu fühlen galt. Deshalb war dieses heilige Fleckchen Erde nahe Beaumont der Ort, der mich vom Aufgeben abhielt.

Dank ihr, meinem Bruder Jamie, meiner besten Freundin Sky und meinem Grandpa war die Farm für mich in den letzten Monaten zum genauen Gegenteil eines Herzensbrechers geworden.

Sie wurde zu meinem Herzensretter.

Was ich zu diesem Zeitpunkt noch nicht wusste?

Mein Herz war längst wieder in Gefahr.

Und diese Gefahr hatte einen Namen.

Cameron.

I

Hazel

Es gibt Orte auf der Welt, an denen der Himmel immer etwas schöner, die Luft etwas heilsamer, die Sonne etwas strahlender und das Leben etwas leichter ist. Schon als Kind empfand ich das Land meiner Großeltern als Paradies, und jedes Mal, wenn meine Mutter meinen kleinen Bruder Jamie und mich übers Wochenende herbrachte, weil sie beruflich mal wieder vollkommen eingespannt war, hatten wir die beste Zeit unserer Kindheit.

Wir haben es geliebt, zwischen all den Tieren zu sein, draußen in der Natur. Zwischen Strohballen, warmem Sand und dem Geruch von Grandmas frisch gebackenen Brownies, die immer viel zu süß und klebrig waren. Den Teig haben wir manchmal nicht einmal mit heißem Wasser und Seife richtig von den Fingern bekommen. Wir saßen am Lagerfeuer, rösteten weiche Marshmallows, und im Hintergrund spielte Gramps auf seiner Ukulele Klassiker wie ›Somewhere over the Rainbow‹. Jamie saß dabei schon als kleiner Knirps auf seinem Schoß, weil er die Musik zwar nicht hören, aber spüren konnte.

In Momenten wie diesen – wenn die Sonne schon frühmorgens einen goldenen Schleier über das hektargroße Land und die umliegenden Felder wirft – vermisse ich die Tage der kindlichen Unbeschwertheit am meisten. Ich werfe einen Blick in den wunderschönen Oktoberhimmel und renne weiter. Schneller und schneller, als könnte ich den bösen Gedanken entfliehen, von denen ich dachte, dass ich sie schon besser im Griff hätte, und die sich jetzt wieder an die Oberfläche kämpfen.

Der Boden unter meinen Laufschuhen staubt, während ich versuche, nicht sauer auf dieses Leben zu sein, das mir erst einen Ort wie diese Farm geschenkt und mir dann in vier Jahren zwei der wichtigsten Menschen genommen hat. Als würde es mir mit einem breiten Lächeln auf dem Gesicht einen Mittelfinger zeigen, ganz nach dem Motto: Ha! Du warst zu gierig. Gierig nach Glück, nach warmen Lagerfeuernächten und den Menschen, die du liebst.

Nach dem Tod meiner Großmutter dachte ich, dass ich nie wieder glücklich werden könnte, immerhin stand ich dieser Frau näher als meiner eigenen Mutter. Sie hat mich gemeinsam mit meinem Großvater aufgezogen, wenn Mom mal wieder durch die halbe Welt gejettet ist, um Immobilien im Ausland zu begutachten. Ich weiß, dass ich fast alles, was ich über das Leben und die Liebe gelernt habe, ihnen zu verdanken habe. Zum Beispiel, dass Menschen, wenn sie sterben, nicht wirklich fort sind.

In jeder Diele, jedem Möbelstück, jedem Winkel des alten Landhauses, das längst ein paar Sanierungen nötig hat, lebt Grandma weiter. Nicht auf die gruselige Art, die einem einen Schauer über die Wirbelsäule schickt, sondern auf eine heilsame. Jedes Mal, wenn ich die abgeblätterte Holztür öffne und unseren Flur betrete, in dem es immer ein wenig nach Zimtkeksen duftet – selbst im Sommer –, spüre ich ihre Anwesenheit und muss lächeln. Mal ist das Lächeln traurig, mal dankbar. Aber es ist beständig. Es hat mich nie verlassen, so wie es Gramps nicht verlassen hat, obwohl er seiner großen Liebe nach fünfzig gemeinsamen Jahren Lebewohl sagen musste.

Mit Mason ist es anders. Seine Anwesenheit spüre ich nicht, egal wie sehr ich mich nach ihr sehne. Vermutlich liegt es daran, dass er schon verschwunden war, bevor er starb. Wenn ich ehrlich zu mir selbst bin, habe ich ihn schon nicht mehr gefühlt, als wir uns beim letzten Mal am Flughafen voneinander verabschiedet haben. Er hatte eine zweiwöchige Pause von seinem Einsatz in Afghanistan hinter sich, und wir haben jeden Tag dieser zwei Wochen miteinander verbracht, weil es das ist, was Paare tun. Sie nutzen jede freie Sekunde aus, vor allem, wenn sie nicht wissen, wann sie sich wiedersehen. *Ob* sie sich wiedersehen.

Wir waren bei seinen Eltern zu Besuch, in meinem Studentenwohnheim, haben Zeit an unserem Lieblingsplatz verbracht, hatten Dates wie früher – und doch waren wir einander so fern wie nie zuvor in unserer dreijährigen Beziehung. Unser Ende war also längst absehbar, aber ich wollte es selbst dann nicht wahrhaben, als er einen Schlussstrich zog. Das war sieben Monate vor seinem Tod. Man sollte meinen, dass ein solcher Schicksalsschlag weniger wehtut, wenn man vorher derart verletzt wurde, wie Mason mich mit seinem Brief verletzt hat. Die bittere Wahrheit ist: Es tut trotzdem scheiße weh. Und es ist verflucht schwer, lange auf jemanden wütend zu sein, der nicht mehr da ist.

Die ersten Tränen bahnen sich ihren Weg über meine Wangen, mit dem Ärmel meines Sportpullis wische ich sie fort. Es ist noch früh am Morgen, nicht einmal die Tiere sind aus den Ställen gekommen, und ich nutze die morgendliche Stille, um meine Gefühle und Gedanken zu sortieren. Und das kann ich nun mal am besten, wenn ich in Bewegung bleibe und dabei frische Luft um mich habe.

Ich habe Routinen schon immer geliebt, selbst als ich noch ein kleines Mädchen war, das nicht einmal wusste, wie man das Wort richtig buchstabiert. Aber inzwischen sind sie nichts mehr, das ich liebe, sondern etwas, das ich zum Durchhalten brauche. Und deshalb sieht für mich seit Monaten jeder Morgen gleich aus. Ich stehe um sieben Uhr auf, schlüpfe in meine Sportsachen und laufe ohne Ziel los, egal ob ich den Tag auf dem Land oder in der Stadt verbringe. Obwohl mir die Landläufe lieber sind, weil die Luft hier draußen so viel klarer ist. Ich achte nie darauf, wie weit ich laufe oder wie schnell ich dabei bin, weil es keine Rolle spielt.

Jede Minute, in der ich nicht versucht bin, den Karton mit Masons Briefen unter dem Bett hervorzuholen, sauge ich wie ein Schwamm das Wasser auf. Der Schweiß rinnt mir über den Nacken, und ein paar meiner braunen Haarsträhnen haben sich aus meinem Zopf gelöst und kleben mir im Gesicht. Denn obwohl es morgens um diese Jahreszeit selbst in Texas kühl ist, ist mir bullenheiß. In der Ferne kann ich das große braune Tor sehen, das ich vor fünf Jahren neu gestrichen habe, und ich erhöhe meine Geschwindigkeit, bis es in meiner Lunge sticht und das Gefühl den emotionalen Schmerz ersetzt.

Als ich mein schnellstes Tempo für diesen Morgen erreiche, stellt sich ein Gefühl in mir ein, das mir fast fremd geworden ist. Ein Gefühl, von dem ich nicht glaubte, dass es noch in mir steckt, weil es das Leben in den letzten Jahren so schlecht mit mir gemeint hat. Vielleicht ist das seine Art der Entschuldigung, denn ich spüre zum ersten Mal Vorfreude auf den Tag. Und das fühlt sich verdammt großartig an.

Sofort flammt in mir der Wunsch auf, diese Neuigkeit mit Pablo zu teilen. Eilig schließe ich das Tor hinter mir, laufe auf die große Scheune neben dem Haus zu und gebe meinem Körper Zeit, sich nach dem Abschlusssprint wieder zu akklimatisieren.

Der Kies, den Gramps vor ein paar Jahren in die Auffahrt gestreut hat, knirscht unter meinen Laufschuhen, und als ich einen Blick auf meine Armbanduhr werfe, lächle ich zufrieden. Ich war fünfzig Minuten auf der Strecke, und es hat sich angefühlt, als wäre ich gerade erst losgelaufen. Genau das liebe ich am Joggen so sehr, es ist meine Form der Meditation geworden. Meine Art, all diese Emotionen zu verarbeiten. Nicht, um vor ihnen davonzulaufen, sondern um sie schonungslos zu spüren. Und neben dem Joggen gibt es noch etwas, das mich auf Trab hält: die Tiere.

Immer, wenn ich hier bin, greife ich Gramps so gut es geht unter die Arme und kümmere mich um unsere felligen

Schützlinge. Das habe ich schon als Kind gern gemacht, aber jetzt kann ich natürlich viel besser anpacken als damals. Also fülle ich jeden Morgen die Wassertröge auf, füttere die bunte, wilde Herde und miste die Ställe aus. Meistens in dieser Reihenfolge, aber manchmal variiere ich sie auch.

Das Land befindet sich seit Generationen im Besitz meiner Familie, damals wurde es noch als klassische Pferderanch genutzt. Zumindest so lange, bis mein Gramps hier das Sagen hatte und alles auf den Kopf stellte. Im guten Sinn. Uns liegt das Wohl aller Tiere am Herzen, und so haben meine Großeltern die Ranch in einen Lebenshof verwandelt, der seine Tore nicht nur für Pferde öffnete. Jahrelang haben wir fast monatlich kranke oder abgerichtete Tiere bei uns aufgenommen, sie verarztet und wieder aufgepäppelt. Manche blieben anschließend bei uns, so wie Sammy, unsere älteste Stute. Andere fanden ein neues liebevolles Zuhause, das sich erst einmal unter Gramps' kritischem Blick beweisen musste.

Ich muss grinsen, wenn ich daran denke, wie oft er die Nase gerümpft hat, wenn wir Interessenten für die Tiere besucht haben und er sie nicht *gut genug* fand. Manchmal stimmte es, manchmal war er aber auch ein richtiger Griesgram. Das Einzige, was mein Großvater mehr als seine Tiere liebt, ist seine Familie.

Seit Grandma nicht mehr da ist, hat sich die Anzahl unserer Schützlinge drastisch verkleinert. Vor zehn Jahren gaben wir auf diesem paradiesischen Fleckchen Erde noch fünfundzwanzig Tieren ein Zuhause, inzwischen haben wir nur noch vier Pferde, eine Handvoll Hühner, zwei Katzen und einen Esel.

Ich ziehe die morsche Stalltür auf, schnappe mir routiniert Grandmas alten Stetson-Hut, der immer am rostigen Haken neben der Tür hängt, und setze ihn mir auf. Es ist ein beige-braunes Modell, das sicher schon sehr viele Jahre auf dem Buckel hat, und auch wenn er längst reif für den Müll wäre, kann und werde ich mich nicht von ihm trennen. Meiner Grandma stand er immer am besten.

Anschließend schnappe ich mir den an der Wand aufgewickelten Wasserschlauch und führe ihn zu den grauen Wassertrögen an der Seite des Stalls. Sobald frisches Wasser hineinläuft, höre ich es im Stroh hinter mir rascheln. Grinsend sehe ich dabei zu, wie sich die Tröge füllen. Ich muss mich nicht umdrehen, um zu wissen, wer sich mir nähert.

»Na, Pablo. Ausgeschlafen?«

Als Antwort erhalte ich ein müdes Schnaufen, das mich noch breiter lächeln lässt. Sekunden später spüre ich seinen warmen und etwas zu feuchten Atem an meinem Nacken. Automatisch wandert meine Hand in seine kurze Mähne, und ich beginne, ihn zu kraulen, woraufhin Pablo seinen Kopf dichter an mich drückt. Ich weiß genau, was er mir sagen will, der penetrante kleine Esel.

»Ist ja gut, ich stell das Wasser schon ab.« Sobald die Tröge genug gefüllt sind, drehe ich den Hahn zu, wickle den Schlauch wieder auf und wende mich Pablo zu, der sich in der Zwischenzeit einen Snack zum Frühstück gegönnt hat und munter auf Stroh herumkaut.

Pablos Geschichte bricht mir immer noch das Herz, jedes Mal, wenn ich in diese treuen, braunen Augen sehe. Er wurde von Tierschützern aus Mexiko geholt, wo er als Eseltaxi für Touristen benutzt wurde. Pablo war in einem miserablen Zustand, als er bei uns ankam. Sein Fell war verfilzt, seine Hufe wund, seine Wirbelsäule überstrapaziert, und er war befallen von Parasiten.

Ich balle meine Hände zu Fäusten, weil ich einfach nicht verstehen kann, wie man so wundervollen Wesen etwas derart Schreckliches und Unwürdiges antun kann. Pablo ist seit einem Jahr Teil unserer Farm, und ich behaupte ganz waghalsig, dass seine Anwesenheit mir in den letzten Monaten oft das Leben gerettet hat. Immer, wenn ich jemandem mein Herz ausschütten musste und Gramps gerade nicht da war, kam ich in den Stall und habe Pablo das süße Ohr abgekaut. Er ist ein wahnsinnig guter Zuhörer.

Wir sind seit einer Weile auf der Suche nach einem Freund für ihn, weil Esel unglaublich soziale Tiere sind, aber bis jetzt sind wir noch nicht fündig geworden. Was nicht heißt, dass wir die Suche aufgeben. Gramps kennt beinahe jeden weit entfernten Nachbarn der Gegend und durchforstet jeden Morgen die Zeitung, während ich mich online bei Tierschutzvereinen umsehe.

Pablo bedient sich an einer weiteren Portion Stroh und starrt mich anschließend wieder kauend an, als wüsste er längst, dass mir etwas auf dem Herzen brennt.

»Heute ist etwas anders, weißt du?« Ich stoße mich von der Wand des Stalls ab, trete auf Pablo zu und fahre mit meiner Hand ein paar Mal kräftig über seine Seite, weil ich weiß, wie sehr er diese Streicheleinheiten liebt. Anschließend lasse ich mich ins Stroh sinken und ziehe die Beine in den Schneidersitz. Die einzelnen Halme piksen mich durch die dünne Sportleggings, aber irgendwie mag ich das Gefühl. Vermutlich, weil mir das Farmersleben schon mit der Muttermilch verabreicht wurde. Der Geruch von Mist macht mir genauso wenig aus wie die Tatsache, dass ihn jemand wegmachen muss. Und dieser Jemand häufig ich bin.

Pablo legt seinen Kopf schief und beobachtet mich ganz genau. Seit er hier ist, weiß ich, wie wahnsinnig intelligent Esel sein können und dass ihnen ein verdammt blöder Ruf vorauseilt. Sie sind absolut nicht stur oder dumm! Meistens kann dieses Wesen meine Gefühlslage erkennen, bevor ich es selbst schaffe.

Ich zupfe an den Strohhalmen und genieße, wie die Sonne immer höher über den Horizont krabbelt und inzwischen direkt ins Innere des Stalls scheint. Pablos braunschwarzes Fell wird in ein schönes morgendliches Violett getaucht.

»Ich weiß nicht, was es ist, aber … ich glaube, ich bin wieder so weit.« Erneut pocht es so angenehm in meiner Brust. Ist das Vorfreude, die da anklopft und die ich gerade schon beim Laufen verspürt habe? »Ja, ich glaube, ich sollte wieder in den Unterricht gehen«, sage ich mehr zu mir selbst als zu dem Esel, der unbeirrt weiterfrisst, mich aber nicht aus den Kulleraugen lässt. Ich bilde mir ein, Zustimmung in seinem Blick zu erkennen, lasse mich rücklings ins Stroh fallen und starre an das Dach des Stalls, welches wir in den letzten Jahren so oft notdürftig flicken mussten. Erst letztens haben wir wieder eine Stelle entdeckt, durch die Feuchtigkeit ins Innere kommt. Wenn das nicht noch ein Grund ist, mich wieder an die Arbeit zu machen und ein bisschen Geld zu verdienen.

Neben meinem Studium zur Gebärdensprachdolmetscherin an der Lamar University gebe ich dreimal in der Woche Unterricht für Gehörlose und deren Angehörige. Auf der einen Seite plagt mich ein schlechtes Gewissen, weil ich mein Studium noch nicht beendet und keine Prüfung abgelegt habe, aber auf der anderen Seite brauche ich das Geld dringend, um die Farm über Wasser zu halten. Die bloße Vorstellung, dass Gramps die Tiere abgeben oder gar das Land verkaufen müsste, um über die Runden zu kommen, bricht mir das Herz. Also habe ich für mich selbst einen Kompromiss gefunden: Ich gebe so lange privaten Unterricht, bis ich mit dem Studium fertig bin und Vollzeit als Dolmetscherin arbeiten kann. Ich bin keine Muttersprachlerin, habe mich aber nach der Geburt meines gehörlosen Bruders Hals über Kopf in diese wundervolle Sprache verliebt.

Seit der Schreckensnachricht im April habe ich nicht mehr unterrichtet, weil es einen Teil in mir gab, der Angst hatte. Angst davor, wieder eine Hiobsbotschaft zu erhalten, wenn ich vor dem Gebäude stehe. Angst davor, dass ich doch noch nicht so weit bin und mich zu schnell wieder in den Sattel setze.

Mein Studium habe ich nach wie vor durchgezogen, aber die Unterrichtsstunden habe ich vorerst auf Eis gelegt. Mehr als einmal wurde in die entsprechende WhatsApp-Gruppe geschrieben und gefragt, wann ich den Dienst wieder aufnehme, aber ich habe jedes Mal gesagt, dass ich noch nicht bereit bin.

Bis jetzt.

»Verdammt, ja, ich vermisse das Unterrichten, Pablo!« Mit diesen Worten setze ich mich wieder auf, und als ich Gramps im Hintergrund entdecke, verwandelt sich mein Entschluss in einen undefinierbaren Tatendrang.

»Guten Morgen, Nut.« Seine Reibeisenstimme sorgt sofort für eine Welle der Liebe, die durch mein System gespült wird und jeden Restzweifel, der sich vielleicht noch in mir versteckt haben könnte, vernichtet. Gramps hat mich schon als Kind immer Nut genannt, manchmal war ich Hazelnut, manchmal Peanut, je nach Lust und Laune. Seit ein paar Jahren bin ich nur noch Nut. Er sagt, so spart er sich kostbare Lebenszeit.

»Gramps, wieso bist du denn schon wach?« Ich rapple mich auf, klopfe mir das Stroh von den Leggings und drücke Pablo im Vorbeigehen einen Kuss auf die Stirn. Ein I-ah entfährt ihm, das mich sofort mitten ins Herz trifft.

»Ich bin zwar alt, aber schlafen kann ich auch noch, wenn ich tot bin.« Er greift in die Brusttasche seines rot-schwarz-karierten Hemdes und holt das alte Brillenetui heraus, das schon bessere Tage hinter sich hat. Sobald das runde Gestell auf seinem Kopf sitzt, wird sein Blick umgehend etwas klarer. Dass er es ohne Brille überhaupt bis zum Stall geschafft hat, gleicht einem Wunder, denn seine Gläser sind dicker als unsere Fensterscheiben.

»Hast du wenigstens deine Medikamente genommen?«, frage ich ihn und fülle nebenbei ein paar frische Möhren und Äpfel in den Futtertrog, damit sich nicht nur Pablo daran bedienen kann, sondern auch unsere Pferde.

»Jawohl, Schwester Hazel.« Gramps salutiert, und das Bild, was er dabei abgibt, sieht herrlich schräg aus. Seine Wohlstandsplauze – wie er sie immer liebevoll nennt – sorgt dafür, dass der Stoff des Hemdes ordentlich spannt. Sein lichtes Haar ist noch ungekämmt, und die wenigen Flusen stehen in alle Richtungen ab. Und zur Krönung trägt Gramps die Hausschuhe, auf denen Pablos Gesicht abgedruckt ist. Sie waren mein letztes Weihnachtsgeschenk an ihn, und seitdem trägt er sie bei Wind und Wetter.

»Sehr gut. Hast du Hunger? Ich könnte uns ein Brot backen? Wir müssten noch diese Fertigbackmischung dahaben.« Nachdem ich einen letzten prüfenden Blick in den Stall geworfen habe und sehe, dass Pablo inzwischen nicht mehr bei uns ist, sondern sich nach draußen auf die Wiese verzogen hat, lege ich meine Hand auf Gramps' Schulter und hänge mit der anderen den Stetson wieder an den Haken. Arm in Arm schlendern wir Richtung Haus, und als ich in das faltige Gesicht meines Großvaters blicke, frage ich mich, wie es ihm wirklich geht. Schon früher war er ein Meister darin, schlechte Tage zu überspielen, und seitdem bei ihm Diabetes Typ II diagnostiziert wurde, ist aus dem Meister ein König geworden. Aber heute scheint er wirklich einen guten Morgen zu haben, weshalb ich nicht weiter darüber nachdenke.

»Brot klingt gut, Nut.« Er legt seine Hand auf meinen Rücken und reibt einmal kräftig darüber, wie er es schon früher oft getan hat. Sobald wir das Haus betreten und das gewohnte Knarzen der Dielen unter unseren Füßen erklingt, ist es wieder da. Das Lächeln, das mich jedes Mal überkommt, wenn ich über diese Schwelle trete. Unauffällig schiele ich zu meinem Großvater hinüber und sehe dasselbe Lächeln auf seinen Lippen.

Ich führe Gramps in die Landhausküche, ziehe ihm einen Stuhl zurück und drücke ihn nach unten, damit er sich setzt. Anschließend suche ich in den Schränken nach der Backmischung, krame mich durch längst abgelaufene Lebensmittel, die ich dringend mal ausmisten muss, und finde sie schließlich hinter einer Packung Roggenmehl.

Die Kaffeemaschine läuft bereits, und ich weiß, dass Gramps den besten Kaffee dieser Welt zubereitet. Der Duft wabert durch die komplette Küche und lässt mir das Wasser im Mund zusammenlaufen.

»Ich schätze, ich werde diese Woche wieder Unterricht geben«, sage ich möglichst beiläufig, auch wenn in mir wildes buntes Konfetti sein Unwesen treibt. Ich liebe meine Arbeit, ich liebe die Menschen, und ich denke, dass es gut für mich wäre.

»Das weiß ich doch längst, Nut«, sagt Gramps lachend und sieht mir dabei zu, wie ich emsig die Zutaten für den Brotteig in eine große Schüssel schütte und mit den Händen verknete, nachdem ich sie gewaschen habe.

»Ach ja? Woher? Hast du mich schon länger im Stall belauscht?« Ich sehe Gramps von der Seite an, wie er mit der Zeitung in der leicht zittrigen Hand am Tisch sitzt und mich mit einem Grinsen bedenkt, das ihn trotz seiner zweiundachtzig Jahre so kindlich wirken lässt.

»Nö«, antwortet er, und sein Grinsen wird breiter.

Ich runzle die Stirn.

»Aber wenn du mich nicht belauscht hast, woher weißt du es dann?«

Gramps lehnt sich auf dem Stuhl zurück und richtet seine Brille, weil sie ständig leicht nach unten rutscht. »Ich wusste vermutlich schon vor dir, dass du wieder bereit bist, Nut. Du hast dir die Zeit genommen, die du brauchtest, und das war auch gut so. Aber in den letzten Tagen warst du wie ein hektisches Wiesel, das von A nach B gerannt ist, um sich irgendwie zu beschäftigen.«

Ich denke kurz über seine Worte nach und nicke abwesend. Er hat recht, selbst in der Uni habe ich mir Aufgaben vorgenommen, die gerade überhaupt nicht wichtig waren.

»Dir fehlt das Unterrichten, und immer, wenn dir etwas fehlt, wirst du zum Wiesel. Also wusste ich, dass es nicht mehr lange dauern würde, bis der Knoten platzt.«

»Du kennst mich wirklich besser als ich mich selbst.« Wieder ist da dieses Kribbeln in meinem Bauch, das die Vorfreude auf ein neues Level hebt. Normalerweise gebe ich montags, mittwochs und freitags Kurse, aber da heute Montag ist und die Teilnehmenden sicher nicht damit gerechnet haben, dass ich wieder zurück bin, werde ich mich wohl bis Mittwoch gedulden müssen. Ich setze auf meine innere To-do-Liste, dass ich gleich nach dem Frühstück und der Dusche eine Nachricht in die Gruppe schicken werde, in der ich mitteile, dass die Kurse ab Mittwoch wieder regelmäßig stattfinden werden. Einige werden inzwischen sicher woanders unterrichtet, weil die Welt nun mal nicht auf Hazel Parker wartet, aber wenn ich nur ein paar vertraute Gesichter sehe, ist das Grund genug zur Freude.

Als das Brot im Backofen und der Kaffee durchgelaufen ist, stelle ich Gramps seine Lieblingstasse vor die Nase und setze mich ihm gegenüber. Sein warmer Blick ruht auf mir.

»Ich bin wirklich stolz auf dich, Nut.«

»Danke, Gramps.«

Ich schätze, ich bin auch stolz auf mich.

2

Cameron

Es könnte so leicht sein. Kontaktliste aufrufen, seinen Namen anklicken, der in der Liste ganz oben steht, und auf »blockieren« klicken. Und schon hätte ich meine Ruhe, könnte mich weiter auf meine Zeichnung konzentrieren und müsste mich nicht mit dem schlechten Gewissen befassen, das mir seine Nachrichten machen werden, wenn ich sie öffne. In den letzten Wochen habe ich hellseherische Fähigkeiten entwickelt und weiß, auch ohne mein Handy in die Hand zu nehmen, was in seinen Nachrichten drinsteht.

Alter, lebst du noch?

Könntest ja wenigstens mal ein Zeichen von dir geben, damit ich nicht die Polizei in deine Wohnung schicke.

Stinkt der Hausflur vielleicht schon nach deiner Leiche?

Soll ich mir lieber die Nase zuhalten, wenn ich dich besuchen komme?

Weißt du schon, wo du beerdigt werden willst?

So in der Art. Andrew ist mein bester Freund seit der Highschool, aber früher war er nie so eine verdammte Nervensäge. Was vermutlich daran liegt, dass ich ihm früher immer geantwortet habe, wenn er etwas von mir wollte, und ihm in letzter Zeit aus dem Weg gehe.

Der Kohlestift rast in meinen Fingern über das Strukturpapier, die schwarzen Striche verbinden sich zu Formen, die ich umgehend rückgängig machen will. Scheiße. Wieder ein Tag, an dem nichts so funktioniert, wie ich es will. Nicht nur das Papier ist schwarz, auch meine Finger und die Außenseite meiner Hand sind von Kohle beschmiert, sodass ich nicht einmal das Gesicht in den Händen vergraben kann, um im Selbstmitleid zu versinken. Es kotzt mich selbst an, und ich bin froh, dass ich mich nicht als Außenstehender betrachten und das Elend mit eigenen Augen sehen muss. Außer morgens, wenn ich notgedrungen in den Spiegel sehe, meide ich meinen Anblick, so gut es geht.

Wieder vibriert mein Smartphone auf dem Tisch neben mir. Und wieder. Und wieder. Vier neue Nachrichten in zehn Minuten. Ich schätze, Andrew ist auf neuer Rekordjagd. Widerwillig lasse ich meinen Stift fallen, wische mir die Hand an der dunklen Jogginghose ab und schnappe mir das Handy, um den Bildschirm zu entsperren.

Andrew: Guten Morgen, Sonnenschein. Muss was mit dir besprechen, bist du wieder von den Toten auferstanden?

Meine Kiefer malmen, weil mir dieser harmlose Witz – dieses dämliche Sprichwort – einen heftigen Seitenhieb verpasst.

Andrew: Ich lebe noch, Drew. Und du bist auch mein Sonnenschein an kalten Tagen! Was kann ich für dich tun, mein Herzblatt?

Ich verdrehe die Augen, als ich mir einbilde, seine Stimme zu hören, die einige Oktaven nach oben schießt, während er mich nachmacht. In letzter Zeit kam er auf die glorreiche Idee, sich immer selbst auf seine Nachrichten zu antworten, wenn ich es nicht mache. Habe ich schon erwähnt, dass er nervig ist?

Andrew: Na, Gott sei Dank. Ich dachte schon, ich müsste die Beerdigung planen und einen Song für die Beisetzung aussuchen. Nur mal so aus Interesse: Lieber was Peppiges oder eher was zum Heulen?

Andrew: Okay … Spaß beiseite. Ich stehe vor deiner Tür und habe schon zum dritten Mal geklingelt. Der Kaffee ist sicher gleich kalt, und ich glaube, wir müssen die Hersteller dieser

Lichtklingel verklagen, denn das Teil scheint nicht zu funktionieren. Soll ich die Typen mal anrufen?

Scheiße, er ist hier? An einem Mittwochmorgen? Muss er nicht arbeiten oder so? Ich lasse mich tiefer ins Polster meines unbequemen Sofas sinken und denke darüber nach, wie ich Andrew loswerden kann, auch wenn er mein bester Freund ist. War. Keine Ahnung. Im Moment weiß ich nicht mehr, was wir sind und was nicht. Wieso sollte jemand mit mir befreundet sein wollen? Ich habe die verdammte Lichtklingel ausgestellt, weil ich keine Lust hatte, Besuch zu empfangen. Seit Monaten versucht meine Mom ständig, dieses Apartment auf den neuesten Stand der Technik für Menschen wie mich zu bringen. Für Menschen, die nichts hören können.

Oh, und wie ich hören kann. Meine Gedanken sind lauter als je zuvor und gehen mir mächtig auf den Sack. Erst als das Handy in meiner Hand erneut vibriert, widme ich mich wieder dem Chat mit Andrew. Soll ich ihn reinlassen oder einfach so tun, als wäre ich unterwegs? Dabei ist der Gedanke absurd, immerhin war ich seit Wochen nicht wirklich in der realen Welt, außer zum Einkaufen. Und das weiß mein bester Freund genauso gut wie ich, deshalb wäre es sinnlos, ihm was vorzuspielen. Ich könnte ihn weiter ignorieren, wie ich es seit Wochen mache, aber irgendwie funktioniert diese Masche nicht sonderlich gut.

Andrew: Ich kann dein schlechtes Gewissen bis

in den Hausflur riechen, Alter. Jetzt mach mir die verdammte Tür auf!

Genervt feuere ich das Handy in die Ecke des Sofas, das ich mir unter anderen Umständen niemals ausgesucht hätte. Ich mag es eher gemütlich und nicht spießig, aber dieses Apartment ist im Besitz meiner Familie und war bereits vollständig möbliert, als ich hier einzog. Mitsamt riesiger Küche voller High-End-Geräte, die ich noch nicht mal mit dem Arsch genauer angesehen habe und auch nie ansehen werde, weil Kochen und Backen nicht auf der Liste der Dinge stehen, die ich gerne mache. Generell ist diese Liste mittlerweile mickrig klein geworden. Ich liebe das Zeichnen immer noch, habe aber anscheinend selbst das verlernt. Genauso, wie ich es verlernt habe, zu leben. Klingt vielleicht melodramatisch, ist aber die Wahrheit.

Dieses Loft hat neben der Schickimickiküche eine Klimaanlage. Die ist das einzige Gimmick, für das ich wirklich dankbar bin, vor allem in den heißen Sommermonaten.

Mein Blick wandert zur Wohnungstür, die ich vom Sofa aus sehen kann, und ich weiß, dass ich es einfach hinter mich bringen sollte. Also stehe ich auf, schlurfe durch das geräumige Wohnzimmer Richtung Flur und öffne die Tür. Mich empfängt das Tausend-Watt-Lächeln von Andrew Miller, und sofort will ich die Tür wieder schließen. So viel gute Laune kann ich so früh am Morgen nicht ertragen. Genau genommen ertrage ich sie auch mittags oder abends nicht, und das weiß er auch. Schon früher war ich ein Morgenmuffel, aber inzwischen mache ich meine schlechte Laune nicht mehr von der Tageszeit abhängig.

Andrews Haare sind länger als bei seinem letzten Besuch, inzwischen trägt er sie zu einem kleinen Zopf gebunden, was ihm einen Surferlook verleiht, auf den die Frauen sicher wahnsinnig stehen. Im Grunde genommen waren sie schon immer scharf auf ihn, egal mit welcher Frisur. In der Highschool war ich sein Wingman, aber ich wurde ziemlich schnell gefeuert, weil er mich zum Flirten nicht wirklich brauchte.

Mein bester Freund hat einen Coffee-to-go-Becher in der rechten und eine Tüte vom Bäcker in der linken Hand. Beides hält er jetzt in die Höhe und somit direkt vor meine Linse, als müsse er so sichergehen, dass ich seine Mitbringsel auch wirklich sehen kann. Am liebsten würde ich ihn sarkastisch daran erinnern, dass ich vor einem halben Jahr zwar mein Gehör, aber nicht mein Augenlicht verloren habe. Dafür müsste ich jedoch den Mund öffnen. Worte formen. Worte sagen. Worte *nicht hören*. Und deshalb trete ich einfach nur zur Seite und lasse ihn reinkommen.

Sobald ich wieder auf meinem Platz sitze, bereue ich schon, dass ich nachgegeben habe. Ich fühle mich wie der Arsch des Jahres, aber ich bin einfach nicht in der Stimmung für Besuch.

An meinem Hintern spüre ich, dass mein Handy wieder vibriert, und weil Andrew genau vor mir steht und mich mit seinen laserartigen Blicken mustert, greife ich schließlich danach.

Andrew: Siehst scheiße aus, Cam.

Cameron: Danke, weiß ich selbst. Was willst du hier?

Ich hebe den Blick nicht, während ich auf seine Antwort warte, weil ich weder Vorwürfe noch Mitleid in seinen babyblauen Surferaugen sehen will. Reicht schon, dass meine Mutter mich ständig so mitleidig ansieht, wenn sie herkommt. Es geht mir gut. So gut, wie es mir nach allem, was passiert ist, halt gehen kann. Die Sache ist: Niemand weiß, was wirklich passiert ist, weil ich nicht darüber rede. Nicht darüber reden kann, weil es zu sehr wehtun würde. Und weil ich dann meiner Mutter und Andrew Dinge erzählen müsste, die ich so lange für mich behalten habe.

Alle Menschen, die mir nahestehen, glauben, dass ich aufgrund meines Hörverlustes nicht sprechen möchte, aber das ist nicht die Wahrheit. Ich habe über zwanzig Jahre meines Lebens jeden einzelnen Tag gesprochen, und ich weiß schließlich immer noch, wie es geht. Aber es ist so verflucht schwer, das Gewicht auf meinem Herzen in die richtigen Worte zu packen. Deshalb fällt mir das Schreiben deutlich leichter. Andrew und Mom sind diejenigen, die unter meinem Entschluss leiden müssen, denn ich bin wirklich nicht der angenehmste Chatparnter.

Würde das Cochlea-Implantat, das mir Dr. Brooks nach dem Unfall ans Herz gelegt hat, nicht wahnsinnig viel Asche kosten, hätte ich mich vielleicht längst für die OP entschieden. Aber solange ich keine fünfzig Riesen zusammenhabe, steht die Operation nicht zur Debatte, da meine Versicherung den Eingriff nicht übernimmt.

Andrews nächste Nachricht reißt mich aus meinem Gedankenstrudel, in dem ich mich inzwischen schon richtig heimisch fühle.

Andrew: Dafür sorgen, dass du mir nicht vom Fleisch fällst. Achtung, ich schmeiß dir jetzt die Croissants an den Dickschädel, nicht erschrecken.

Sekunden später trifft mich die Tüte, und ich bin dankbar, dass er mich wenigstens vorgewarnt hat. Seit ich es nicht mehr hören kann, wenn sich mir jemand nähert, bin ich ziemlich schreckhaft geworden. Ich schnappe mir die Tüte und lege sie zur Seite, weil ich keinen Hunger habe. Wann habe ich eigentlich zum letzten Mal etwas gegessen? Gestern Morgen? Vorgestern Abend? Andrew hat sich inzwischen auf die Lehne des zum Sofa passenden Sessels gehockt und tippt wieder auf seinem Handy.

Andrew: Und ich wollte dir sagen, dass deine Mutter mich angerufen hat.

Verstohlen schielt er zu mir herüber und verfasst blind eine zweite Nachricht, die mich Sekunden später erreicht.

Andrew: Und sie hat geweint.

Augenblicklich setze ich mich kerzengerade hin und starre meinen Freund an. Sieht er die Fragezeichen in meinem Gesicht? Wenn ja, ignoriert er sie und wartet darauf, dass ich ihn um mehr Infos bitte.

Cameron: Warum weint sie am Telefon, und warum ruft sie ausgerechnet dich an? Ist etwas passiert?

Andrew: Sie ruft mich an, weil man mit dir in letzter Zeit nicht sonderlich viel anfangen kann. Ich schätze, sie macht sich Sorgen um dich.

Cameron: Sie muss sich keine Sorgen um mich machen. Und du auch nicht. Ich komme klar und zeichne sogar wieder. Siehst du?

Mit zwei Fingern schiebe ich ihm das grässlich hässliche Bild hin, das er mit einem schmalen Lächeln betrachtet. Ich sage ihm nicht, dass ich alles, was ich zeichne, ein paar Minuten später in den Müll schmeiße, weil ich es anscheinend nicht mehr draufhabe. Das, was aufs Papier fließt, ist genauso wirr und düster wie meine Gedanken. Früher konnte ich das Zeichnen immer als Ventil nutzen, damit es in meinem Kopf sortierter wird, aber inzwischen will diese Taktik nicht mehr funktionieren. Und das belastet mich fast am meisten.

Andrew: Du solltest ihr so was zeigen, Mann.

Cameron: Werde ich. Bald.

Andrew rutscht jetzt von der Lehne des blaugrauen Sessels herunter, sodass er richtig vor mir sitzt. Seine Beine in den hellgrünen Bermuda-Shorts stellt er weit auseinander. Habe ich erwähnt, dass mein bester Freund auch im Winter immer kurze Hosen trägt? Da würde sich jeder andere Kerl trotz des recht milden Winters in Texas die Eier abfrieren, aber Andrew sagt immer, dass er frische Luft an den Waden braucht.

Andrew: Außerdem hat sie mir einen Link geschickt von einem Kurs, den du dir mal ansehen solltest.

Natürlich weiß ich auch ohne nachzufragen, welche Art von Kurs Andrew meint, und sofort spannt sich mein ganzer Körper an. Wie oft habe ich schriftlich mit Mom diskutiert, weil sie nicht einsehen wollte, dass ich keine Lust darauf habe? Schon als sie mir zum ersten Mal sagte, dass sie so einen Kurs für mich besucht, wollte ich sie davon überzeugen, dass es keinen Sinn hat, aber sie ging trotzdem jede Woche dorthin.

Cameron: Kein Interesse. Wieso erzählst du mir das, Mann? Du weißt doch, dass ich das nicht will.

Andrew bläst seine Backen auf und kratzt sich am Hinterkopf, wobei sich einige Strähnen aus seinem Zopf lösen. Er starrt das Handy in seinen Händen an, tippt, löscht, tippt, pausiert, löscht, tippt wieder. So unsicher ist Andrew sonst nie, also habe ich Angst vor seiner nächsten Nachricht.

> *Andrew: Ich sage dir das, weil ich an den kleinen Teil in dir appelliere, der kein gigantisches Arschloch ist. Deine Mutter geht auf dem Zahnfleisch, Cam. Ihr Anruf gestern war nur einer aus einer Reihe vieler. Sie weiß nicht, wie sie dir helfen soll, und ich weiß es langsam auch nicht mehr. Es wäre leichter, wenn du einfach zu diesem verdammten Kurs gehen würdest.*

Sein Blick schießt nach oben, im selben Moment, in dem auch ich ihn ansehe. Sehe ich da Tränen in seinen Augen, oder sind es Tränen in meinen? Fuck, ich weiß es nicht, aber meine Brust fühlt sich auf einmal an, als würde ein Elefant auf ihr herumtrampeln und jegliche Luft aus meiner Lunge drücken. Wir halten den Blickkontakt noch ein paar Sekunden, bevor er wieder tippt.

> *Andrew: Geh wenigstens ein paar Mal hin und sieh es dir an, Alter. Es würde alles einfacher machen. Ich sags ja nur.*

Mit dieser Nachricht steht er auf und legt mir im Vorbeigehen kurz die Hand auf die Schulter. Sanft drückt er zu, bevor er aus meinem Blickfeld verschwindet und ich seine vorletzte Nachricht noch zweimal lese. Andrew muss inzwischen meine Wohnung verlassen haben, und Sekunden später erreicht mich eine neue Nachricht von ihm mit einem Link zu einer Website. Mein Daumen verharrt über dem blau unterlegten Link, und alles in mir sträubt sich dagegen, ihn anzuklicken.

Ich will die Gebärdensprache nicht lernen.

Ich will nicht in einem bescheuerten Kurs sitzen und wieder zum Schüler werden, obwohl ich fünfundzwanzig bin. Dennoch überwinde ich mich, klicke den Link an und warte, bis sich die Website aufgebaut hat. Auf der ersten Seite überfliege ich die Zeilen nur, weil ich gar nicht richtig bei der Sache bin und es mich ehrlich gesagt auch nicht interessiert, was da geschrieben steht. Bis ich das Bild einer jungen Frau sehe, das meine Aufmerksamkeit auf sich zieht wie ein verfluchter Magnet.

Sie hat braune Haare, die ihr in großen Wellen über die Brüste fallen, ein hübsches Gesicht mit weichen Zügen und einem ziemlich süßen Lächeln. Vor ein paar Jahren hätte ich diesen Kurs allein wegen dieser Frau besucht, weil sie genau meinem Beuteschema entsprach. Aber jetzt ist alles anders. Ich starre ihr Foto noch einen Moment an, bevor ich den Text daneben überfliege.

Hazel Parker, einundzwanzig Jahre alt, macht ein Studium zur Gebärdensprachdolmetscherin an der Lamar University und hat einen gehörlosen Bruder … Ich presse meine Zähne fest aufeinander, fahre mir mit der kohlefreien Hand übers Gesicht und halte mir die geballte Faust anschließend vor den Mund.

Andrew hat recht. Ich bin nicht nur ihm, sondern auch Mom gegenüber unfair. Sie hat sich in den letzten Monaten den Arsch für mich aufgerissen – okay, eigentlich hat sie das schon lange davor getan. Mein ganzes Leben lang war sie für mich da. Als Dad uns verlassen hat. Als ich mit dieser Wut in mir nicht klarkam, weil er ohne eine richtige Erklärung verschwunden ist. Als ich meinen ersten Liebeskummer hatte. Als ich eines Morgens wach wurde und beschloss, mein Kunststudium zu schmeißen und zur Army zu gehen. Sie ist nie von meiner Seite gewichen, obwohl sie gerade Letzteres nie wirklich verstehen konnte. Und mein Dank ist, dass ich nicht einmal in Erwägung ziehe, für sie in einen verdammten Kurs zu gehen?

Wieder sehe ich mir das Bild der Kursleiterin an, die vier Jahre jünger als ich ist und ihr Leben anscheinend wahnsinnig gut im Griff hat. Zumindest liest es sich in dem kurzen Abschnitt neben dem Foto so. Auf einmal fühle ich mich erbärmlich, aber das ist kein neues Gefühl für mich, es begleitet mich seit einem Jahr täglich. Gott, ich ertrage mich wirklich selbst nicht mehr lange.

Ich schließe die Augen, lasse alles im Schwarz meiner Gedanken verschwinden und atme tief durch. Ich kann ihn zwar nicht hören, aber ich bin mir sicher, dass mein Atem rasselt. *Es ist nur ein Kurs, Mann. Nur ein Versuch, um Mom irgendetwas zurückgeben zu können. Und damit Andrew Ruhe gibt.*

Ich hasse es, dass meine Mutter ihn anruft, wenn es ihr schlecht geht, und doch weiß ich, dass er im Moment viel besser für sie da sein kann als ich. Da wir in der Highschool beinahe jeden Tag zusammen verbracht haben, ist Andrew wie ein zweiter Sohn für sie. Ein Sohn, der nicht so ein Wrack ist wie ich.

Keine Ahnung, wie lange ich hier mit geschlossenen Augen sitze und einen Kampf mit meinen Gedanken ausfechte, aber als ich die Lider aufschlage, hat sich mein Handy schon wieder gesperrt, was bedeutet, dass ich mindestens fünf Minuten so dagesessen habe. Ich wische über das Display, scrolle erneut durch die Website und suche nach einer Info darüber, wann diese Kurse stattfinden. Noch während ich das mache, schlingt sich eine eiserne Faust um mein Herz und gleichzeitig um meine Kehle. Weil weder Andrew noch Mom wissen, wieso ich mich so sehr dagegen wehre, mein Leben wieder in die Hand zu nehmen. Es mir zurückzuholen, nachdem es mir brutal entrissen wurde. Sie glauben, dass ich nicht mit ihnen rede, weil ich meine eigene Stimme nicht mehr hören kann. Aber das ist nicht der Grund für mein Schweigen, das war es nie. Ich könnte noch heute mein Handy in die Hand nehmen, meiner Mutter schreiben, dass sie herkommen soll, und ihr anschließend sagen, dass es mir leidtut. Dass ich sie liebe. *Aber es geht nicht.*

Ich schweige nicht, weil ich mein Gehör verloren habe. Damit komme ich irgendwie klar.

Ich schweige, weil ich Angst davor habe, wieder zu sprechen. Egal in welcher Sprache.

3

Hazel

Die Vorfreude von Montag hat sich zwei Tage später in blanke Nervosität verwandelt. Eine Nervosität, die sich heute Morgen genauso schlecht bändigen ließ wie meine Mähne. Nachdem ich vier verschiedene Frisuren ausprobiert habe und sie mir alle nicht gefielen, habe ich meine Haare einfach zu einem Pferdeschwanz nach oben gebunden und mir anschließend während des Frühstücks permanent Mut zugesprochen. Mut für den Tag, Mut für den Unterricht, Mut für die ganze Woche.

Ich habe keine Angst davor, dass ich das Unterrichten im letzten halben Jahr verlernt haben könnte, dafür lerne ich in meinem Studium und im Umgang mit meinem Bruder viel zu viel.

Als Jamie auf die Welt kam, war ich zwölf, und mein Leben sah vermutlich wie das der meisten Teenager in meinem Alter aus. Ich fing an, mich für Jungs zu interessieren, hatte aber neben meiner Grandma niemanden, mit dem ich darüber wirklich offen reden konnte. Meine Mutter war viel zu selten zu Hause und interessierte sich eigentlich immer nur für eine Sache, wenn ich aus der Schule kam: meine Noten. Waren sie gut, war sie zufrieden. Waren sie schlecht, strafte sie mich mit Schweigen. Damals wusste ich nicht, dass es auch Eltern gibt, die anders sind als Mom. Dass es auch Eltern gibt, denen Leistung nicht so wichtig ist. Bis Grandma mir zeigte, dass ich als Mensch viel wichtiger bin als irgendwelche Schulnoten.

Freundinnen hatte ich zwar, aber die meisten davon waren – im Nachhinein betrachtet – ziemlich schlecht darin, gute Freundinnen zu sein. Sie konnten beim besten Willen nicht verstehen, wieso ich mich so sehr auf die Geburt meines kleinen Bruders freute und sogar den errechneten Termin in meinem Schulkalender eintrug, damit ich die Tage zählen konnte.

Zu sagen, dass die Geburt meines Bruders ein Wunder für mich war, wäre also vollkommen untertrieben. Und als ich Jamie zum ersten Mal in die neugierigen Babyaugen sah und ihm in die süßen Bäckchen kneifen konnte, war es vollkommen um mich geschehen. Es dauerte nur wenige Wochen, bis die Ärzte bei den Untersuchungen merkten, dass etwas nicht mit ihm stimmte. Er reagierte nicht auf die Geräusche in seiner Umgebung, wie es andere Babys in seinem Alter taten. Unsere Stimmen konnten Jamie nie beruhigen, wenn er lauthals schrie – was sehr oft vorkam –, und so dauerte es nicht lange, bis mein Vater die Nerven verlor und sich aus dem Staub machte. Das ist jetzt knapp ein Jahrzehnt her, und ich habe seit diesem Sonntag im Januar nie wieder etwas von ihm gehört oder gesehen.

Ich vermisse ihn nicht, weil er ohnehin selten zu Hause war, aber ich hätte Jamie einen Vater gewünscht, der ihn so akzeptieren und lieben kann, wie er ist.

Sobald meine Mutter sich einigermaßen mit seiner Gehörlosigkeit abgefunden hatte, fing ich an, zu recherchieren. Ich wollte wissen, wie ich Jamie den Start ins Leben leichter machen konnte. Wie ich ihn beruhigen oder wie ich ihm Geschichten vortragen konnte, ohne dass er dafür seine Ohren brauchte.

Und so fing ich im Alter von vierzehn Jahren an, mir die Gebärdensprache beizubringen. Anfangs allein mithilfe von Büchern, die ich mir in der Stadtbibliothek ausgeliehen hatte. Später belegte ich an meiner Schule American Sign Language als Schulfach und ging parallel dazu in einen Nachmittagsunterricht.

Mein Blick geht über das dunkelrote Backsteingebäude vor mir, klettert an der Fassade empor und bleibt an dem heute ziemlich bewölkten Herbsthimmel hängen. Der Unterricht findet in Beaumonts ehemaliger Feuerwache statt und ist in zwei Klassen aufgeteilt. Ich leite den Anfängerkurs und weiß noch genau, wie überfordert man sich gerade zu Beginn fühlt. So wie bei jeder Sprache, die man lernt. Im Grunde genommen ist es nichts anderes, und doch werden gehörlose Menschen, die über Gebärden kommunizieren, immer noch häufig wie Außerirdische angesehen.

Ich wische mir den Schweiß von den Handflächen, gehe auf die dunkelrote Doppelflügeltür zu und betrete das Gebäude. Sobald meine Schritte in den hohen Fluren widerhallen, kriecht die Nervosität noch etwas höher und macht es sich in meiner Kehle bequem. Gott, ich hoffe, sie legt sich gleich wieder. Ich weiß, dass es der richtige Zeitpunkt ist, um wieder anzufangen, also wieso habe ich solche Angst? Und wovor? Davor, einen Fehler zu machen? Nach der Stunde zu merken, dass meine Euphorie nur ein Hirngespinst war und ich eher Rück- statt Fortschritte mache?

Ich komme schließlich im zweiten Stock an, in dem der Beginnerkurs stattfindet, und meine Zweifel sind wie weggeblasen, als ich die kleine Alice und ihre Mutter Naomi vor dem Raum warten sehe. Die beiden kamen vor einem Jahr zum ersten Mal hierher, nachdem Alice vor zwei Jahren durch einen Virus beinahe ihr komplettes Gehör verloren hat. Seitdem hat sie einen hohen Grad der Schwerhörigkeit, der zwar mit einem Hörgerät verbessert, aber nicht aus der Welt geschafft werden kann. Die Kleine kann damit immerhin laute Geräusche wie eine Hupe wahrnehmen, was vor allem im Straßenverkehr ziemlich hilfreich ist und Leben retten kann.

»Sieh mal, mein Schatz. Da ist Hazel!« Die Mutter von Alice gebärdet ihre Worte und deutet anschließend in meine Richtung. Umgehend dreht sich das blonde Mädchen zu mir um und sprintet los, als hätte es seit Jahren auf diesen Moment gewartet. Sie breitet ihre Arme zu beiden Seiten aus, und ich gehe vor ihr in die Hocke, damit ich sie auffangen kann. Alice vergräbt ihr Gesicht an meiner Schulter und drückt mich so fest, wie es eine Siebenjährige kann.

Sobald wir uns voneinander gelöst haben, begrüße ich sie per Gebärde und spreche die Sätze dabei laut aus. Das mache ich immer, wenn ich sowohl von hörenden als auch gehörlosen Menschen umgeben bin.

»Es ist so schön, dich zu sehen, meine Kleine. Wie geht es dir?«, frage ich sie und merke, wie ein breites Grinsen über mein Gesicht huscht, weil jegliche Nervosität verschwunden ist, als wäre sie nie da gewesen. Manchmal reicht ein Kinderlachen aus, um Zweifel im Keim zu ersticken, das weiß ich von Jamie am allerbesten. Egal wie schwer manche Tage in den letzten Monaten auch waren, ein Lächeln meines Bruders hat die Regenwolken in mir immer etwas beiseitegeschoben und der Sonne Platz gemacht.

»Mir geht es super. Ich habe jetzt einen Hund. Sein Name ist Frederic.« Sie buchstabiert den Namen ihres Hundes mit dem Fingeralphabet, das ich ihr letztes Jahr beigebracht habe, und setzt anschließend die Namensgebärde hinterher.

»Wow, du bist ja inzwischen ein kleiner Profi geworden!« Mein Blick huscht zu Naomi, die ihre Hände übereinander auf dem Herzen hält und mich nickend ansieht. Der Stolz, der in ihren Augen aufflackert, erinnert mich daran, dass Mom Jamie und mich nie so angesehen hat. Es sollte mir einen Stich versetzen, stattdessen freue ich mich für das Mädchen vor mir, weil es Naomi verdient hat.

»Sie hat wie eine Verrückte geübt in den letzten Monaten.«

»Und warum seid ihr heute hier? Ihr zwei gehört in den Kurs für Fortgeschrittene am Donnerstag!«

Alice beobachtet mich haargenau, damit sie auch ja nichts falsch versteht. Ich sehe, wie sie auf alles gleichermaßen achtgibt. Auf mein Mundbild, meine Handform, die Mimik, die Körpersprache … Ich könnte kaum stolzer sein.

»Wir sind hier, weil ich dich vermisst habe, Hazel! Konnen wir bald wieder Memory spielen?« Sie faltet die Hände anschließend wie bei einem Gebet, und ihr Anblick wärmt mein Herz um einige Grad auf. Um einige viele Grad. Sie trägt ein blaues Kleid mit langen Ärmeln, eine weiße Strumpfhose und hat ihre blonden Haare zu zwei Zöpfen gebunden. Sie macht ihrem Namen alle Ehre, und ich weiß, dass sie gedanklich in ihrem ganz persönlichen Wunderland lebt.

»Na klar, wenn nach der Stunde noch Zeit ist, können wir gern eine Runde spielen.« Vor allem mit den jungen Schülern liebe ich es, die Sprache spielerisch zu lernen. Sei es durch kleine Wettbewerbe oder durch Spiele wie Memory, bei dem Worte den entsprechenden Gebärden zugeordnet werden.

»Hast du das gehört, Mama? Wir spielen nachher noch!« Alice hat sich inzwischen von mir gelöst und rennt jetzt auf ihre Mutter zu, die sie an der Hand packt und mit der anderen ihren Kopf tätschelt.

»Dann lasst uns mal reingehen, die anderen kommen sicher auch gleich.« Ich hole meinen Schlüssel aus der Tasche, schließe den Unterrichtsraum auf und schalte das Licht ein. Es ist zwar noch hell draußen, aber die Leuchtstoffröhren sorgen für eine optimale Ausleuchtung, was gerade zu Beginn für viele Anfänger existenziell ist, da man auf jedes noch so kleine Detail achten muss.

Alice und Naomi nehmen an ihrem üblichen Tisch auf der Fensterseite Platz, während ich alles für die bevorstehende Stunde vorbereite. Ich arbeite am liebsten mit der Tafel, Handouts und meinem Projektor, damit ich die Schüler, welche noch keine Gebärden beherrschen, ebenfalls gut abholen kann.

Aus der WhatsApp-Gruppe weiß ich, dass Tom, Lisa und Eric ebenfalls kommen, die anderen haben abgesagt, aber vielleicht sehe ich heute ja auch ein paar ganz neue Gesichter. Es ist jedes Mal aufregend, neue Leute und ihre Geschichten kennenzulernen. Die ersten drei Kurstermine sind für jeden Teilnehmenden kostenlos, weil es mir wichtig ist, dass sich jeder gut bei mir aufgehoben fühlt. Während ich den Projektor einschalte und meine Folien sortiere, die ich viel zu lange nicht mehr zu Gesicht bekommen habe, füllt sich der Raum langsam. Um kurz vor sechs sind vier der acht Tische bereits besetzt, und ich spüre wieder dieses nervöse Flattern in meiner Brust, das ich versuche wegzuatmen. Gramps würde mir sagen, dass es dazugehört. Dass Dinge, die einem am Herzen liegen, immer für dieses Herzflattern sorgen sollten.

Also versuche ich es als positives Zeichen zu sehen. Als einen kleinen Wink mit dem Zaunpfahl vom Universum, das mir sagen will, dass ich so weit bin.

Normalerweise bekomme ich die unverbindliche Teilnehmerliste immer vorab per Mail von meinem Vorgesetzten zugeschickt, damit ich mich besser auf die Kurse vorbereiten kann. Anscheinend gab es heute jedoch Probleme mit dem Online-Formular, weshalb ich die Liste ganz rückschrittlich per Hand von den Teilnehmenden ausfüllen lassen muss. Nachdem ich die noch leere Tabelle ausgeteilt habe, damit sich jeder mit seinem Namen, seiner E-Mail-Adresse und seiner Telefonnummer eintragen kann, will ich gerade die Tür zum Flur schließen, als ich aus dem Augenwinkel eine Bewegung erhasche. Moment mal, ist da noch jemand?

Ich trete nach draußen auf den Flur, und tatsächlich: Ein paar Meter entfernt läuft ein Mann auf und ab. Links, rechts, links, rechts. Ich versuche zu erkennen, ob er sich nur verirrt hat oder ob er zu meinem Kurs will, aber er scheint mich gar nicht bemerkt zu haben. Sofort weiß ich, dass er die Schritte nicht hören kann, mit denen ich mich ihm nähere. Ganz sicher ist er wegen des Kurses hier, aber er sieht nicht aus, als wäre er auf der Suche nach dem richtigen Raum. Sondern eher, als wäre er auf der Flucht vor etwas. Aber wovor? Im Flur ist sonst keine Menschenseele, da sind nur wir. Er und ich.

Der Mann trägt eine schwarze Lederjacke, die seine nicht gerade zierlichen Schultern ummantelt, darunter ein schwarzes Shirt und ebenfalls schwarze Jeans. Den einzigen Farbklecks an seinem Outfit bilden seine braunen Stiefel, mit denen er beinahe Löcher in den alten Dielenboden brennt.

Ich weiß nicht, was es ist, das mich innehalten lässt. Schließlich gibt es mehr als eine Methode, um jemanden, der gehörlos ist, auf sich aufmerksam zu machen. Ich könnte das Licht im Flur an- und wieder ausschalten. Ich könnte auf den Boden stampfen, damit er die Vibration des Holzes spürt und mich endlich ansieht. Aber ich stehe nur hier wie eine verdammte Stalkerin und beobachte ihn, als gäbe es keine andere Option für mich.

Seine Haare wirken etwas chaotisch und sähen ohne das warme Licht hier drin vermutlich schwarz aus, mit dem Licht hingegen erkenne ich den leichten Braunstich. Sein Gesicht kann ich nicht richtig sehen, weil er es von mir abgewandt hat, aber seine Rück- und Seitenansicht …

Verflucht, Hazel! Da warten Leute im Raum auf dich, jetzt beweg dich endlich vom Fleck!

Doch gerade als ich meine Starre auflösen will, dreht der Mann sich zu mir um und blickt auf.

Direkt. In. Mein. Gesicht.

Oh, mein Gott.

Ich weiß, wie man atmet, oder? Immerhin tue ich das schon einundzwanzig Jahre lang, ohne dass ich je darüber nachdenken musste. Der Körper macht es einfach, damit man nicht stirbt. Aber im Augenblick scheine ich alles verlernt zu haben. Das Atmen, das Denken, das Bewegen. Das Menschsein.

Sturmgraue Augen starren mich an. Sturmgraue Augen, die über einer perfekt proportionierten Nase ruhen. Ein strenger Zug liegt auf seinen Lippen, und dieser Kiefer … Herrgott. Habe ich jemals einen so definierten und schönen Kiefer gesehen? Ich wusste bis eben nicht einmal, dass dieser Körperteil sonderlich schön sein kann. Jetzt habe ich das lebende Beweisstück direkt vor mir.

Wir stehen einander gegenüber, mit weniger als zwei Metern Abstand zueinander, und sehen uns an. Oder vielmehr schmachte ich ihn an, und er erdolcht mich mit seinen Blicken. Ich weiß nicht, ob da Abwertung in seinem Blick liegt oder ob es Überforderung ist, aber es jagt mir einen Schauder über die Wirbelsäule. In diesem Moment wünschte ich, ich hätte mich für einen von Grandmas selbst gestrickten Pullovern entschieden und nicht für diese leichte dunkelgrüne Bluse, durch die man jeden Schweißfleck sehen kann.

Der Kerl hat die Hände zu Fäusten geballt, und kurz bekomme ich Angst vor ihm. Will er mir vielleicht eine runterhauen? Und wenn ja, wieso? Ich bin dem Typen noch nie begegnet, daran würde ich mich ganz sicher erinnern.

Mein Herz flattert jetzt noch viel stärker als vorhin, und ich frage mich, was Gramps dazu sagen würde. Solche grimmigen Kerle liegen mir normalerweise nicht am Herzen, und ich weiß auch, dass sich das nicht ändern sollte. Ich bin weder auf der Suche nach Abenteuern noch nach Männern, die mich derart erschaudern lassen. Und erst recht nicht auf eine Kombination aus beidem … Jeder weiß, dass dieser Mix verdammt gefährlich ist.

»Hazel? Ist alles in Ordnung bei dir?« Naomi steckt ihren Kopf aus dem Unterrichtsraum und sieht mich besorgt an. Kurz huscht ihr Blick zu meinem Gegenüber. »Ich dachte, ich schau mal nach, weil es schon nach sechs ist und Alice ganz ungeduldig wartet.«

Ich werfe einen Blick auf meine Uhr und stelle fest, dass ich seit fünf Minuten hier draußen herumlungere wie eine Idiotin, obwohl ich meinen Unterricht sonst immer pünktlich starte. Zumindest war es früher so. Aber da gab es auch keine ominösen Männer auf viel zu engen Fluren, die mich mit ihren Augen erdolcht haben.

»Ich komme jetzt, danke, Naomi.« Gerade als ich mich zu dem Kerl umdrehen und ihn fragen will, ob er auch in den

Kurs möchte, nimmt er mir die Antwort ab. Der Duft seines Aftershave umspült mich wie eine Welle, als er an mir vorbeigeht und Naomi in den Raum folgt.

Na, wunderbar. Ich habe mich auf neue Leute gefreut, oder nicht? Und jetzt ist da ein neues Gesicht in meinem Kurs. Ein überaus schönes Gesicht. Ein viel zu schönes Gesicht. Mit viel zu grimmigen Augen und einem viel zu kantigen, umwerfenden Kiefer.

»Jetzt reiß dich zusammen, Hazel!« Ich wische mir einmal mit den Händen über das Gesicht, erinnere meinen Körper daran, wie wichtig die Atmung ist, und mache mich auf den Weg in den Unterricht. Das Letzte, was ich an meinem ersten Tag gebrauchen kann, sind Ablenkungen. Also reiße ich mich zusammen und mache das, wofür ich bezahlt werde!

• • •

Während der gesamten Stunde fällt es mir wahnsinnig schwer, den Blick von dem letzten Tisch in der hinteren rechten Ecke zu lassen. Denn genau da hat sich der Kerl aus dem Flur hingesetzt und seitdem die Tischplatte angestarrt, als hätte jemand die großen Weisheiten des Lebens hineingeritzt. Es gleicht einem Wunder, dass ich überhaupt in der Lage war, in den letzten fünfundvierzig Minuten etwas Sinnvolles zu tun. Ich frage mich, was der Mann hier sucht, wenn er so offensichtlich keinerlei Lust hat, mitzumachen. Er hat sich weder das Handout über das Fingeralphabet angesehen, das ich zu Beginn ausgeteilt habe, noch zeigt er Interesse an meinen Folien.

Alles, was ihn interessiert, ist die Maserung des Tisches. Immer wieder muss ich mich zurück ins Hier und Jetzt bringen, innerlich die seltsamen Gedanken an den Fremden abschütteln und mit der Arbeit fortfahren. Neben Mr. Schönster-Kiefer-der-Welt gibt es nämlich tatsächlich neue Leute hier, die etwas lernen wollen.

Die letzten fünfzehn Minuten ziehen sich wie ein ekeliger Kaugummi hin, und als ich mich von den Schülern verabschiedet habe, nimmt der Druck auf meiner Brust etwas ab. Ganz verschwindet er jedoch nicht.

Naomi reicht mir die Teilnehmerliste, die inzwischen von jedem ausgefüllt worden sein müsste, und bedankt sich bei mir für meine Zeit. Alice holt derweil ihr selbst gebasteltes Gebärdenmemory heraus und verteilt freudig die Karten auf dem Tisch.

Der Raum leert sich allmählich, und als ich mir die Teilnehmerliste genauer ansehe, suche ich den Namen von Mr. Kiefer. Aber dort, wo seine Tischnummer in der ersten Spalte steht, ist der Rest der Zeile leer. Er hat weder seinen Namen noch seine Mail oder seine Handynummer für die WhatsApp-Gruppe eingetragen. Autsch. Wieso enttäuscht es mich überhaupt? Ist ja nicht so, als wäre er der erste Schüler, der nach der Einführungsstunde das Handtuch schmeißt. Manche brauchen mehr Zeit, um sich an den Gedanken zu gewöhnen, andere bringen es sich lieber selbst bei, und wieder andere brauchen einen anderen Lehrer, weil die Chemie nicht stimmt. Einen, der die nötigen Qualifikationen mitbringt und mehr Lebenserfahrung hat.

Mein Blick schießt hoch, doch alles, was ich von ihm noch zu Gesicht bekomme, ist sein überaus gut gebauter Rücken unter der hübschen Lederjacke, die ihm etwas Verwegenes verleiht.

Ich sollte ihn einfach gehen lassen, wenn er ganz offensichtlich keine Lust auf diesen Kurs hat. Wieso lasse ich das Blatt Papier also nicht in meine Tasche fallen, sondern folge ihm? Schritt für Schritt hefte ich mich an seine Fersen, schalte dabei im Vorbeigehen das Licht im Flur aus und wieder an, damit er sich gleich nicht zu Tode erschreckt. Der Kerl erstarrt einen Moment lang, dreht sich aber nicht zu mir um. Ich nutze diese Zeit, um zu ihm aufzuholen. Verdammt, der Typ hat echt lange Beine und ist verflucht flink. Sobald ich bei ihm bin, stelle ich mich ihm in den Weg und muss meinen Kopf in den Nacken legen, weil er im Vergleich zu mir riesig ist. Gott, wir sind uns jetzt noch näher als vorhin. Und das bedeutet, dass ich ihn nicht nur riechen, sondern auch spüren kann.

Wieder packt mich sein Anblick mit voller Wucht, aber dieses Mal ist es nicht wegen seines Äußeren – immerhin lege ich darauf normalerweise keinen Wert. Was mich so aus dem Konzept bringt, ist der Ausdruck in seinen Augen. Dieser leicht feuchte Film, diese zusammengezogenen Brauen. Moment mal, sind das Tränen? Hat ihn mein Unterricht zum Heulen gebracht? Nein, oder? Hier muss ein Missverständnis vorliegen, ganz eindeutig.

Ich bin gut in meinem Job, und es ist definitiv kein Part

dieser Arbeit, mich um die Gefühle meiner Schüler zu kümmern, aber wenn ich ehrlich zu mir selbst bin, kümmere ich mich dennoch immer darum. Weil viele von ihnen gerade erst ihr Gehör verloren haben und somit an einem Punkt in ihrem Leben stehen, der verdammt hart sein kann. Manche kommen mit dieser Veränderung leichter klar, andere schwerer. Und ich maße es mir nicht an zu sagen, welcher Weg der richtige ist.

Wir verharren in unserer Position. Viel zu nah beieinander, wenn man bedenkt, dass ich noch nicht einmal seinen Namen kenne.

Der Kerl will sich an mir vorbeischieben, aber ich stelle mich ihm wieder in den Weg und halte den Zettel hoch, auf dem er sich sicherlich aus berechtigten Gründen nicht eingetragen hat. Gründe, die mich nichts angehen und die ich nicht hinterfragen sollte. Und doch kann ich nicht anders, weil irgendetwas in mir gewaltig schiefläuft. Weil da eine Traurigkeit in seinen Augen flimmert, die ich kenne. Die ich fühle. *Die ich geworden bin.*

Ich deute auf die Zeile, die so einsam und leer zwischen den anderen aussieht und in der sein Name stehen müsste. Dann wüsste ich wenigstens, wie der Mann heißt, der mich mit seiner Aura so aus der Fassung bringt. Das ist mir in meinem Leben erst einmal passiert. Bei Mason.

Umgehend bildet sich wieder dieser Knoten in meinem Hals, der mir das Atmen erschwert, und Tränen fluten meine Augen. Ich kann nur hoffen, dass der Typ nicht denkt, ich würde seinetwegen weinen. Nur weil er nicht mitarbeitet, heule ich ganz sicher nicht.

Erneut deute ich auf die Zeile, aber der Mann schüttelt nur entschlossen den Kopf und lässt mich anschließend im nicht vorhandenen Regen stehen. Mein Atem rasselt, mein Herz galoppiert unter der dünnen Bluse, und sein Duft nach Vanille hängt immer noch in der Luft. Ich blicke über meine Schulter, sehe seinen langen Schritten hinterher und kann erst wieder klarer denken, als er um die Ecke biegt und die Treppe nach unten stürmt, als würde es in diesem Gebäude brennen. Doch alles, was hier gerade brennt, sind meine Augen, weil ich meine Emotionen nicht im Griff habe. Weil Masons Gesicht überall ist, genau wie die Trauer, die mich jetzt wieder wie eine Welle packt.

Dass ich das Papier in meiner Hand vollkommen zerknittere, merke ich erst, als ich den Blick nach unten richte. Umgehend löse ich meine Faust, ringe um Fassung und wische mir die Augenwinkel trocken. Bis jetzt konnte ich erstaunlich gut arbeiten, ohne an Mason zu denken und an die Tatsache, dass er noch am Leben war, als ich zum letzten Mal unterrichtet habe. Aber jetzt ist alles wieder da. Der Schmerz. Die Dumpfheit. Die Leere. Und ich kann nicht einmal diesem Fremden daran die Schuld geben, weil er nichts getan hat. Wenn man davon absieht, dass er mich mit einer so heftigen Wucht erwischt hat wie Mason vor vier Jahren.

Kleine, tapsende Schritte reißen mich aus meiner Gedankenblase, und als Alice nach meiner Hand greift, sieht sie mit gerunzelter Stirn zu mir auf. Anschließend gebärdet sie eine Frage, die mich auf den Boden der Tatsachen zurückbringt.

»Bist du sehr traurig?« Sie schürzt die Lippen. »Meine Mama hat mir erzählt, dass dein Freund gestorben ist.«

Ich schließe kurz die Augen, versuche mich zu sammeln und dabei die Antwort auf ihre Frage zu finden. Vor zwei Tagen noch dachte ich, dass die große Traurigkeit vorüber wäre. Dass ich weitermachen könnte. Dass die Decke aus Sehnsucht leichter geworden wäre, die mich seit Masons Tod umgibt. Aber in dieser Sekunde ist ihr Gewicht wieder so schwer, dass es mich nach unten drückt.

»Das bin ich«, antworte ich ihr ehrlich, lächle sie aber aufmunternd an. »Weißt du, was mich glücklicher machen würde?«

Sie nickt euphorisch. »Memory mit mir?«

Meine Mundwinkel ziehen sich nach oben, bis meine Tränen nachlassen. »Memory mit dir!« Ich nehme Alices Hand in meine, marschiere wieder zum Unterrichtsraum und blicke ein letztes Mal in die Richtung, in die der Fremde gerade so aufgelöst verschwunden ist.

4

Cameron

Andrew hat mir heute Morgen vorgeschlagen, mich zu dem Kurs zu bringen, und es war eine beschissene Idee, seinen Vorschlag anzunehmen. Und es war eine noch beschissenere Idee, überhaupt herzukommen. Ich weiß nicht, was das alles bezwecken soll. Ich musste mich minutenlang dazu überwinden, den Raum zu betreten, als stünde ich vor der Entscheidung, ins Höllenfeuer einzutreten. Und dann wurde ich auch noch von der Kursleiterin dabei beobachtet. Sie stand wie ein Reh im Scheinwerferlicht vor mir im Flur und sah dabei aus wie eine verdammte Statue. Eine verdammt schöne Statue. Vermutlich die schönste Statue, die ich je gesehen habe.

Scheiße, nein.

Diese Gedanken sind absurd und bringen mich nicht in die Richtung, in die ich will. Und zwar nach Hause. Ich will nur nach Hause, die Tür hinter mir schließen, die Lichtklingel ausstellen und mich mit meinen Kohlestiften ins Bett verziehen, damit dieses Chaos in mir kleiner wird. Aber jetzt kann ich nicht aufhören, an diese rehbraunen Augen zu denken und ihren lieblichen Duft, der mir immer noch in der Nase liegt. Wieso ist sie mir hinterhergekommen? Nur wegen dieser dämlichen Liste, in die ich mich nicht eingetragen habe? Wieso hätte ich mich einschreiben sollen, wenn ich nicht einmal weiß, ob ich dieses Gebäude je wieder betreten werde?

Diese Hazel scheint ein Händchen für Menschen zu haben, denn alle anderen haben während der letzten Stunde nahezu an ihren hübschen Lippen geklebt, während ich versucht habe, das genaue Gegenteil zu tun. Ich wollte von Anfang an nicht in diesen Kurs, und doch weiß ich, dass ich wiederkommen sollte. Für Mom. Für meinen besten Freund. Für meinen Seelenfrieden, auch wenn ich nicht glaube, dass ich den unter all dem Schutt je wiederfinden werde.

Sobald ich an der frischen Luft bin, geht es mir etwas besser. Mein bester Freund sitzt auf der Treppe vor der alten Feuerwache und dreht sich zu mir um, als er mich hört. Anschließend springt er auf, drückt seine Zigarette am Geländer aus und wirft sie in den Mülleimer. Vorbildlich. Irgendwie. Rauchen ist scheiße, aber immerhin lässt er diese Stummel nicht auf dem Boden liegen.

Er zieht sein Handy aus den Jeans, tippt etwas und bedeutet mir, seine Nachricht zu lesen.

Andrew: Wie war es?

Cameron: Keine Ahnung. Ich hab nicht aufgepasst.

Und das stimmt nur halb. Ich habe zwar nicht auf die handgeschriebenen Folien dieser Hazel geachtet oder auf ihre albernen Handouts mit den kleinen Bildchen, die sie ausgeteilt hat, aber ich habe sie seit der ersten Sekunde viel zu intensiv wahrgenommen.

Was stimmt nicht mit mir? Früher, als mein Leben noch kein Schrotthaufen war, hätte ich es ja vielleicht noch verstanden. Die Kleine ist süß. Heiß. Und hat einen Blick drauf, der einem direkt ins Mark geht.

Aber ich bin nicht mehr der Cameron von früher. Ich bin der Cameron von jetzt. Und dieser interessiert sich nicht für süße Gebärdensprachdolmetscherstudentinnen. Allein bei diesem Wort verdreht sich meine Zunge.

Andrew läuft neben mir her, hat den Blick auf sein Handy gerichtet und stößt ein Seufzen aus, das ich nicht höre, aber mir bestens vorstellen kann. Viele Geräusche haben sich nachhaltig in mein Gedächtnis gebrannt, und dieses ist eines davon. Genau wie das Lachen meiner Mutter, welches ich viel zu lange nicht mehr an ihr gesehen habe.

Andrew: Wirst du wieder hingehen?

Cameron: Weiß ich nicht. Gib mir ein bisschen Zeit.

Andrew: Alle Zeit der Welt, Mann. Dass du heute überhaupt hergekommen bist, ist großartig. Deine Mom wird ausflippen.

Cameron: Häng es bitte nicht an die große Glocke. Ich will sie nicht enttäuschen, sollte ich kein zweites Mal hingehen.

Andrew antwortet mir nicht mehr, stattdessen nickt er nur und legt mir seine Hand auf die Schulter. Und während wir seinen Wagen in der Nebenstraße ansteuern, verknotet sich mein Magen, weil ich gerade allein sein muss. Ich will nicht mit Andrew in seinem Auto sitzen und deprimiert aus dem Fenster starren. Ich will mich bewegen. Muss mich bewegen. Also schreibe ich meinem Freund, dass er allein fahren soll und ich nach Hause laufe. Er sieht mich mit zusammengezogenen Brauen an und fragt mich per SMS, ob ich sicher bin. Ich nicke.

Cameron: Ich werde schon heile nach Hause kommen, Drew. Brauche nur ein bisschen frische Luft.

Frische Luft und etwas, das meinen Kopf reinigt. Reinigt von Gedanken, die ich nicht denken sollte. Gedanken daran, dass ich mein Leben wieder in den Griff kriegen könnte, wenn ich ihm nur eine Chance gebe. Mir selbst eine Chance gebe. Will ich das überhaupt? Im Augenblick weiß ich gar nichts mehr. Während Andrew in seinen Mustang steigt, fixiere ich den Bürgersteig unter meinen Füßen und gehe los. Der Abend ist frisch, weil die Sonne schon den ganzen Tag nicht draußen war und der Winter vor der Tür steht. Ich schiebe die Hände in meine Jeanstaschen, lasse die verstummte Stadt an mir vorbeiziehen, genau wie die lauten Leben der Menschen, die mir begegnen. Und in diesem Augenblick bin ich froh, diese Lautstärke nicht hören zu müssen. Die Lautstärke der Autos, die hektischen Leute, die von einer Katastrophe in die nächste jagen. Ich habe genug Katastrophen in meinem eigenen Leben zu bewältigen.

Je weiter ich mich von der Feuerwache entferne, desto leichter fällt mir das Atmen. Während ich mit diesen fremden Menschen in einem Raum eingesperrt war, habe ich kaum Luft bekommen. Ein eindeutiges Zeichen dafür, dass diese Kurse nicht das Richtige für mich sind.

Wieso denke ich dann trotzdem darüber nach, am Freitag wieder hinzugehen?

5

Hazel

Seit meiner ersten Unterrichtsstunde ist eine Woche vergangen. Eine Woche und drei Kurse, in denen der namenlose Fremde jedes Mal pünktlich den Raum betreten hat, um sich anschließend auf seinen Platz in der letzten Reihe zu setzen und dann *nichts* zu tun. Eigentlich hätte ich ihn schon bitten können, wenigstens seinen Namen in die Liste einzutragen, aber ich habe mich nicht dazu überwinden können, auf ihn zuzugehen.

Also schmachte ich ihn lieber aus der Ferne an und male mir Gründe für sein seltsames Verhalten aus. Die anderen Kursteilnehmenden haben in der letzten Woche schon etliche Fortschritte gemacht, aber dieser Kerl? Nichts. Noch immer scheint er keinerlei Interesse an der Gebärdensprache zu haben, und langsam mischt sich so was wie Wut unter meine Neugier. Heute muss ich ihn darauf ansprechen, immerhin sind die kostenlosen Probestunden vorbei, und er muss für die kommenden Stunden bezahlen.

»Ich verstehe einfach nicht, wieso jemand in einen Kurs

geht und dann nicht mitarbeitet.« Ich seufze ins Telefon, während ich an den Fransen meines weißen Boho-Kissens zupfe. Derweil kann ich regelrecht durch die Leitung hören, wie angestrengt meine beste Freundin über meine Worte nachdenkt.

»Vielleicht wird er ja von jemandem gezwungen?«, erwidert Sky schließlich. Aber wenn ich mir ansehe, wie pünktlich er immer da ist, bezweifle ich das.

»Glaube ich nicht. Er hat sich nicht mal in meine Liste eingetragen!«

»Oh, oh! Ein Listenverweigerer. Die sind von der ganz üblen Sorte«, zieht Sky mich auf, wird aber schnell wieder ernst. »Und du bist dir auch ganz sicher, dass er gehörlos ist?«

»Na ja, sicher bin ich mir nicht, immerhin sieht man einem Menschen nicht an der Nasenspitze an, ob er taub ist. Aber ich habe so ein Gefühl, keine Ahnung. Als wüsste ich es einfach, verstehst du?« Ergeben meine Worte einen Sinn? Die Gedanken in meinem Kopf verknoten sich ständig, und ich weiß nicht, ob ich sie je wieder ganz entwirrt bekomme.

»So wie du sofort wusstest, dass ich deine beste Freundin werden würde, meinst du?« Sky kichert ins Telefon, und ich nicke, obwohl sie mich nicht sehen kann. Ich habe sie letztes Jahr im Sommer kennengelernt, nachdem ich bei einem Ausritt mit Sammy gestürzt war und mir das Bein gebrochen hatte. Das gebrochene Bein war scheiße, ohne Frage, aber es hat mich auch in das ebenerdige Wohnheimzimmer im Erdgeschoss der Lamar University gebracht und mir obendrein eine neue Mitbewohnerin geschenkt.

Sky zog ein paar Wochen nach mir in das zweite Zimmer, nachdem sie eine lange Reha hinter sich hatte. Meine beste Freundin sitzt seit einem schweren Autounfall im Rollstuhl, hat sich dadurch aber nicht die Freude am Leben nehmen lassen. Stattdessen hat sie es sich zur Aufgabe gemacht, ihr Licht mit der Welt zu teilen. Wie ein Leuchtturm, der anderen den Weg erhellt.

Ich erinnere mich dankbar an jeden einzelnen *Friends*-Marathon, den wir veranstaltet haben, an jede Popcornschlacht, jede Nacht, in der wir uns gegenseitig Trost spendeten, wenn es einer von uns schlecht ging. Sie hat mich gehalten, als Masons letzter Brief meine Brust zerfetzt hat, und sie war da, als ich von seinem Tod erfahren habe.

Inzwischen musste ich wieder in mein altes Zimmer im dritten Stock ziehen, und Sky wohnt mit ihrem besten Freund, der jetzt auch ihr fester Freund ist, in einem schicken Apartment nahe dem Botanischen Garten. Und verdammt, ich vermisse sie echt, genau wie das ebenerdige Zimmer, das viel größer war als dieses hier. Jetzt wohne ich in einem kleinen Rattenloch und habe obendrauf eine Mitbewohnerin, die jeden Abend um dieselbe Uhrzeit Streitgespräche mit ihrem Freund am Telefon führt. Die Wände hier sind viel zu dünn, das steht fest. Wenn ich mir dieses Drama noch öfter anhören muss, komme ich an Ohrstöpseln nicht mehr vorbei. Sie liegen schon seit einer Weile in meinem Amazon-Warenkorb, aber weil ich die Teile eklig finde, habe ich sie noch nicht bestellt.

»Erde an Hazel?« Sky holt mich zurück zu unserem Telefonat, und ich lasse mich noch etwas tiefer in die Kissen sinken. Wenigstens die geben mir hier ein gewisses Zuhause-

Gefühl, auch wenn der Rest mich eher runterzieht. Ich vermisse die Farm schon jetzt fürchterlich, obwohl ich erst letzte Woche bei Gramps war, um nach dem Rechten zu sehen. Er bekommt unter der Woche oft Unterstützung vom Sohn seiner Nachbarn, aber wir wissen beide, dass wir nicht mehr lange warten können, bis wir jemanden als feste Hilfe einstellen müssen.

»Ich bin noch da, tut mir leid.«

»Mir ist da gerade noch eine andere Idee gekommen. Was, wenn er in Wahrheit doch hören kann und dich stalkt? Ich will ja keine Ängste schüren, aber es ist schon gruselig, dass der Kerl zu jedem deiner Kurse kommt, obwohl er nichts lernen will«, wirft Sky ein und setzt noch hinterher: »Wäre leider gar nicht mal so abwegig, das kommt viel häufiger vor, als man glaubt. Außerdem kann dich jeder kinderleicht im Internet ausfindig machen, man muss nur deinen Namen und die Stadt eingeben, und schon findet man die Website.«

»Ich glaube, es steckt etwas anderes dahinter. Eigentlich sollte es mir egal sein, oder? Wenn er meint, ab jetzt Geld für einen Unterricht zahlen zu müssen, der ihm nichts bringt …«

»*Eigentlich* sollte es dir egal sein, aber du bist Hazel Parker. Und Hazel Parker macht sich immer über alles viel zu viele Gedanken und Sorgen«, sagt Sky mit einem warmen Unterton in der Stimme. Ich weiß, dass sie meine Empathie liebt, so wie ich ihre.

»Aber sag doch mal, ist der Typ scharf?«

Augenblicklich verschlucke ich mich an meiner eigenen

Spucke und muss husten. Gott, solche Unterhaltungen haben Sky und ich schon öfter geführt, vor allem nach Masons Schlussmachbrief und vor seinem Tod, aber nie hat mein Körper so heftig darauf reagiert. Mein Puls beschleunigt sich, und ich versuche krampfhaft, mir diesen Fremden nicht nackt vorzustellen. Zu spät. Ich ziehe mir eines der Kissen über das Gesicht und brülle lautlos hinein.

»Schon?«, nuschle ich in den Stoff.

»Dann brauchst du einen Plan!« Auch wenn ich Sky nicht sehen kann, bin ich mir sicher, dass sie sich gerade voller Tatendrang aufgesetzt hat. Sie liebt es genauso sehr wie ich, Pläne zu schmieden, aber in diesem Fall sind Pläne nicht wirklich angebracht.

»Ich muss mich auf die Kurse konzentrieren und habe keine Zeit für geheime Operationen, Sky.« Ich drehe mich auf die Seite und erblicke mein müdes Gesicht in dem Spiegel, der an der Wand neben der Tür angebracht ist. Mein Zimmer ist so winzig, wenn ich mich ein bisschen vorbeugen würde, könnte ich sogar vom Bett aus die Tür öffnen. Ich sehe mein Spiegelbild an und lasse den Blick ganz automatisch unter das Bett zu der Kiste mit Masons Briefen wandern. Instinktiv will ich danach fischen und den restlichen Tag damit verbringen, seine Briefe zu lesen und mir dabei selbst auf dem Herzen herumzutrampeln, aber ich schaffe es, mich davon abzuhalten. Das ist ein kleiner Sieg, oder?

»Du brauchst nur deine Geheimwaffe auszuspielen!«

»Und die wäre? Bitte, sag mir nicht, dass du das meinst, was ich denke.« Ich stöhne und rolle mich wieder auf den Rücken. Skylars Lachen klingt so voll und herzlich, dass ich ihr nicht einmal böse wäre, wenn sie meine Ängste bestätigen würde.

»Ich meine doch nicht deine Brüste, Hazel. Obwohl die schon sehr schön sind!«

»Hat hier jemand was von Brüsten gesagt?«, höre ich im Hintergrund Carters Stimme und verdrehe die Augen, weil ich mir bestens das breite Grinsen auf dem Gesicht ihres Freundes vorstellen kann.

»Es geht ja eben nicht um Hazels Brüste, sondern um Jamie!« Es raschelt im Hintergrund, und Sekunden später ertönt Carters Stimme durchs Telefon.

»Hi, Hazelchen. Ich habe absolut keine Ahnung, was dein kleiner Bruder mit deinen Brüsten zu tun haben soll – und ehrlich gesagt will ich das auch nicht wissen –, aber ich hoffe, du besuchst uns mal wieder. Meine Guitar-Hero-Künste flauen langsam ab.«

Sofort zucken meine Mundwinkel nach oben, weil ich den Kerl echt mag. Schon als Sky bei mir einzog, wusste ich, dass sie volle Kanne in ihren besten Freund verschossen ist. Jedes Mal, wenn sein Name fiel oder er sie angerufen hat, war da dieses Funkeln in ihren blauen Augen und eine süße Röte in ihrem Gesicht. Zu dem Zeitpunkt war Carter jedoch in Europa, und die Dinge waren schwierig. Dass die beiden trotz all der Differenzen zueinandergefunden haben, macht mir Mut. Die beiden sind für mich der lebende Beweis dafür, dass eine Liebe so gut wie alles überstehen kann, wenn man dafür kämpft und an sie glaubt.

»Ich vermiss euch auch!«, antworte ich. »Wenn meine

Kurse und die Uni mir mal Freiraum lassen, komme ich vorbei.«

»Cool, Hazelchen. Ich lass euch jetzt mal weiter über eure Brüste reden. Ciao.« Damit überreicht er Sky wieder das Handy, und ich höre, wie er ihr einen Kuss gibt.

»Also, zurück zum Thema. Deine Geheimwaffe ist natürlich Jamie«, sagt Sky glücklich.

»Und inwiefern soll Jamie mir bei dem Kerl helfen?«, hake ich mit gerunzelter Stirn nach. Normalerweise kann ich Skys Gedankengängen immer bestens folgen, aber gerade stehe ich mächtig auf dem Schlauch.

»Du weißt doch, dass Jamie jedes Herz erweichen kann. Nimm ihn einfach mit zu ein paar Stunden und setz ihn neben den Kerl. Dann wird er schon auftauen.«

»Die Idee ist …« … ziemlich genial! Jamie hat schon öfter meine Kurse besucht, er war immer mein Partner *in Crime*, wenn wir neue Lernmethoden vorstellen wollten. Außerdem lieben wir es, Zeit miteinander zu verbringen, und in den vergangenen Monaten kam das ohnehin viel zu kurz, weil ich im Studium vollkommen eingespannt war. Umso mehr freue ich mich auf die Ferien, die bereits vor der Tür stehen.

»Grandios? Ich weiß, Hazel. Wenn Jamie es nicht schafft, dann kannst du den Kerl abschreiben. Jeder liebt deinen Bruder.«

Mein Lächeln verwandelt sich in ein strahlendes Grinsen, weil Sky recht hat. Jeder liebt Jamie. Jeder bis auf unsere Mutter. Zumindest liebt sie ihn nicht auf die Art und Weise, die er verdient hat. Ich bin mir sicher, dass unter ihrer harten und herablassenden Schale so etwas wie mütterliche Fürsorge schlummert, aber sie bricht viel zu selten heraus.

»Danke, Süße! Meine Mom bringt Jamie eh gleich zu mir, dann kann ich ihn direkt fragen, ob er nachher mitkommen will.« Mein Bruder kommt mindestens einmal in der Woche zu mir ins Wohnheim oder auf die Farm, wenn ich bei Gramps bin. Meistens schauen wir uns *König der Löwen* mit Untertiteln an – denn ganz ehrlich? Den Film kann man nicht oft genug sehen –, oder wir puzzeln.

Als wüsste mein Bruder, dass ich über ihn rede, klopft es Sekunden später bereits an meiner Zimmertür.

»Ich muss jetzt auflegen, Sky. Jamie ist da. Sag Carter, dass er sich für das nächste Guitar-Hero-Turnier warm anziehen soll!«

»Mach ich! Und du sag mir, wie die Operation läuft! Lieb dich.«

»Ich lieb dich auch.«

Sobald ich das Handy weggelegt habe, reißt Jamie meine Zimmertür auf. Hinter ihm steht unsere Mutter in einem ihrer schicken knitterfreien Kostüme und sieht sich naserümpfend in meinem Zimmer um. Nicht, weil es hier drin stinkt, sondern weil sie das angebliche Chaos, in dem ich lebe, nicht ausstehen kann. Für mich hat das hier rein gar nichts mit Chaos zu tun, ich habe nur versucht, dem Zimmer etwas persönlichen Charme zu verleihen. Aber davon hat Lauren Parker keine Ahnung, also gebe ich mir gar nicht erst die Mühe, es ihr zu erklären.

»Hazel!« Jamie gebärdet meinen Namen und stürzt sich anschließend auf mich. Ich drücke meinen Bruder fest an mich, wirble ihn von links nach rechts und fange an, ihn zu kitzeln. Sein Lachen ist die beste Medizin für seltsame Gedankenstrudel, und ich muss an Skys Worte denken. Daran, dass Jamie jedes Herz dieser Welt erweichen kann. Meins verwandelt er in flüssige Liebe.

»Ich hole ihn heute Abend wieder ab. Er soll dieses Mal schon pünktlich vor der Tür stehen, ich habe keine Lust, wieder ewig draußen zu warten.« Meine Mutter presst sich die Handtasche gegen den Körper und deutet in mein Zimmer. »Und du solltest dich dringend von dem ganzen Krempel trennen, Hazel. Es sieht aus, als würde hier ein Messie wohnen.«

»Mir gefällt es«, kontere ich und bin in diesem Moment froh darüber, dass Jamie ihre garstige, hochnäsige Stimme nie hören musste. Ich liebe meine Mom, und ich weiß, dass sie nicht ohne Grund zu diesem gefühlskalten Menschen geworden ist, sondern dass die Gesellschaft sie dazu gemacht hat, aber es fällt mir von Tag zu Tag schwerer, ihr nicht mächtig meine Meinung zu geigen. Vor allem will ich es nicht vor meinem Bruder tun.

»Tja, das hast du wohl von deinen Großeltern.« Sie legt ihre perfekt manikürte Hand auf die Türklinke, und ich muss mich wirklich beherrschen, ihr nicht an die Gurgel zu springen. Jamie hat sich inzwischen an mich gekuschelt und spielt Candy Crush auf seinem Handy, weil er genau weiß, dass wir streiten. Jedes Mal, wenn meine Mutter schlecht über ihre Eltern spricht, kocht die Lava in mir hoch und will ausbrechen. Wie kann sie es wagen, die beiden wundervollsten Menschen derart in den Dreck zu ziehen?

»Bis später, Mom.« Meinen indirekten Rauswurf quittiert sie mit einem Zungenschnalzen. Dann zieht sie die Tür mit einem heftigen Ruck hinter sich zu und marschiert davon.

Sobald das Klackern ihrer Pumps verstummt ist, fällt es mir leichter, zu atmen. Ich drücke Jamie einen Kuss auf die braunen Locken, die seinen Kopf umrahmen, sodass er sein Handy zur Seite legt und zu mir aufsieht. Jedes Mal, wenn ich ihn sehe, frage ich mich, wo die Zeit nur geblieben ist. Lag er nicht gestern noch als kleines Baby in meinem Arm? Und jetzt ist er schon in der vierten Klasse! Manchmal wünschte ich, wir könnten eine Zeitmaschine erfinden und ein paar Jahre in die Vergangenheit reisen, damit wir noch einmal Grandmas warmes Lachen sehen und ihre Umarmung spüren können.

»Na, was wollen wir heute machen?«, frage ich ihn und sehe, wie seine Augen aufleuchten, weil die Zeit bei mir immer ein Ausbruch aus der Realität für ihn ist. Zu Hause darf er kein Kind sein, weil Mom ihn ständig zügelt, bei mir kann er den Wirbelwind in sich herauslassen.

Jamie tippt mit dem Zeigefinger auf sein Kinn, während er nachdenkt. Als er zu einem Ergebnis gekommen ist, kniet er sich neben mich aufs Bett und gebärdet das Wort »Kissenschlacht«.

»Du willst also kämpfen?«, frage ich ihn und setze meinen Kriegerblick auf, den er mit einem heftigen Nicken kommentiert. Sekunden später habe ich mir bereits das erste meiner Kissen geschnappt und in seine Richtung geworfen, um die Schlacht zu starten. Jamie springt, bewaffnet mit zwei weiteren Kissen, vom Bett herunter und setzt zum Ge-

genangriff an. Eine Feder löst sich aus meinem Kopfkissen und segelt zu Boden, während ich Jamie aus dem Hinterhalt angreife, ihn zurück aufs Bett ziehe und ihn unter einem Berg aus den verschiedenen Modellen begrabe.

Sein Kichern dringt gedämpft unter den Kissen hervor, und ich kann mein Lachen ebenfalls nicht mehr zurückhalten. Gemeinsam kämpfen wir so lange, bis wir beide erschöpft zu Boden gleiten und uns mit den Rücken gegen das Bett lehnen. Ich liebe diese Unbeschwertheit, die Jamie trotz allem in mein Leben bringt. Nicht nur ich habe Mason verloren, sondern auch er. Die beiden haben sich abgöttisch geliebt, und ich erinnere mich an Jamies Schluchzen, als wäre dieser Tag im April erst gestern gewesen.

Unweigerlich wandern meine Gedanken zurück zu dem Fremden und dessen Tränen. Als wir einander nah waren, konnte ich so viel Schmerz in seinen grauen Augen sehen, dass ich mich frage, wie er es morgens aus dem Bett schafft. Es geht mich nichts an, was er durchgemacht hat, aber ich kann auch nicht aufhören, daran zu denken. Genauso wenig, wie ich aufhören kann, ihm helfen zu wollen.

»Worüber denkst du nach?«, fragt Jamie mich, nachdem er mir seine Hand auf den Oberschenkel gelegt und meine Aufmerksamkeit auf sich gezogen hat.

»Ich glaube, ich brauche deine Hilfe, kleiner Bruder.« Ich wuschle ihm durch die braunen Locken und zupfe anschließend an seinen Strähnen.

Jamie hilft anderen Menschen genauso gern wie ich, weshalb er sofort Feuer und Flamme ist und mir förmlich an den Lippen hängt. »Was soll ich tun, große Schwester?«

6

Cameron

Zwei Stunden nach dem ersten Kurs stand Mom mit Tränen in den Augen vor meiner Tür und hat mich so fest umarmt, dass ich beinahe innere Quetschungen davongetragen hätte. Und als sie mich schließlich angelächelt hat, wusste ich, dass Andrew seine verdammte Klappe nicht halten konnte, obwohl ich ihn darum gebeten hatte, ihr noch nichts zu sagen.

Vermutlich hat er sogar vor Stolz geheult, als er ihr sagte, dass ich den Kurs besucht habe … mehr oder weniger freiwillig. Als wäre er mein Vater und nicht mein sechs Monate jüngerer bester Freund. Bei der Vorstellung von Andrew als Stiefvater verziehe ich das Gesicht, als hätte ich in eine Zitrone gebissen.

Als ich die Dankbarkeit im Blick meiner Mutter gesehen habe, wusste ich, dass ich am Arsch bin. Seit Monaten habe ich meiner Mutter immer nur Sorgen bereitet, also werde ich einen Teufel tun und diese Dankbarkeit wieder im Keim ersticken, nur weil ich zu stur bin.

Deshalb gehe ich weiterhin zum Unterricht. Und das bedeutet wohl, dass ich mich ab jetzt dreimal in der Woche in diese Feuerwache quälen darf, obwohl ich jedes Mal am liebsten sofort wieder umdrehen würde, wenn ich das rote Backsteingebäude von Weitem sehe.

Ich wünschte, ich hätte passende Ausreden, die mich davor bewahren würden, meine Zeit zwischen diesen Fremden totzusitzen, aber die Wahrheit ist: Zu Hause sitze ich auch bloß vor leeren Blättern und kriege rein gar nichts aufs Papier. Weil ich momentan auch sonst – neben den Besuchen bei meinem Arzt – keine Verpflichtungen habe, muss ich da jetzt also durch. Auch wenn ich keine Ahnung habe, wie lange ich vor meiner Mutter und Andrew noch so tun kann, als würde ich im Unterricht tatsächlich aufpassen.

Ich habe mir das Fingeralphabet vielleicht einmal genauer angesehen, das war es aber auch schon. Keine Ahnung, wie weit die anderen Teilnehmenden schon sind, aber im Grunde genommen ist es mir auch egal.

Als ich am Mittwochabend den Raum betrete, ist etwas anders als sonst. Der Platz neben meinem, der bis jetzt immer leer war, ist besetzt. Na wunderbar, es wird immer schlimmer.

Mit gesenktem Blick passiere ich die Tischreihen, ignoriere die Blicke der Kursleiterin, die jedes Mal wie Rasierklingen in meinen Rücken schneiden, und lasse mich auf meinen Stuhl gleiten. Nur flüchtig sehe ich den Jungen an, der neben mir sitzt und fein säuberlich seine Unterlagen auf dem Tisch drapiert hat, neben einem Orangensafttrinkpäckchen. Vielleicht sollte ich mir nächstes Mal ein Bier mitnehmen?

Dann könnten wir anstoßen, und dieser Horror würde vielleicht etwas erträglicher.

Der Junge spürt anscheinend, dass ich ihn mustere, denn sein Blick schießt in meine Richtung. Keine Ahnung, wie alt der Knirps ist, aber ich schätze, um die zehn. Er hat braune Locken, kleine Pausbacken und winkt mir jetzt grinsend zu. Selbst als ich nicht reagiere, erstirbt sein Lächeln nicht.

Als ob es nicht reicht, dass ich nicht mehr allein hier hinten hocke, sitze ich auch noch neben einem wahren Sonnenschein, geht es eigentlich noch schlimmer? Der Junge erinnert mich an eine junge Version von Andrew. Der konnte auch nie die Mundwinkel unten behalten, weder als Kind noch als Erwachsener.

Aus dem Augenwinkel sehe ich, dass der Kurs inzwischen begonnen hat und Hazel wieder ihren liebsten Schatz – den Projektor – anschaltet. Langsam glaube ich, dass die beiden in wilder Ehe miteinander leben, so oft, wie sie das Teil benutzt.

Eine Weile lang schalte ich wieder in meinen Stand-by-Modus, ignoriere alles, was ich irgendwie ignorieren kann. Nur meine Gedanken lassen sich nicht ignorieren. Sie hämmern permanent von innen gegen meinen Schädel und verursachen mir Kopfschmerzen. Ich weiß, dass ich mir einen Plan machen sollte, wie es mit mir weitergeht. Soll ich mein Studium wieder aufnehmen? Vielleicht sollte ich mir einen Job besorgen, bei dem ich weder hören noch sprechen muss, damit mir niemand auf die Eier gehen kann. Fest steht, dass das Geld, was mir die Army bezahlt hat, nicht ewig reichen wird und dass ich ganz sicher nicht meiner Mutter auf der Tasche liegen will.

Der kleine Kerl neben mir klopft in der Mitte des Tisches auf das Holz, um meine Aufmerksamkeit auf sich zu ziehen. Sobald ich ihn ansehe, schiebt er mir das Handout mit dem Fingeralphabet zu, kreist mehrere Buchstaben ein und legt sich anschließend die flache Hand auf die Brust. Er trägt ein dunkelblaues Marvel-Shirt von Iron Man und sammelt damit ein paar Pluspunkte bei mir. Anschließend führt er den Zeigefinger an sein Gesicht, streift zweimal damit über seine Wange und sagt das Wort »Name«. Dann deutet er wieder auf das Handout, um mir zu zeigen, wie er heißt.

Jamie.

Ich sollte ihm einfach sagen, dass er mich in Ruhe lassen und aufpassen soll, aber anscheinend hat er das Aufpassen nicht ansatzweise so nötig wie ich. Jede seiner Bewegungen sieht unfassbar routiniert aus und nicht wie die eines Anfängers.

Wir sehen einander noch kurz an, ich schenke ihm ein distanziertes Lächeln und widme mich wieder meiner heiß geliebten Tischplatte, die ich bereits bestens studiert habe. Doch der Junge lässt nicht locker, stattdessen reißt er ein Blatt Papier aus seinem Notizbuch, fischt einen Stift aus seiner Federtasche und beginnt zu schreiben. Anschließend schiebt er das Blatt zu mir herüber.

Wie heißt du?, steht in kindlicher Schrift geschrieben. Fuck. Eigentlich habe ich kein Problem mit Kindern, früher mochte ich sie sogar. Aber hier will ich meine Ruhe haben, die Zeit absitzen und wieder nach Hause gehen. Trotzdem kann ich nicht anders, als nach dem Stift zu greifen, den der Junge auf dem Blatt abgelegt hat, und ihm zu antworten.

Cameron

Jamie grinst mich kess an, deutet auf das Fingeralphabet und buchstabiert meinen Namen anschließend in Rekordgeschwindigkeit. Scheiße, der Kleine ist ein Profi. Die Bleistiftmine schwebt über dem Papier, bis ich sie nochmals ansetze.

Wieso bist du hier im Anfängerkurs? Sieht aus, als wärst du schon weiter

Jamie schiebt sich die Zunge zwischen die Lippen, nimmt mir den Stift wieder ab und antwortet. Ich stelle fest, dass ich die Ablenkung gerade ziemlich mag. Die Zeit vergeht sicherlich schneller, wenn ich wenigstens irgendetwas zu tun habe.

Ich bin seit meiner Geburt taub und kann gebärden, seit ich vier bin

Jamie malt einen Smiley dahinter, und ich kann nicht leugnen, dass ich den Kleinen mag.

Und warum bist du dann hier?

Er schnappt sich einen zweiten Stift, damit wir nicht ständig tauschen müssen, und antwortet mir hoch konzentriert.

Weil meine Schwester mir dafür ein Eis versprochen hat!

Deine Schwester?

Mit gerunzelter Stirn sehe ich Jamie an, der eifrig nickt und nach vorn zur Tafel deutet. Mein Blick huscht zu Hazel, die ich bis eben gekonnt ignoriert habe, weil mich ihre Anwesenheit nervös macht. Auf eine verdammt schlechte Art und Weise. Sie lacht gerade, als sich unsere Blicke treffen, und automatisch versteife ich mich und lasse mein Lächeln sterben. Sie soll nicht denken, dass ich so was wie Spaß habe.

Keine Ahnung, warum ich mich so kindisch verhalte, eigentlich hat sie mir nichts getan. Davon abgesehen, dass sie mir wie eine Irre hinterhergerannt ist und mich nicht gehen lassen wollte, weil ich mich nicht in ihre Liste eingetragen habe. Und davon, dass mir der darauffolgende Blick aus ihren Rehaugen das Gefühl gegeben hat, seelisch vollkommen entblößt vor ihr zu stehen. Schließlich hat sie aus der ersten Reihe beobachtet, wie stark ich mit mir kämpfen musste, weil sich alles so verdammt falsch angefühlt hat. Ob ihr die Exklusivshow wenigstens gefallen hat? Manche ergötzen sich ja an dem Leid anderer.

Hazel trägt heute ein dunkelrotes Strickkleid, das ihr bis zur Mitte der Oberschenkel reicht, die in einer schwarzen Strumpfhose stecken. Dazu kniehohe braune Stiefel. Ihre braunen Haare hat sie offen gelassen, sodass sie in großen Wellen über ihre Brüste fallen.

Fuck. Ich hätte sie weiter ignorieren sollen, damit mein Unterbewusstsein heute Nacht nicht auf die dumme Idee kommt, von ihr in diesem Outfit zu träumen.

Erst als Jamie mich mit dem Stift pikt, kann ich den Blick von Hazel abwenden. Er hat inzwischen etwas auf unseren Zettel geschrieben, und als ich seine Worte lese, wird mein Mund staubtrocken.

Findest du meine Schwester auch so süß wie sie dich?

Das hier ist ein schlechter Scherz, oder? Ich schließe die Augen, überlege, wie ich aus dieser unangenehmen Situation herauskommen soll, weiß aber, dass ich noch mindestens zwanzig Minuten aushalten muss. Als würde es nicht reichen, dass Hazel anscheinend ihren kleinen Bruder erpresst hat, damit er sich neben mich setzt, hat er mich auch noch beim Gaffen erwischt.

Kein Kommentar, antworte ich knapp angebunden.

Also ich glaube ja, sie steht auf dich. Warum sollte ich heute sonst herkommen und mich zu dir setzen?, fragt er und malt schon wieder einen dieser komischen Smileys. Ein wahrer Künstler ist an Jamie wohl nicht verloren gegangen. An mir übrigens auch nicht, obwohl mein ehemaliger Dozent vom Gegenteil überzeugt war. Er ging wirklich davon aus, dass ich es draufhabe. Dass meine Zeichnungen für jemanden da draußen einen Mehrwert bieten könnten. Jetzt bereichern sie lediglich meine Mülltonne.

Sie kennt mich doch gar nicht

Na und? Ich kenne das blonde Mädchen in der ersten Reihe ja auch nicht

Umgehend schießt mein Blick zur ersten Reihe. Das kleine Mädchen war schon in meiner ersten Stunde dabei, die Frau neben ihr ist glaube ich ihre Mutter. Als ich Jamie ansehe, merke ich, wie er sie verträumt beobachtet. Sah ich gerade etwa genauso aus, als ich seine Schwester beobachtet habe? Hoffentlich nicht. Aber bei ihm ist es irgendwie okay, immerhin ist er noch ein Kind. Ich bin fünfundzwanzig und gerade in der absolut schlimmsten Verfassung meines Lebens, da sollte ich niemanden so ansehen, wie Jamie Alice ansieht.

Du magst die kleine Blonde also?, schreibe ich mit zuckenden

Mundwinkeln und stupse Jamie an, damit er seine Schwärmerei beendet und meine Nachricht beantworten kann.

Ich mag ihre Zöpfe. Und wie ihre Wangen rot werden, wenn sie lacht

Gott, neben mir sitzt anscheinend ein echter Romantiker. Und während Jamie ein Gitter aufs Papier malt und ein Kreuz in eines der Felder setzt, um mit mir Tic Tac Toe zu spielen, wandern meine Gedanken immer wieder zu seiner Schwester. Ich bin so neben der Spur, dass ich dreimal nacheinander gegen ein verdammtes Kind verliere. Mein Ende hat anscheinend schon längst begonnen.

Ich verstehe immer noch nicht, wieso Hazel ihren Bruder mitgebracht und neben mich gesetzt hat, und ich weiß nicht, ob Jamie die Wahrheit sagt und sie auf mich steht. Aber ich kann nicht verhindern, dass sich ein alberner Teil in mir wünscht, er hätte recht. Das Interesse einer Frau zu wecken, fühlt sich fast schon ätzend normal an. Seit Monaten versucht Andrew, mich wieder unter Leute zu bringen, mich Freundinnen vorzustellen, die er während meines Einsatzes kennengelernt hat, aber ich habe ihn jedes Mal abblitzen lassen. Nicht nur, weil ich keine Lust hatte, meine Wohnung zu verlassen, sondern auch, weil ich in meiner momentanen Verfassung nicht der beste Gesprächspartner bin. Ein paar Worte kann ich zwar von den Lippen eines Menschen ablesen, aber es reicht definitiv nicht, um eine Konversation mit jemandem zu führen. Außerdem gehören zu einem Gespräch immer zwei, und ich habe seit Monaten kein Wort mehr gesagt, weil es zu sehr schmerzt.

Wenn Andrew wüsste, dass ein Zehnjähriger versucht,

mich mit seiner Schwester zu verkuppeln, würde er mir einen Vogel zeigen. Und wenn er wüsste, dass es einen winzigen Teil in mir gibt, dem das auch noch gefällt, würde er mich vermutlich bitten, ihm eine runterzuhauen, damit er testen kann, ob er träumt oder wach ist.

Jamie und ich spielen noch fünf weitere Runden Tic Tac Toe, von denen ich zumindest drei für mich entscheiden kann, bevor die Stunde vorbei ist. Jamie hält mir seine Faust hin, als wären wir alte Freunde, und weil er der Hauptgrund dafür ist, dass die Stunde erträglich war, stoße ich meine Faust gegen seine. Eilig packt er seine Sachen ein und springt von seinem Platz auf, um zu seiner Schwester zu gehen.

Hazel drückt ihrem Bruder einen Kuss auf die braunen Locken, dabei huscht ihr Blick ganz unauffällig zu mir.

Ich warte, bis die anderen den Raum verlassen haben, ziehe das Handy aus meinen Jeans und werde von drei neuen Nachrichten begrüßt. Alle stammen von Andrew, und in allen will er wissen, ob wir uns heute Abend *Breaking Bad* reinziehen wollen. Ich starre auf mein Handy, tippe meine Antwort und verlasse meinen Platz.

Sekunden später knalle ich gegen etwas. Gegen jemanden. Hazel und ich sind volle Kanne gegeneinandergerannt, weil ich Idiot auf mein Handy gestarrt habe. Uns trennen nur wenige Zentimeter voneinander. Scheiße, von Nahem ist sie noch viel schöner als aus der letzten Reihe. Ihre Augen sind braun, aber es ist ein spezieller Farbton, den ich so noch nie gesehen habe. Wie warmes Karamell, das sich gerade auch in meiner Brust verteilt, weil ich ihren Atem ganz leicht an meinem Hals spüren kann. Weil es eine Ewigkeit her ist, dass eine Frau mich auf diese Art und Weise angesehen hat, wie sie mich gerade ansieht. Als könnte sie hinter die Mauer blicken, die ich vorsorglich um mich gezogen habe, um andere Menschen von mir zu stoßen.

Ihr Blick rutscht von meinen Augen eine Etage tiefer zu meinem Mund, und ich bilde mir ein, dass ich ihren stockenden Atem nicht nur spüren, sondern auch hören kann. Ich stopfe das Handy in die Arschtasche meiner Jeans, und Hazel nutzt den Moment, um den Blick abzuwenden. Sie schiebt sich eine ihrer Strähnen hinter das Ohr, sieht erneut zu mir auf und formt mit ihren Lippen ein Sorry.

Fuck.

Diese Lippen sind mir eindeutig viel zu nah und eindeutig viel zu schön. In meinem Kopf formen sich Bilder, die eher etwas im Hirn eines pubertierenden Teenagers zu suchen haben, der gerade von Hormonen überschüttet wird. Die Vorstellung, was sie mit diesen Lippen alles machen könnte, lässt mich eindeutig nicht so kalt, wie sie sollte.

Ich räuspere mich, damit Hazel mich durchlässt, aber sie macht mir keinen Platz. Stattdessen deutet sie auf die Teilnehmerliste hinter sich, in die ich mich immer noch nicht eingetragen habe. Da die kostenlosen Stunden von nun an vorbei sind, muss ich mich entscheiden. Am besten jetzt, bevor sie mir noch eins mit ihrem Lineal überbrät, das sie immer benutzt, um Sätze auf ihren Folien zu unterstreichen.

Ich könnte einfach gehen, mich aus dem Staub machen und diese seltsam intime Begegnung mit Hazel einfach aus meinem Gedächtnis löschen, genau wie Jamies Worte. Aber ich tue das genaue Gegenteil.

Entschlossen gehe ich auf den Tisch zu, schnappe mir einen der Kugelschreiber, die lose herumliegen, ziehe die Liste zu mir heran und scanne die Tabelle, bis ich die Zeile gefunden habe, die immer noch leer ist. Und dann trage ich meine Daten inklusive meiner Handynummer ein … Ich habe keine Ahnung, woher der Sinneswandel kommt. Geschweige denn, ob ich ihn bereuen werde, sobald ich diesen Raum verlassen habe.

7

Hazel

Da der Freitagskurs immer schon nachmittags stattfindet, steht die Sonne noch hoch am Himmel, als ich die Feuerwache an diesem Tag verlasse. Jamie hat mich bei den letzten vier Terminen immer begleitet, und ich glaube, dass der Plan langsam Früchte trägt. Cameron – dessen Namen ich jetzt endlich kenne, und er klingt genauso schön, wie Cameron aussieht – hat in den letzten Kursen immerhin den Anschein gemacht, als ob er mitbekommt, was ich vorne an der Tafel tue. Und jedes Mal, wenn sich unsere Blicke gekreuzt haben, wurde mir ganz warm ums Herz, und mein Bauch hat rumort, als hätte ich seit Tagen nichts gegessen. Aber es war ein gutes Rumoren. Eines, das ich möglichst schnell verscheuchen sollte, wäre ich noch bei klarem Verstand.

Heute hatte mein Bruder nach der Schule noch sein Volleyballtraining, weshalb er mich nicht begleiten konnte, und trotzdem hat Cameron die Übungsblätter durchgelesen, als wäre der Knoten geplatzt. Wer hätte gedacht, dass ein bisschen Jamiezeit ausreicht, um seine Schale zu knacken. Die

Antwort ist einfach: Sky. Sie wusste, dass Jamie es schaffen würde, aber ich ging nicht davon aus, dass es so schnell passiert.

Ich verlasse gerade die Feuerwache, als mein Handy klingelt. Anhand des Tons weiß ich sofort, dass meine Mutter am anderen Ende der Leitung ist, weshalb sich meine Euphorie beim Annehmen des Gesprächs in Grenzen hält. Die Telefonate mit meiner Mutter gehören nicht zu meinen Lieblingsbeschäftigungen.

»Hi, Mom, was gibt's? Kann ich dich vielleicht zurückrufen, wenn ich im Wohnheim bin? Mein Auto ist noch in der Werkstatt, und ich muss den Bus kriegen.«

»Du musst Jamie von der Schule abholen, Hazel.« Kein »Hallo, mein Schatz«. Kein »Na, wie war dein Tag?«. Keinerlei Interesse an meinem Leben, aber was habe ich auch anderes erwartet? Seufzend lasse ich mich auf die oberste Stufe der Treppe sinken und massiere mir mit der freien Hand die Schläfen, um den Kopfschmerzen vorzubeugen, die sich gleich zu Wort melden werden.

»Hast du mir gerade nicht zugehört? Mein Pick-up ist in der Werkstatt, weil er seit gestern nicht mehr richtig anspringt. Ich kann Jamie nicht von der Schule abholen, das war heute deine Aufgabe.« Eigentlich sollte es immer ihre Aufgabe sein, aber das behalte ich für mich, weil diese Woche schon stressig genug war und ich reif fürs Wochenende bin. Ein Wochenende, das ich bei Gramps auf der Farm verbringen werde, weil ich dringend wieder Zeit mit den Tieren und meinem Großvater brauche und mir das Wohnheim die Luft abschnürt.

»Mir kam ein Termin mit einem neuen Klienten dazwischen. Dein Bruder wurde beim Training verletzt und muss abgeholt werden.«

»Er wurde verletzt?« Augenblicklich bin ich hellwach, springe von der Treppe herunter und überlege krampfhaft, wie ich am schnellsten und sichersten ans andere Ende der verfluchten Stadt komme. Ich kenne die Busverbindungen nicht auswendig und habe keine Ahnung, wann der nächste in diese Richtung abfährt.

»Ist sicher nicht dramatisch, Hazel. Aber wie gesagt, ich kann ihn nicht abholen, weil mein Kunde schon vor dem Apartment auf mich wartet.«

»Und wie soll ich jetzt zu seiner Schule kommen, Mom?« Gott, gerade würde ich ihr am liebsten den Hals umdrehen, weil sie dämliche Kundentermine schon immer über ihre Familie gestellt hat. Vermutlich ist Dad nur abgehauen, weil er sich mit Jamies Gehörlosigkeit alleingelassen gefühlt hat und Mom selten zu Hause war. Ich war damals selbst noch ein Kind und konnte meinem Vater nicht so gut unter die Arme greifen, wie es eine Erwachsene hätte tun können.

»Ruf dir ein Taxi. Ich muss jetzt auflegen. Schreib mir, wenn du Jamie eingeladen hast und er zu Hause ist.« Dann ist die Leitung tot. Ich umklammere das Handy so fest, dass meine Knöchel weiß hervortreten. Bräuchte ich mein Telefon nicht, würde ich es jetzt in den Mülleimer neben der Treppe feuern, damit ich nicht auf die Idee komme, Mom Drohnachrichten auf die Mailbox zu sprechen.

Ich hole mein Portemonnaie aus der Handtasche und stelle verzweifelt fest, dass ich nicht mal Bargeld dabeihabe, mit dem ich das Taxi bezahlen könnte. Was heißt, dass ich vollkommen aufgeschmissen bin.

Als würde mir das Universum höchstpersönlich ein Zeichen schicken, entdecke ich Sekunden später Cameron, der gerade auf der anderen Straßenseite in sein Auto steigt. Er hat kurz vor mir die Feuerwache verlassen, und ich weiß nicht, ob er mir helfen wird, aber im Augenblick bleibt mir keine andere Möglichkeit. Außerdem mag er Jamie, wenn ich nicht alle Zeichen falsch gedeutet habe.

So schnell ich kann, renne ich über den Platz vor der Feuerwache, stoppe an der Straße, um zu checken, ob die Luft rein ist, und eile anschließend zur anderen Seite hinüber. Inzwischen hat Cameron den Motor des Wagens gestartet. Ich weiß nicht, wie ich es schaffen soll, ihn auf mich aufmerksam zu machen, ohne dass ich ihn zu Tode erschrecke. Also springe ich einfach vor seine Motorhaube und winke wie eine Irre, die ihren Verstand bei dem Telefonat mit ihrer Mutter verloren hat. Vielleicht hatte ich den aber auch schon vorher irgendwo verlegt.

Ich sehe Cameron durch die Windschutzscheibe an, kann seine gerunzelte Stirn sehen und das leichte Zucken seiner Mundwinkel. Weil er nicht auf die Idee kommt, von allein auszusteigen, deute ich mit den Händen an, dass er zumindest das Fenster runterkurbeln soll. Der Motor seines Wagens schnurrt weiter vor sich hin wie ein Kätzchen, während ich um die Haube herumgehe und mich an die Fahrerseite stelle.

Hätte er von Anfang an in meinem Unterricht aufgepasst, könnte ich ihm jetzt vermutlich irgendwie per Gebärde erklären, was ich von ihm will, aber ich bin mir sicher, dass er zu sehr im Stoff hinterherhängt. Also hole ich mein Handy heraus, öffne die WhatsApp-Gruppe vom Kurs und suche seine Nummer unter den Teilnehmenden. Anschließend beginne ich einen neuen Chat mit ihm.

Hazel: Ich habe einen kleinen Notfall. Würdest du mich mitnehmen?

Verdammt, ich keuche, als hätte ich einen Marathon hinter mir, und das, obwohl meine Kondition durch die morgendlichen Läufe eigentlich wahnsinnig gut ist.

Cameron starrt sein Handy weiterhin mit gerunzelter Stirn an, antwortet mir aber nicht. Also greife ich zu meiner Geheimwaffe.

Hazel: Es geht um Jamie. Er wurde in der Schule verletzt, und ich muss ihn abholen, aber mein Wagen ist in der Werkstatt.

Flüchtig sehe ich von meinem Handy auf, beobachte ihn, während er meine Nachricht liest, und tippe blind ein verzweifeltes »Biiiitte« hinterher.

Cameron: Steig ein.

Erleichtert wische ich mir den Schweiß von der Stirn, renne um den schwarzen Volvo herum und steige auf der Beifahrerseite ein. Manch einer würde sich im Wagen eines Gehörlosen vielleicht unsicher fühlen, die Wahrheit ist, dass taube Menschen statistisch gesehen viel seltener in Verkehrsunfälle geraten.

Sobald ich die Tür hinter mir zugezogen habe und zum ersten Mal mit Cameron allein auf engstem Raum bin, kriecht die Nervosität wieder in meine Glieder und vertreibt den Ärger über meine ignorante Mutter.

Er hat einen Arm auf dem Lenkrad abgestützt, mit der freien Hand tippt er eine Nachricht ein, die mich Sekunden später erreicht.

Cameron: Gibst du mir die Adresse, oder soll ich sie erraten?

Nickend suche ich den Standort auf Google Maps heraus, sende ihn Cameron zu und atme erleichtert aus. Gott, am liebsten würde ich ihn gerade abknutschen, weil er meine Rettung ist. Bis ich mit dem Bus bei Jamie gewesen wäre, wären sicher zwei Stunden vergangen.

Ich schnappe mir den Gurt, ziehe ihn über meinen Brustkorb und lasse ihn einrasten.

Sobald Cameron sein Handy als Navi eingestellt und in die entsprechende Halterung eingespannt hat, parkt er aus. Erst jetzt fällt mir auf, dass ich ihn zum ersten Mal ohne seine Lederjacke sehe. Und verdammt. Diese Arme gehören verboten, so gut sehen sie aus. Er hat eine natürliche texanische Bräune, und die Sehnen an seinen Unterarmen treten deutlich hervor. Eilig wische ich die unanständigen Gedanken beiseite, kann aber nicht aufhören, ihn heimlich anzusehen. Auch wenn ich mir nicht sicher bin, ob mein Spannen wirklich so heimlich ist, wie ich es mir vorstelle, immerhin trennen uns kaum vierzig Zentimeter. Wenn Cameron nur ansatzweise so aufmerksam wie mein Bruder ist, weiß er längst, warum ich ihn so anstarre.

Sein Duft hängt wie eine Wolke aus Vanille im Wageninneren, und mit jedem Meter, den wir hinter uns lassen, wird mein Mund trockener und meine Handflächen dafür nasser. *Herrgott, Cameron ist auch bloß ein Mensch und kein Messias, Hazel! Warum benimmst du dich wie ein pubertärer Teenie? Nur, weil er schöne Arme hat?* Schöne Arme, schöne Augen, einen schönen Kiefer, schöne Lippen, ein schönes Lachen … Letzteres habe ich in den vergangenen Kursen des Öfteren erhaschen können, als Jamie neben ihm saß. Die beiden verstehen sich wirklich gut, und dass mein Bruder ihn so mag, macht es mir umso schwerer, mit der Schwärmerei aufzuhören, obwohl sie hochgradig unangebracht ist. Immerhin ist er mein Schüler.

Eine Weile lang schaffe ich es, mich von seinem Profil zu lösen und aus dem Fenster zu sehen. Die Straßen sind heute brechend voll, was sicher am Feierabendverkehr liegt, und so zieht sich die Fahrt wahnsinnig lang hin. Ich hoffe, dass es Jamie gut geht. Mom sagte, dass er verletzt wurde, aber wenn es sehr schlimm wäre, hätte die Trainerin sicher einen Krankenwagen gerufen, oder? Ursprünglich wollten wir Jamie auf eine Schule für Gehörlose schicken, aber im Jahr seiner Einschulung konnten sie partout kein weiteres Kind aufnehmen. Stattdessen geht er nun auf eine Privatschule, die nicht nur gehörlose, sondern auch hörende Kinder unterrichtet und die meine Mutter monatlich viel Geld kostet. Aber wenn sie schon an ihrer Liebe spart, kann sie wenigstens finanziell spendabel sein.

Meine Finger spielen mit dem Saum meines Pullovers. Als plötzlich Musik ertönt, schießt mein Blick wieder zu Cameron. Er hat das Radio eingeschaltet. Für mich. Flüchtig sieht er mich an, als würde er so überprüfen, ob mir die Musik gefällt. Dankbar nicke ich und bin froh über die Ablenkung von meinen Gedanken und von den Sorgen um Jamie. Im Radio läuft ›Torn‹ von Natalie Imbruglia, und wäre ich jetzt allein in meinem rostigen Pick-up, würde ich vermutlich aus voller Kehle mitsingen. Aber hier neben Cameron werde ich ganz sicher keine Show liefern, ganz egal, ob er mich hören kann oder nicht.

Wieder mustere ich ihn. Diese dunkelbraunen, fast schwarzen Haare, die ihm in die Stirn hängen und den Kontrast zu seinen hellgrauen Augen so stark machen. Seine Lippen sind zu einer neutralen Linie verzogen, und ich merke, wie achtsam er Auto fährt. Sein Blick gleitet viel öfter in den Rück- und Seitenspiegel als meiner, wenn ich am Steuer sitze.

Ich scanne seinen Oberkörper, entdecke eine Narbe an seinem Trizeps, die zu einem großen Teil von dem dunklen Shirt verdeckt wird, und frage mich, was ihm passiert ist. Wann er sein Gehör verloren hat. Wie er es verloren hat. Und woher diese lange Narbe kommt, die aussieht, als würde sie noch immer wehtun, obwohl die Wunde längst verheilt ist.

Ich beiße mir auf die Zunge, wende den Blick ab und stelle erleichtert fest, dass Cameron im selben Moment auf das Gelände der Schule fährt. Schon von Weitem kann ich meinen Bruder an der Seite seiner Volleyballtrainerin erkennen, und als Cameron direkt vor ihnen parkt, sehe ich Jamies Verletzung. Er hat eine aufgeplatzte Unterlippe, und seine Wange fängt bereits an, sich blau zu färben. Sobald der Wagen steht, schnalle ich mich ab und springe nach draußen.

»Gott, Jamie. Was ist passiert?« Ich gehe vor ihm in die Hocke und hebe sein Kinn an, damit ich mir seine Unterlippe genauer ansehen kann. Die Trainerin erklärt mir in knappen Sätzen, dass ein Mitschüler ihm einen Handball ins Gesicht geworfen hat. Ob absichtlich oder nicht, weiß sie nicht, aber der Junge musste trotzdem zur Rektorin.

»Sehe ich jetzt rebellisch aus, Hazel?«, fragt Jamie mich stolz, verzieht aber das Gesicht vor Schmerz.

»Du siehst aus, als könntest du ein bisschen Eis und *König der Löwen* vertragen«, antworte ich ihm und fahre ihm durch die Locken. Anschließend wende ich mich an seine Trainerin. »Meinen Sie, er muss damit ins Krankenhaus?«

»Ich denke nicht, unser Schularzt hat kurz einen Blick darauf geworfen, es sollte in ein paar Tagen verheilt sein. So lange sollte Jamie das Training jedoch ausfallen lassen.«

»Okay, danke.«

Gerade als ich mich wieder meinem Bruder zuwenden will, merke ich, dass er nicht mehr neben mir steht. Panisch blicke ich mich um und entdecke ihn an Camerons Wagen. Cameron ist inzwischen auch ausgestiegen und sieht sich Jamies Wange genauer an. Mein Bruder gebärdet fröhlich vor sich hin und erzählt Cameron, was passiert ist.

Ich kann Camerons Überforderung selbst von hier aus

sehen. Hilfe suchend blickt er mich an und zuckt mit den Schultern, als Zeichen dafür, dass er kein Wort verstanden hat. Am liebsten würde ich ihm sagen, dass es davon kommt, dass er in meinem Unterricht nicht aufgepasst hat, aber ich bin ihm zu dankbar für seine Hilfe.

Ich verabschiede mich von Jamies Trainerin, hole mein Handy heraus und schreibe Cameron, was passiert ist. Er liest meine Nachricht und spannt den Kiefer an. Vermutlich glaubt er genau wie ich, dass es kein Unfall, sondern Absicht war. Mehr als einmal haben andere Schüler ihm das Leben schwer gemacht, haben Jamie absichtlich aufgelauert, ihm ein Bein gestellt oder ihm die Sachen geklaut.

Jamie dreht sich in meine Richtung, und trotz der Schmerzen, die er haben muss, strahlen seine Augen mit der Sonne um die Wette. »Kann Cameron uns zur Farm fahren?«, fragt er mich.

»Das kann ich nicht verlangen, Jamie. Die Strecke ist viel zu weit, und Mom will, dass ich dich nach Hause bringe.« Auch wenn ich am liebsten auf ihre Anweisung scheißen würde, immerhin hätte sie ihn auch einfach abholen können, wenn ihr sein Wohl am Herzen liegen würde.

»Bitte, bitte, bitte, Hazel. Ich will, dass Cameron die Tiere kennenlernt! Und Gramps!« Mein Bruder tritt nervös von einem Bein aufs andere.

Cameron hat sich inzwischen gegen seinen Wagen gelehnt, die Beine überkreuzt und die Hände tief in seinen Hosentaschen vergraben. Wieder rumort mein Magen, als hätte ich etwas Falsches gegessen, dabei weiß ich genau, was hier gerade passiert. Schmetterlinge sind passiert.

»Na gut, ich frage ihn. Setz dich schon mal in den Wagen.«

Jamie tänzelt zum Auto, öffnet die Hintertür und gleitet auf die Rücksitzbank. Ich nutze den Moment, um Cameron zu schreiben.

Hazel: Ich weiß, dass es zu viel verlangt ist, aber könntest du uns zur Farm unserer Großeltern bringen? Jamie möchte dir die Tiere zeigen, und ich will ihn ungern nach Hause zu unserer Mutter bringen. Die Fahrt dauert leider vierzig Minuten von hier aus, das Geld für den Sprit gebe ich dir natürlich.

Cameron liest meine Nachricht, und ich nutze den Moment, um mich noch einmal in seinem Anblick zu verlieren. Ich weiß immer noch nicht, was er an sich hat, dass ich in seiner Nähe derart weiche Knie bekomme, aber ich höre auf, mich dagegen zu wehren. Auch wenn sich Masons Gesicht jedes Mal mit Wucht zurück in mein Bewusstsein schiebt und mir ein schlechtes Gewissen macht. Immerhin tue ich nichts Verbotenes, ich freunde mich nur gerade mit einem Typen an, mehr nicht. Falls er überhaupt mit mir befreundet sein will …

Das Vibrieren meines Handys unterbricht den Gedankenstrom und schickt umgehend ein Lächeln auf meine Lippen.

Cameron: Ich kann deinem Bruder keinen

Wunsch abschlagen ;) Und du musst mir kein Geld geben, sieh es als Wiedergutmachung an.

Hazel: Wiedergutmachung wofür?

Cameron: Dafür, dass ich so ein ätzender Schüler bin.

Er steckt sein Handy weg und geht um den Wagen herum, um auf der Fahrerseite einzusteigen. Eilig tippe ich eine Nachricht an meine Mutter, mit der Info, dass wir Gramps einen Besuch abstatten. Als ich Jamie durch die Fensterscheibe ansehe und er einen Kussmund formt, frage ich mich, was zur Hölle hier eigentlich gerade passiert. Und ob ich es genießen sollte, bevor mir diese Leichtigkeit wieder aus den Händen gerissen wird.

8

Cameron

Ich weiß nicht, wieso ich nicht abgelehnt habe, als Hazel mich fragte, ob ich sie zur Farm ihrer Großeltern fahren könnte. Die letzten vierzig Minuten waren für mich nicht nur ungewohnt, sondern auch anstrengend. Ungewohnt, weil zum ersten Mal seit einer Ewigkeit jemand in meinem Wagen saß, der nicht Andrew war. Anstrengend, weil ich nicht weiß, wieso mir diese Frau auf dem Beifahrersitz so stark unter die Haut geht. Als sie wie eine Irre vor mein parkendes Auto gesprungen ist und wild mit den Händen gewedelt hat, musste ich mich wirklich zusammenreißen, nicht lauthals zu lachen.

Im Rückspiegel treffe ich hin und wieder auf Jamies neugierige Blicke und sehe gleichzeitig seine aufgeplatzte Lippe. Umgehend kralle ich die Hände fester ums Lenkrad, weil ich mir vorstellen kann, wie oft der Kleine in so beschissene Situationen gerät, weil er anders ist. Und doch scheint er es bei Weitem am lockersten zu nehmen, denn sein Grinsen ist immer noch da. Und generell – wieso nimmt mich die Tatsache, dass er verletzt ist, so sehr mit? Ich kenne ihn kaum, und er ist nicht mein kleiner Bruder, sondern Hazels.

Sofort sticht dieser Gedanke wie eine Machete in meine Brust. Ich habe mir als Kind immer einen Bruder gewünscht. Habe mich nach jemandem gesehnt, mit dem ich groß werden und dem ich etwas beibringen könnte.

Ein Blick auf mein Handynavi unterbricht zum Glück meine Gedanken, die eindeutig in eine Richtung abdriften wollten, die ich gerade nicht gebrauchen kann. Vor allem nicht, wenn ich andere Menschen umherkutschiere und für ihre Sicherheit verantwortlich bin, weil ich am Steuer sitze.

Links kann ich bereits das Ziel sehen. Der Abend ist inzwischen angebrochen, und der Himmel ist in ein orangenes Licht getaucht.

Ich fahre in die Kieseinfahrt und stelle den Wagen vor dem geöffneten Tor ab. Anschließend gleitet mein Blick zu Hazel, die sich nach hinten zu Jamie umgedreht hat und sich per Gebärde mit ihm unterhält. In diesem Moment wünsche ich mir zum ersten Mal, dass ich diese Sprache selbst verstehen und sprechen könnte, weil ich gern wüsste, worüber sie reden.

Sobald sich Hazel wieder nach vorn dreht, holt sie ihr Handy heraus.

Hazel: Mein Bruder will dir gern unsere Tiere zeigen. Du musst dich aber nicht verpflichtet fuhlen, Ja zu sagen, wenn du nach Hause willst. Er versteht das sicher!

Wieder trifft mein Blick im Spiegel Jamies, und sein bittender Gesichtsausdruck setzt mich sofort schachmatt. Als ich ihm zunicke, klatscht er freudig in die Hände, schnallt sich ab und springt aus dem Auto, als würde er es keine Sekunde länger in meinem Wagen aushalten. Und jetzt, da Hazel und ich allein sind, geht es mir ähnlich. In ihrer Nähe denke ich Gedanken, für die ich keine Zeit und keine Nerven habe. Ich sollte einfach aussteigen, damit ich der Nähe entkomme, aber als ich sehe, dass sie wieder eine Nachricht verfasst, verschmelze ich mit dem Autositz und kann mich nicht vom Fleck rühren. Dann vibriert mein Handy.

Hazel: Danke, dass du Jamie den Gefallen tust. Die Ablenkung braucht er heute. Er tut zwar so, als würde ihm der Vorfall beim Training nichts ausmachen, aber ich weiß, dass er traurig ist. Und wenn du schon kein Geld für den Sprit von mir annehmen willst, könntest du wenigstens zum Essen bleiben. Ich mache heute Gemüselasagne.

Scheiße, was haben diese Parkers eigentlich an sich, dass ich ihnen keinen Wunsch abschlagen kann? Mein Abendplan stand bereits. Ich wollte nach Hause fahren, auf Andrew warten und anschließend bei ein paar Folgen *Breaking Bad* meinen Kopf ausschalten, aber jetzt kommt mir dieser Plan irgendwie langweilig vor.

Hazel: Falls du noch ein Pro-Argument

brauchst: Meine Lasagne ist die beste in ganz Texas. Das Rezept habe ich von meiner Grandma, und sie war eine begnadete Köchin. :)

War. Ihre Großmutter ist also nicht mehr am Leben. Und dem wehmütigen Schleier in ihrem Blick nach zu urteilen, sitzt der Verlust noch immer wahnsinnig tief. Ich presse meine Lippen aufeinander, weil ich so kurz davorstehe, den Mund zu öffnen und »Ja« zu sagen. Ein einfaches Wort, zwei simple Buchstaben. Aber ich kann nicht, also belasse ich es bei einem Nicken. Hazels Mundwinkel gleiten Richtung Autodach, und fuck, wurde jemals so schön in meinem Wagen gelächelt? Sicher nicht. Pure Erleichterung durchfährt mich, als sie sich abschnallt, die Tür öffnet und aussteigt. Jamie hat sich inzwischen zu der kleinen Pferdegruppe links gesellt und wirft mir immer wieder ungeduldige Blicke zu, weil er mir die Tiere vorstellen will.

Ich habe nichts gegen Pferde, ich bin nur nie näher als zehn Meter an eines herangekommen und habe Respekt vor ihnen. Hazel wirft mir noch einen Schulterblick zu, bevor sie das große Landhaus ansteuert, zu dem die Kiesauffahrt führt. Und ich kann nicht verhindern, dass mein Blick Areale ihres Körpers mustert, die mich nichts angehen. Aber ihr Hintern sieht in den hellen Jeans, die sie unten umgekrempelt hat, eindeutig zu gut aus.

Ich schnappe mir erneut mein Handy, schreibe Andrew, dass mir etwas dazwischengekommen ist, und stopfe es anschließend in meine Tasche. Dann steige ich aus und nehme einen tiefen Atemzug, weil die Luft im Wagen gerade wahnsinnig dünn geworden ist. Und sobald der Sauerstoff in meine Lunge strömt, bin ich mir sicher, dass ich noch nie so heilsame Luft inhaliert habe.

9

Hazel

»Muss ich mir Sorgen machen, weil Jamie da draußen mit einem fremden Mann bei den Pferden steht, Nut?« Gramps' warme Stimme erschreckt mich, sodass ich mir beim Zwiebelschneiden beinahe den Daumen absäbele. Grinsend drehe ich mich zu meinem Großvater um, der bereits seinen Pyjama trägt, obwohl es erst halb sieben ist. Es gibt keinen Menschen auf diesem Planeten, der so gerne Schlafsachen trägt wie er. Seiner Meinung nach sollte man den ganzen Tag im Pyjama verbringen, weil es keine bequemeren Sachen gibt, und wo er recht hat, hat er recht.

»Das ist Cameron, wir kennen ihn aus meinen Kursen«, beruhige ich ihn und spüre, wie mein Herz mit Liebe gefüllt wird, als Gramps an meine Seite tritt und mir einen Kuss auf die Schläfe gibt. Wenn er in den nächsten Jahren größentechnisch noch etwas mehr eingeht, muss er sich bald auf die Zehenspitzen stellen, um das zu machen.

Er richtet seine Brille, schiebt mit dem Holzlöffel, den ich mir zum Kochen herausgelegt habe, die weiße Gardine des

Küchenfensters zur Seite und betrachtet unseren Gast prüfend. Cameron lehnt an einem der Strohballen, neben ihm bürstet Jamie Sammy und strahlt über das ganze Gesicht. Es ist gut, dass Cameron geblieben ist, ich bin mir sicher, dass mein Bruder traurig gewesen wäre, hätte er abgelehnt. Auch wenn es natürlich sein gutes Recht gewesen wäre.

»Hm«, murmelt Gramps und beobachtet seinen Enkel an Camerons Seite noch einen Moment lang.

»Was ist?«, frage ich beiläufig und widme mich jetzt den Knoblauchzehen, die ebenfalls in die Soße kommen.

»Weißt du, was deine Großmutter zu diesem jungen Mann gesagt hätte, Nut?« Gramps stupst mich mit dem Ellbogen an, und das folgende Grinsen lässt Eisberge innerhalb von Sekunden schmelzen. Gerade erinnert er mich an ein junges Mädchen, das mit seinen Freundinnen über die Jungs in der Klasse tuschelt.

»Dass er eine Sahneschnitte ist?«, mutmaße ich und höre die warme Stimme meiner Großmutter so klar und deutlich in meinem Kopf, als stünde sie hier direkt neben uns. Ich bilde mir ein, dass sie am Esstisch sitzt und wie ein fleißiges Wiesel strickt, während Gramps sich um das Feuerholz kümmert und ich das Essen zubereite.

»Oder ein Leckerbissen«, setzt Gramps noch hinterher und lässt von dem Fenster ab. Er legt den Löffel wieder neben die Töpfe, die ich bereits für die Soße herausgestellt habe, und lehnt sich mit dem Rücken gegen die Arbeitsplatte der Landhausküche.

»Was ist los, Nut? Ich sehe doch, dass dir etwas auf dem Herzen liegt.« Habe ich schon erwähnt, dass Großeltern ein

Gespür für solche Dinge haben? Meine zumindest. Da, wo meine Mutter immer zu wenig bemerkt hat, haben sie immer zu viel zwischen den Zeilen gelesen.

»Jamie wurde heute beim Training verletzt. Eines der anderen Kinder hat ihm einen Handball ins Gesicht geworfen. Keine Ahnung, ob absichtlich oder nicht, aber … das kam schon so oft vor, Gramps.« Ich schiebe die Tränen in meinen Augenwinkeln auf die Zwiebeln, die geschnitten vor mir liegen.

»Kinder können grausam sein, Nut. Und ich würde dir gern sagen, dass Erwachsene anders sind, aber ehrlich gesagt ist die ganze Menschheit oft grausam. Trotzdem können wir das Beste draus machen.« Er tippt mit seinem Zeigefinger auf meine Nase, und sobald sich die erste Träne aus meinem Auge gelöst hat und über meine Wange rollt, wischt er sie fort. »Wir können dafür sorgen, dass wir die Welt etwas besser machen. Alles andere wandelt sich dann mit der Zeit.«

Schniefend nicke ich, und als die Tür im Flur geöffnet wird und Schritte ertönen, schließe ich die Augen und versuche, mich zu sammeln. Cameron und Jamie betreten die Küche, und ein Blick in das fröhliche Gesicht meines Bruders verscheucht auch den Rest meiner Tränen.

»Ich glaube, Sammy mag Cameron. Sie hat sich sogar von ihm bürsten lassen!«

»Das ist wundervoll, mein Schatz«, antworte ich und forme mit den Lippen ein »Danke«, das Cameron gilt. Er schenkt mir ein schmales, aber wunderschönes Lächeln und wendet sich anschließend meinem Großvater zu. Die beiden reichen einander die Hände, und Gramps stellt sich schließlich vor, aber ich kann Cameron die Überforderung an der Nasenspitze ansehen. Diesen Ausdruck habe ich vorhin im Auto bereits gesehen, und ich frage mich, ob er inzwischen nicht doch Lust bekommen hat, die Sprache zu lernen.

»Und jetzt sag deinem Grandpa erst mal Hallo, Jamie!« Gramps öffnet seine Arme, sodass Jamie sich in sie hineinfallen lassen kann. Mein Großvater hat nicht mehr allzu viel Kraft in den Armen, schafft es aber dennoch irgendwie, meinen Bruder anzuheben und fest zu drücken. Anschließend setzt er ihn wieder am Boden ab und betrachtet Jamies Verletzung mitfühlend.

»Dafür suchen wir dir nachher ein cooles Pflaster aus.«

Jamie nickt so glücklich, als hätte er gerade erfahren, dass es zum nächsten Geburtstag ein Pony gibt.

Gramps macht sich schließlich auf den Weg ins Bad und lässt Cameron, Jamie und mich allein.

»Das Essen dauert doch noch, oder?«, fragt Jamie.

»Ja, die Lasagne muss gleich noch für zwanzig Minuten in den Ofen. Wieso fragst du?«

»Darf ich dann kurz in mein Zimmer gehen? Ich habe etwas, das ich Cameron schenken möchte.«

»Natürlich. Und vergiss nicht, dir vor dem Essen die Hände zu waschen!«

Jamie salutiert wie ein Soldat und sprintet anschließend los, sodass Sekunden später das laute Knarzen unserer alten Holztreppe ertönt. Zurück bleiben Cameron und ich, und während ich die Soße über den Lasagneplatten verteile, spüre ich seine Blicke wie Nadelstiche auf meiner Haut. Umgehend überkommt mich eine Gänsehaut, weil ich mir sicher bin, dass mich noch nie ein Mann so intensiv gemustert hat wie er. Nicht einmal Masons Blicke haben das in mir ausgelöst, was ich gerade empfinde, und für diesen Gedanken verurteile ich mich schneller, als ich ihn zu Ende denken kann.

Cameron sitzt auf Grandmas ehemaligem Platz und sieht sich interessiert in unserer Küche um. Jeder Raum in diesem Haus ist gefüllt mit so vielen Erinnerungen, Bildern, bedeutenden Gegenständen und Liebe. Habe ich schon erwähnt, dass dieser Ort das Paradies für mich ist?

Sekunden später kommt der Wirbelwind namens Jamie zurück, in der einen Hand eine Kiste mit Spielsachen, in der anderen ein schwarzes Notizbuch, das ich schon seit Ewigkeiten nicht mehr gesehen habe. Ich wusste gar nicht, dass es überhaupt noch existiert.

»Was hast du damit vor?«, frage ich ihn und deute auf das Buch. Jamie schlüpft auf den Platz neben Cameron und stellt seine Spielsachen auf dem Tisch ab, bevor er das Buch Cameron reicht.

»Ich brauche es nicht mehr. Cameron soll es jetzt haben, damit wir bald miteinander über Iron Man reden können«, erwidert mein Bruder, und diese Geste ist so unfassbar süß, dass mich wieder Tränen in meinen Augenwinkeln kitzeln. Cameron schlägt das Buch interessiert auf, und während er durch die ersten Seiten blättert, nutze ich den Moment, um ihm zu schreiben.

Hazel: Das ist Jamies Notizbuch, mit dem er als Kind die Gebärdensprache gelernt hat. Er hat es selbst gestaltet, also könnten manche Bilder schräg aussehen.

Cameron fischt sein Handy hervor, und sein Blick wird noch weicher, als er sieht, was ich geschrieben habe. Anschließend schlägt er das Buch wieder zu, legt es auf dem Tisch ab und wendet sich an meinen Bruder. Er führt seine flache Hand an sein Kinn und setzt die Gebärde für »Danke« hinterher. Und das Wissen darüber, dass er in den letzten Stunden bei mir anscheinend doch etwas gelernt hat, erfüllt mich mit Stolz.

Die Lasagne ist inzwischen im Ofen, und ich nutze den Augenblick, um Gramps im Bad auf der Suche nach unserem Erste-Hilfe-Kasten zur Hand zu gehen. Er wühlt sich durch die leicht vergilbten Schränke und wird schließlich in dem mit den nie benutzten Handtüchern fündig.

»Wie lange nimmt dieser Cameron schon an deinen Kursen teil?«, fragt Gramps ganz beiläufig, setzt sich auf die geschlossene Toilette und zieht den Kasten auf seinen Schoß.

»Seit ein paar Wochen, aber anfangs hat er nicht wirklich mitgearbeitet. Erst als ich Jamie neben ihn gesetzt habe, hat er angefangen, das Ganze ernst zu nehmen.«

Gramps nickt wissend.

»Er mag ihn, oder?«

»Anscheinend liebt er ihn, wenn er ihm sogar schon Geschenke macht«, erwidere ich und bekomme meine Mundwinkel nicht unter Kontrolle. Sie verselbstständigen sich wie durch Zauberhand.

»Und was ist mit dir, Nut? Magst du ihn auch?« Gramps zwinkert mir zu, fischt eine Packung mit bunten Pflastern aus dem Kasten und reicht sie mir. Derweil lehne ich mich gegen das Waschbecken und zucke mit den Schultern.

»Ich kenne ihn kaum, aber ich denke, er ist okay.«

»Du darfst dich wieder umsehen, das weißt du, oder?« Mein Großvater wühlt sich weiterhin durch den Erste-Hilfe-Kasten und lässt den Satz ganz beiläufig fallen. Das macht er immer. Er sagt Dinge, die meine ganze Welt aus den Angeln reißen, mit einer solchen Selbstverständlichkeit, als würde er mit mir nur über die Wocheneinkäufe sprechen.

»Ich bin nicht auf der Suche, Gramps«, sage ich augenverdrehend und spiele mit der Pflasterpackung in meinen Händen, weil ich eine Beschäftigung brauche.

»Ich sag's ja nur. Es wäre nicht verwerflich, wenn du ihn mögen solltest, Nut.« Sobald er ein paar Alkoholtupfer herausgeholt und mir gereicht hat, schließt er den Koffer wieder, schiebt ihn zurück an seinen Platz und steht auf. Dann grinst er mich so spitzbübisch an, dass ich gar nicht anders kann, als ebenfalls zu grinsen.

»Ich gehe noch mal hoch ins Schlafzimmer und hole meine Medikamente. Geh du doch schon mal Jamies Wunde reinigen, damit wir gleich essen können. Die Lasagne riecht übrigens köstlich – genau wie bei meiner Ellie.« Mit schlurfenden Schritten verlässt Gramps das Bad, und als mein Blick auf den Spiegel über dem Waschbecken fällt, schäme ich mich in Grund und Boden, weil meine Wangen glühen wie nach einem Morgenlauf in der Kälte. Und das nur, weil Gramps Bilder in meinen Kopf gepflanzt hat, die da nichts zu suchen haben. Vielleicht in einem halben Jahr, oder in einem. Vielleicht auch erst in fünf. Aber nicht jetzt. Nicht, wenn der Schmerz, sobald ich an Mason denke, noch so tief sitzt.

Ich schüttle die unguten Gefühle ab, verlasse das Bad und gehe wieder in die Küche. Cameron blättert sich durch Jamies Notizbuch, während mein Bruder den Tisch zu seinem neuen Spielplatz auserkoren hat. Überall liegen jetzt Legosteine, Kuscheltiere und Actionfiguren. Ich schalte die alte Küchenlampe einmal aus und wieder an, um auf mich aufmerksam zu machen, und halte die Packung mit den Pflastern in die Höhe, sobald mich die beiden ansehen.

»Das Essen ist gleich fertig, lass mich kurz deine Wunde desinfizieren, Jamie.«

Mein Bruder verdreht genervt die Augen, schließlich störe ich ihn gerade bei einer wichtigen Kuscheltier-Actionfiguren-Schlacht, gibt aber nach und schiebt seinen Stuhl so weit zurück, dass ich mich zwischen ihn und den Tisch stellen kann.

Ich reiche Jamie die Pflasterverpackung und bitte ihn, sich eines auszusuchen, auch wenn es nur zur Deko auf der Wange dienen wird, weil das Pflaster an seiner Lippe ohnehin nicht halten würde. Wie sehr meine Finger zittern, merke ich erst, als ich versuche, die Alkoholtupfer zu öffnen, diese Teile aber einfach nicht aufbekomme. Herrgott, was ist bloß los mit meinem Körper? Er scheint nicht mehr darauf zu hören, was ich ihm sage, sondern hat ein stures Eigenleben entwickelt.

Das Knarzen eines Stuhls, der über die Dielen rutscht, ertönt, und Sekunden später steht Cameron neben mir und greift nach den Tupfern, um mir zu helfen. Dabei berühren sich unsere Finger, und ich bekomme nichts mehr auf die Reihe. Alles, was ich tun kann, ist, unsere Hände anzustarren, die einander so nah wie nie zuvor sind. Seine Fingerspitzen sind warm und leicht rau, und das sanfte Kribbeln, das sie in meine Arme schicken, bringt mich vollkommen aus der Fassung. Bis jetzt haben wir uns noch nie so direkt berührt. Haut an Haut. Und ich wusste nicht, dass eine so harmlose Berührung so unanständige und heftige Gefühle in einem auslösen kann.

Schluckend lasse ich Cameron die Tupfer öffnen, und als wir einander ansehen, deutet er mit dem Kopf auf Jamie. Ich bin mir nicht sicher, was er meint, glaube aber, dass er mir gerade anbietet, es selbst zu übernehmen. Dankbar rutsche ich zur Seite, baue etwas Distanz auf und beobachte anschließend, wie Cameron sich um Jamies aufgeplatzte Unterlippe kümmert. Er zieht den in Alkohol getränkten Tupfer heraus, hebt Jamies Kinn leicht seitlich an und widmet sich behutsam seiner Verletzung.

Mein Bruder verzieht das Gesicht, weil es sicher höllisch brennt, und presst die Augen dabei zu. Cameron verarztet Jamie schnell und präzise, wie ein Profi, der schon Hunderte Male Wunden versorgt hat.

Sobald er meinem Bruder ein Dinopflaster auf die Wange geklebt hat, öffnet dieser wieder die Augen und tastet danach. Sofort versiegen seine Tränen und machen wieder diesem breiten und alles überdeckenden Strahlen Platz.

Cameron sammelt den Müll zusammen und schließt die Pflasterverpackung. Als wir einander ansehen, führe ich meine Hand zum Kinn und bedanke mich bei ihm, weil ich weiß, dass er versteht. Dass er versteht, wie viel mir seine Hilfe bedeutet. Dass er versteht, wie sehr mein Bruder ihn mag und wie wichtig es mir ist, dass Jamie nach diesem Tag lacht, als wäre nichts passiert.

Und dann sind da noch Gefühle in mir, die ich selbst nicht verstehe. Wieso mein Herz im Galopp schlägt, jedes Mal, wenn Cameron und ich im selben Raum sind, zum Beispiel …

10

Hazel

»Das Essen war wirklich köstlich, Nut.« Gramps wischt sich die Mundwinkel mit einer Stoffserviette ab und legt die Hände anschließend gefaltet über den Bauch, wobei der goldene Ring an seinem Finger das Deckenlicht spiegelt. Er hat seinen Ehering noch nicht ein einziges Mal abgenommen, und ich weiß, dass er ihn auch niemals ablegen wird.

»Danke, Gramps.«

Inzwischen ist es schon nach acht Uhr und somit Zeit für Jamie, ins Bett zu gehen. Was er genau weiß, denn ich sehe ihm an, dass er so gar keine Lust auf Schlaf hat. Viel lieber würde er den Abend zum Tag machen und bis Mitternacht aufbleiben.

»Verabschiede dich von Cameron, Jamie. Gramps bringt dich ins Bett und erzählt dir sicher noch eine Geschichte.« Ich sehe den Kampf, den mein Bruder mit sich selbst ausficht. Einerseits liebt er die Geschichten unseres Großvaters, doch auf der anderen Seite will er sich noch nicht von Cameron verabschieden. Erst als Gramps ihm sagt, dass er heute eine ganz besondere Geschichte für ihn in petto hat, siegt die Neugier, gepaart mit der Müdigkeit, weil der Tag lang und sicher anstrengend war.

Jamie springt von seinem Stuhl auf, und sobald Cameron ebenfalls aufgestanden ist, wirft mein Bruder sich in seine Arme. Er umklammert ihn wie ein Koala seinen Lieblingsbaumstamm, und ich speichere dieses Bild ganz tief in meinem Gedächtnis ab. Cameron wuschelt Jamie einmal durch die Locken und gibt ihn schließlich frei. Mein Großvater legt Cameron zum Abschied lediglich die faltige Hand auf die Schulter, was aufgrund des Größenunterschieds zwischen den beiden irre witzig aussieht. Cameron ist beinahe zwei Köpfe größer als mein Großvater.

Ich wasche gerade den letzten Teller ab, wische mir die Hände am Handtuch trocken, da sehe ich, dass mein Handy neben der Spüle aufblinkt. Cameron hat mir geschrieben, dass er jetzt langsam nach Hause fahren sollte, und auch wenn ich ihn gar nicht gehen lassen will, begleite ich ihn nach draußen. Inzwischen ist die Sonne fast gänzlich untergegangen, nur noch ein kleiner violetter Schleier tanzt über dem Horizont. Ein Blick nach oben zeigt, dass heute viele Sterne zu sehen sein werden, immerhin funkeln die ersten bereits am Firmament.

Der Kies unter unseren Schuhen knirscht, während wir das Haus hinter uns lassen. Ich atme ein paar Mal tief durch, bevor ich mich traue, den nächsten Schritt zu gehen.

Hazel: Hat Jamie dir eigentlich auch unseren Esel vorgestellt?

Cameron läuft mit ein wenig Abstand neben mir über den Weg, schüttelt den Kopf und bedenkt mich mit einem Ausdruck aus Neugier und Verwirrung. Ohne ihn zu fragen, ob es okay für ihn ist, deute ich auf den Stall rechts und steuere ihn an. Wie genau mein grandioser Plan aussieht, weiß ich selbst noch nicht, aber Fakt ist, dass ich seine Gesellschaft noch ein wenig länger genießen möchte.

Seit Masons Tod habe ich mich von den meisten Menschen abgekapselt. Nur die wenigsten Leute durften für mich da sein, unter anderem Sky, Gramps und Jamie. Alle anderen haben mir mit ihrer bloßen Anwesenheit die Luft abgeschnürt. Cameron ist der Erste, bei dem ich nicht das Gefühl habe, sofort fliehen zu wollen. Eher im Gegenteil. Ich suche nach Gründen, ihn hier festzuhalten, obwohl er noch eine knappe Stunde durch die Dunkelheit fahren muss. Und doch kann ich nicht verhindern, dass mein Herz tanzt, weil Cameron mir, ohne zu zögern, Richtung Stall folgt.

Ich schiebe die Holztür auf, schnappe mir wie immer Grandmas Stetson und setze ihn mir auf. Anschließend klopfe ich mit der Futterschaufel gegen die Wand, um Pablo aus der Reserve zu locken.

Cameron sieht sich derweil im mit Stroh gefüllten Stall um. Ihm scheint der Geruch der Farm genauso wenig auszumachen wie mir. Die Liste an Dingen, die ich an ihm mag, wächst viel schneller, als ich mit dem Notieren hinterherkomme.

Das Schnaufen von Pablo ertönt, und als der Esel auf uns zukommt und Cameron entdeckt, wird sein Gang etwas langsamer und unsicherer. Was in Anbetracht der Art und

Weise, wie die Menschen in der Vergangenheit mit ihm umgegangen sind, nicht sonderlich verwunderlich ist.

Ich trete auf Pablo zu, drücke ihm einen Kuss auf die Stirn und schiele zu Cameron hinüber. Dann zücke ich mein Handy.

Hazel: Sein Name ist Pablo Picasso, und er ist der Star unter den Eseln.

Cameron lehnt sich gegen einen der Holzbalken, die den Stall stützen, und beginnt zu tippen. Derweil hoffe ich, dass er mich nicht für verrückt erklärt, weil ich meinem Esel seltsame Namen gebe und sie mit einer Selbstverständlichkeit zur Schau trage, als wäre es das Normalste auf der Welt. Meine Finger fahren zu Pablos kurzer Mähne und gleiten durch die schwarzen Haare.

Cameron: Picasso? Gibt es dazu eine Geschichte?

Ich beiße mir auf die Unterlippe, setze mich auf eine leere Wassertonne und ziehe die Beine an den Bauch, während ich ihm antworte.

Hazel: Haben wir nicht alle eine Geschichte? Der Esel kam aus Mexiko, wo er für Touristenattraktionen ausgebeutet wurde. Eine Gruppe von Aktivisten hat ihn gerettet und zu uns gebracht, damit wir ihn aufpäppeln können. Er ist uns so ans Herz gewachsen, dass wir ihn behalten und Pablo getauft haben, weil er für uns wie ein Pablo ausgesehen hat. Und dann wurde aus »einfach nur Pablo« »Pablo Picasso«, weil er beim Fressen seinen Schwanz in einen offenen Farbeimer getunkt hat. Als er es bemerkt hat, hatte er ein bisschen Panik, hat den Eimer komplett umgerissen und ist wie ein Irrer durch den Stall gerannt. Die ganze Farbe lief auf den Boden, und er hat seine Hufabdrücke überall verteilt. Manche kann man heute noch sehen. Und mit seinem Schwanz hat er das hier gemacht …

Ich warte, bis er meine – zugegeben viel zu detaillierte – Nachricht gelesen hat, und sobald er den Blick hebt, zeige ich ihm die weißen Schlieren an der Wand, die Pablo mit seinem Schwanz gemalt hat. Camerons Lachen ist eines der schönsten, die ich je an einem Menschen gesehen habe, obwohl es lautlos ist. Oder vielleicht sogar genau deswegen. So lenkt mich kein Geräusch von diesem Anblick ab. Von den perfekt geformten Lippen, den verdammt spitzen Eckzähnen, die sein Lachen noch unwiderstehlicher machen. Unweigerlich frage ich mich, wie er wohl mit einem Cowboyhut aussehen würde. Sicher zum Anbeißen.

Ich merke erst, dass er sich längst wieder seinem Handy gewidmet hat, als mich eine neue Nachricht erreicht. Die Vibration erschreckt mich so sehr, dass ich beinahe von der Wassertonne segle. In letzter Sekunde kann ich mich oben halten und wieder gegen die Wand drücken.

Cameron: Wusstest du, dass der vollständige Name von Picasso über zwanzig Wörter lang war?

Hazel: Wirklich? Woher weißt du das?

Cameron: Ich habe vor ein paar Jahren angefangen, Kunst zu studieren. Picasso gehört zu meinen Lieblingskünstlern der blauen Epoche.

Ich lasse meinen Blick erneut über Cameron gleiten, der immer noch an dem Holzbalken lehnt, und stelle ihn mir mit Stift und Papier vor. Auf der einen Seite hätte ich ihn nicht für einen Kunststudenten gehalten, auf der anderen Seite habe ich auch keine Ahnung, wieso man jemandem seinen Studiengang ansehen sollte.

Hazel: Wo studierst du?

Cameron: An der Lamar, aber das ist schon etwas her. Ich habe das Studium abgebrochen.

Er hat an derselben Uni studiert wie ich? Sofort frage ich mich, ob wir uns vielleicht schon einmal über den Weg gelaufen sind, ohne dass wir uns daran erinnern. Als ich das Studium angefangen habe, war ich in einer glücklichen Beziehung mit Mason, außerdem war ich in den ersten Monaten permanent überfordert mit all den Gebäuden, Menschen und Kursen. Ergo: Ich hatte weder Zeit noch Lust, auf süße Studenten zu achten.

Hazel: Vermutlich ist die Frage viel zu intim, aber ich muss sie einfach stellen, weil ich neugierig bin. Wieso hast du das Studium abgebrochen?

Cameron fährt sich mit einer Hand durch das dichte braunschwarze Haar. In der Zwischenzeit hat Pablo sich neben mich gelegt und kaut auf ein paar Halmen herum. Es ist erstaunlich, wie schnell er Camerons Anwesenheit akzeptiert hat, er liegt jetzt ganz entspannt zwischen uns und scheint keine Angst mehr zu haben.

Cameron: Mir kam das Leben dazwischen.

Seine Antwort ist so knapp, dass ich wünschte, ich könnte meine Frage zurücknehmen. Ich wusste, dass ich viel zu tief bohre, dafür, dass wir uns heute zum ersten Mal überhaupt unterhalten haben. Nur, weil man jemanden ein paar Wochen lang aus der Ferne anschmachtet, heißt es nicht, dass man das Recht hat, in seiner Privatsphäre herumzustochern wie in einem Salat. Also wechsle ich das Thema.

Hazel: Danke noch mal, dass du uns hergefahren hast. Jamie geht es hier immer am besten … und mir auch.

Cameron: Seid ihr hier auf der Farm aufgewachsen?

Hazel: Teils, teils. Meine Mutter ist selten zu Hause gewesen, also waren wir oft an den Wochenenden hier bei unseren Großeltern.

Cameron: Ich kann verstehen, wieso ihr euch hier so wohlfühlt. Die Luft ist irgendwie anders hier draußen.

Hazel: Ich weiß genau, was du meinst. Wenn ich lange Zeit in Beaumont verbracht habe und wieder herkomme, ist es, als würde ich endlich wieder richtig atmen. Für Jamie ist es ähnlich, außerdem liebt er es, zwischen den Tieren zu sein. Sie verstehen ihn, ohne dass er etwas sagen muss.

Mir brennen so viele Worte auf der Zunge, die über meine Fingerspitzen in diese Nachricht fließen wollen, dass es mir schwerfällt, mich zu zügeln. Aber das hier fühlt sich so gut an. So normal. So … schön. Mit Cameron zwischen all dem Stroh, dem Zirpen der Grillen und dem leichten Wind, der in den Stall weht.

Hazel: Du kannst übrigens toll mit Kindern umgehen.

Cameron: Ich kann gut mit Jamie umgehen. Das ist ein Unterschied. ;)

Hazel: Stimmt. Jamie muss man einfach lieben.

Cameron: Wirst du mir verraten, wieso du ihn mit Eis bestochen hast, damit er sich neben mich setzt?

Umgehend schießt mir die Schamesröte ins Gesicht. Ich wusste, dass ich um dieses Thema irgendwann nicht mehr herumkommen würde. Ich schnappe mir den Stetson von Grandma und ziehe ihn etwas tiefer in mein Gesicht, damit Cameron die Färbung meiner Wangen nicht sehen kann.

Hazel: Mein Bruder ist der beste Motivator dieser Welt. Und du hattest mit deiner Nachricht im Auto recht: Du warst ein grauenvoller Schüler. So ein richtig fauler Lehrer-Albtraum.

Wieder beiße ich mir auf die Unterlippe, hebe ganz leicht meinen Kopf und prüfe, ob Cameron meine Nachricht gelesen hat. Als ich sehe, dass er mich mustert, halte ich den Atem an. Da ist etwas in seinem Blick, was ich nicht deuten kann. Etwas, das mich nervös macht, obwohl ich gut mit Menschen umgehen kann. Normalerweise.

Camerons graue Augen wirken auf einmal viel dunkler als sonst, und ich weiß nicht, ob ich je eine so starke Gänsehaut hatte wie in diesem Moment, weil seine Blicke so intensiv sind. Sie sind wie eine zarte Umarmung, obwohl wir uns nicht einmal berühren.

Hazel: Warum siehst du mich so an?

Cameron räuspert sich, scheint mit sich selbst zu kämpfen. Letztlich antwortet er nur mit einem unschuldigen »Nichts« und setzt ein »Ich sollte jetzt wirklich nach Hause« hinterher.

Sofort spült Enttäuschung durch meinen Körper, auch wenn ich weiß, dass ich ihn irgendwann ohnehin fahren lassen muss. Also krabble ich von der Wassertonne herunter, streichle im Vorbeigehen noch einmal Pablos Mähne und hänge den Hut an seinen Stammplatz.

Dann folge ich Cameron zu seinem Wagen, ohne ihm noch einmal zu schreiben. Auch wenn mir die Frage, warum er mich gerade so angesehen hat, wie Lava unter den Nägeln brennt. Sobald wir an seinem Wagen stehen und er die Fahrertür geöffnet hat, sauge ich noch einmal diesen Anblick ein. Die Mischung aus dem Licht der blauen Stunde am Himmel und Cameron, der hier auf unserer Farm ist. Immerhin weiß ich nicht, ob ich noch mal in den Genuss dieser Aussicht kommen werde.

Kurz zögere ich, bevor ich meine Hand hebe, ihm zum Abschied winke und mit meinen Lippen ein »Gute Nacht« forme. Cameron erwidert dieselbe Verabschiedung tonlos, steigt in seinen Wagen und startet den Motor. Ein bisschen Staub wirbelt auf, als er den Rückwärtsgang einlegt und die Farm verlässt.

• • •

Ich will mich gerade nach oben in mein Zimmer schleichen, als Gramps' Stimme aus dem Wohnzimmer ertönt. »Da bist du ja wieder, Nut. Ich wollte schon eine Vermisstenanzeige aufgeben.«

Ich stecke den Kopf zum Türbogen herein und entdecke ihn auf seinem alten Sessel vor dem Kamin. Er hat ein wenig Feuerholz aufgelegt, sodass ein zartes Knistern durch den Raum fegt, und liest in einem seiner Klassiker. Wenn ich mich nicht täusche, in dem Buch *Sturmhöhe.*

»Ich habe Cameron noch Pablo vorgestellt. Schläft Jamie schon?« Wie lange waren wir eigentlich im Stall? Ich habe das Zeitgefühl komplett verloren, während ich mit Cameron geschrieben habe. Gramps legt sein Buch nach unten geöffnet auf die Lehne seines Sessels, damit er gleich an der richtigen Stelle weiterlesen kann.

»Er war schon nach fünf Minuten eingeschlafen. Anscheinend war der Tag doch anstrengender, als er zugeben wollte.«

»Wie immer«, erwidere ich und werfe mich auf den ziem lich durchgelegenen Zweisitzer vor dem Kamin. Die Wärme des Feuers passt sich der in meinem Inneren an, und ich versuche wirklich, nicht den ganzen Abend wie ein Honigkuchenpferd zu grinsen.

»Wird euer Freund uns mal wieder besuchen kommen, Nut?«

Die Frage meines Großvaters sorgt dafür, dass noch mehr Schmetterlinge durch meinen Körper tanzen. Eins steht fest: Ich habe mich in den letzten Stunden wieder in einen Teenie verwandelt.

»Weiß ich nicht. Vielleicht.« Ich schnappe mir eine der Zeitschriften auf dem Couchtisch, schlage eine beliebige Seite auf und beginne, irgendwelche vollkommen irrelevanten Artikel über noch irrelevantere C-Promis zu lesen. Ich brauche Ablenkung, und dafür eignet sich so ein Klatschblatt hervorragend. Mein Großvater schnappt sich derweil wieder sein Buch und steckt seine Nase in die Geschichte. So saßen wir früher oft vor dem Kamin. Grandma hat gestrickt, Grandpa hat gelesen, und Jamie und ich haben auf unseren Gameboys gespielt.

Als mein Handy auf der Lehne vibriert, greife ich so schnell danach, dass es mir beinahe aus der Hand rutscht. Ich lasse das inzwischen dritte Klatschblatt auf meinen Bauch fallen, öffne den Chat und schürze die Lippen, damit ich nicht wieder wie eine Idiotin auf Gras grinse.

Cameron: Wusstest du, dass Pablo Picassos erstes Wort »Pinsel« gewesen sein soll?

Hazel: Ich bin mir sicher, dass das erste Wort unseres Picassos »Möhre« gewesen wäre.

Cameron: Beides ziemlich cool, wenn du mich fragst.

Hazel: Außerdem können Esel sich nicht übergeben, und der älteste Esel, dessen Leben je

dokumentiert wurde, ist mit 62 gestorben.
Verrückt, oder?

Ich rolle mich auf die Seite, wobei die Zeitschrift auf den Boden fällt. Ich lasse sie einfach auf dem Teppich liegen, weil ich nicht in der Lage bin, meinen Blick und meine Hände von dem Handy zu lösen.

Cameron: Esel können sich nicht übergeben?
DIE ARMEN TIERE!

Hazel: Und außerdem sind die Augen von Eseln so angeordnet, dass sie alle vier Hufe auf einmal sehen können.

Ich schreibe ihm so viele Esel-Fun-Facts, dass mein Repertoire wenige Minuten später bereits aufgebraucht ist. Ungeduldig warte ich auf eine neue Nachricht von ihm und spüre dabei die Blicke meines Großvaters ganz genau auf mir. Ich bilde mir sogar ein, sein Schmunzeln zu sehen, obwohl ich mich voll und ganz auf den Chatverlauf konzentriere.

Cameron: Du kennst mehr Fakten über Esel als ich über meinen Lieblingskünstler. Ich schätze, das sollte mir zu denken geben. Schläft Jamie schon?

Der plötzliche Themenwechsel fühlt sich so normal an, als würden wir schon ewig miteinander schreiben, dabei habe ich heute zum ersten Mal seinen Kontakt aufgerufen. Mein Daumen schwebt über seinem Profilbild, und als ich es anklicke, trifft mich dieses Lächeln erneut mit voller Wucht. Das Foto muss schon älter sein, denn Cameron sieht darauf noch jünger aus. Und glücklicher. Unbeschwerter. Der Schleier der Trauer in seinem Blick fehlt auf dem Bild vollkommen. Wieder frage ich mich, was ihm passiert ist und was sich seit der Aufnahme dieses Fotos verändert hat, aber ich will ihn nicht bedrängen.

Hazel: Ja, er war todmüde.

Cameron: Der Tag war sicher hart für ihn.

Hazel: Du hast ihn besser gemacht.

Nicht nur für Jamie, sondern auch für mich, aber das behalte ich für mich, weil es vermutlich zu viel wäre. Oder nicht? Gott, ich habe echt keine Ahnung mehr, wie man so was macht.

Hazel: Verrätst du mir jetzt, wieso du mich vorhin so komisch angesehen hast? Hatte ich etwa Lasagnereste zwischen den Zähnen, von denen ich nichts wusste?

Cameron tippt, und ich starre gebannt auf die drei kleinen Punkte, aber seine Antwort lässt auf sich warten, weil er immer wieder eine Pause einlegt. Ich knabbere derweil nervös an meinen Nägeln, auch wenn ich mir diese nervige Angewohnheit eigentlich längst abgewöhnt hatte. Gerade ist alles wieder da. Das Herzklopfen, die Nervosität, das Flattern in meinem Bauch.

Cameron: Hattest du nicht. Du sahst einfach schön aus mit diesem Cowboyhut und deinen roten Wangen.

Wie lange darf das menschliche Herz eigentlich aufhören zu schlagen, bis man Folgeschäden davonträgt? Immer wieder lese ich seine letzte Nachricht an mich durch und kann nicht verhindern, dass die Schmetterlinge von meinem Bauch in meine Herzregion wandern und es wieder zum Schlagen bringen.

Bevor ich antworten kann, holt Gramps mich aus meiner wunderschönen Seifenblase, indem er ein leises Lachen ausstößt. Ich schiele zu ihm hoch und sehe ihn fragend an.

»Und du findest ihn nur ganz okay, hm, Nut?«

11

Hazel

Das Haus von Masons Eltern befindet sich nahe des Collier's Ferry Park, und jedes Mal, wenn ich sie in der Vergangenheit besucht habe, habe ich diese Besuche mit einem Spaziergang am Neches River verbunden. So auch heute, nur dass ich nicht spazieren gehe, sondern jogge. Ich muss schneller sein. In Bewegung bleiben, damit die Erinnerungen mich nicht unter sich begraben, die hier in jedem Fleckchen Erde auf mich lauern, weil ich so oft mit Mason am Fluss saß.

Die Temperaturen fallen zum ersten Mal seit Monaten unter die zwanzig Grad, und ein leichter Wind wirbelt den Fluss auf, während ich am Ufer entlanglaufe, meinen Blick über das Wasser schweifen lasse und mich mental auf die kommende Stunde bei meinen ehemaligen Schwiegereltern in spe vorbereite.

Seit Masons Tod war ich ein paar Mal bei Richard und Olivia, aber mein letzter Besuch ist schon knapp drei Monate her, und das schlechte Gewissen hat mich heute zu ihnen gelockt. Ich weiß, dass mir die beiden niemals böse sein könnten, immerhin hat mich der Tod ihres Sohnes ebenfalls mit voller Wucht aus dem Leben gerissen. Ich würde ihnen gern sagen, dass ich mich zum ersten Mal seit Monaten wieder lebendig fühle, aber ich weiß nicht, ob sie dann ein falsches Bild von mir bekommen.

Wie lange muss das eigene Leben stillstehen, bevor man sich zaghaft wieder ins Wasser wagen darf? Wie lange muss einem die Trauer die Luft abschnüren, bevor man wieder atmen darf? Und was würden sie davon halten, wenn sie wüssten, dass meine Gedanken seit einigen Tagen ununterbrochen um einen Mann kreisen, der nicht Mason ist?

Im Grunde kenne ich die Antwort bereits. Olivia würde mir sagen, dass es okay ist. Sie würde mich vermutlich sogar fragen, wie dieser Mann heißt und wo ich ihn kennengelernt habe. Aber ich weiß auch, dass bei diesen Fragen Tränen in ihren Augen brennen würden, weil ich eigentlich an die Seite ihres Sohnes gehöre.

Richard hingegen würde nur eine Frage stellen.

Bist du glücklich, Kind?

Und ich wüsste nicht einmal, wie ich auf diese Frage antworten sollte, weil ich nicht wirklich sagen kann, ob ich es bin. Vielleicht spielen mir die Hormone auch bloß einen Streich, um mir anschließend ein Bein zu stellen, damit ich wieder mit der Nase im Dreck der Realität lande. Einer Realität, in der ich vermutlich niemals ganz über ihren Sohn hinweg sein werde, dafür war das Band zwischen uns – bevor er zur Army ging – zu stark.

Der texanische November hat einen grauen Schleier über die ganze Stadt gelegt, und als ich die ersten Wohnhäuser auf der linken Seite nahe der Pine Street sehe, lasse ich den Fluss hinter mir und steuere das weiße Haus mit den blauen Fensterläden an. Früher haben Mason und ich uns immer ausgemalt, dass wir dieses Haus eines Tages zu unserem Zuhause machen könnten, wenn Olivia und Richard ihr Vorhaben von einer Weltreise in die Tat umsetzten. Wir wussten sogar schon, an welcher Stelle wir die Schaukel für unsere Kinder hinstellen würden. Unser Traum bestand aus Grillabenden jeden Freitag und Pancake-Picknicken an den Sonntagen. Außerdem wollten wir uns einen Pool in den Garten hinter dem Haus stellen.

Jetzt betrete ich denselben Vorgarten, den ich schon so oft betreten habe, und komme mir trotzdem wie ein Eindringling vor. Masons Eltern haben mir mehr als einmal gesagt, dass ich immer noch zu ihrer Familie gehöre, aber ich weiß nicht, ob ich das hier kann. Immer wieder in die Vergangenheit gehen, in dieses Haus, in dem Masons Lachen gespeichert ist, das ich jetzt nicht mehr hören kann. An dem Zimmer vorbeigehen, in dem wir zum ersten Mal miteinander geschlafen haben. In dem ich zum ersten Mal überhaupt mit jemandem geschlafen habe.

Ich kratze meinen restlichen Mut zusammen, schlinge die Arme in der schwarzen Sportjacke enger um meinen Oberkörper und betrachte ein letztes Mal die weiße Fassade, bevor ich die drei Stufen der Veranda nach oben gehe und die Klingel betätige. Die vertraute Melodie schnürt mir die Kehle zu, weil ich mich bestens daran erinnere, wie aufgeregt ich jedes Mal war, wenn ich Mason nach unserem Kennenlernen hier besucht habe. Damals wohnte er noch bei seinen Eltern, weshalb wir uns anfangs entweder bei ihm oder in der Stadt getroffen haben.

Sobald ich Schritte hinter der Haustür höre, würde ich am liebsten kehrtmachen und davonrennen. Ein Fluchtinstinkt, der mich beschützen will, mir aber eigentlich nur Steine in den Weg meiner Heilung legt. Und als Olivia die Tür öffnet und mich so liebevoll ansieht, wie jede Mutter ihr Kind ansehen sollte, verwandelt sich dieser Fluchtinstinkt plötzlich in etwas anderes. In das Bedürfnis, fest in den Arm genommen zu werden. Denn Umarmungen sind etwas, das ich von meiner eigenen Mutter viel zu selten bekommen habe. Seit dem düsteren Tag im April dieses Jahres hat sie mich erst einmal umarmt.

»Hazel, mein Schatz. Was für eine Überraschung. Komm doch rein!« Olivia öffnet ihre Arme für mich, und Sekunden später habe ich mein Gesicht an ihrer Schulter und meine Hände in ihrem Rücken vergraben.

»Sieh mal, wer da ist, Richard!«, ruft sie ihrem Mann zu, während sie mich gänzlich ins Haus zieht und die Tür leise hinter uns beiden schließt. Im Flur der unteren Etage duftet es nach Vanille, ein Geruch, den ich für immer mit Liebe verbinden werde. Mit Liebe und Verlust.

»Es ist so schön, dich zu sehen«, schluchze ich und lasse meine Tränen in Olivias beigen Pullover sickern. Ich wusste ja, dass ich sie vermisse, aber wie stark die Sehnsucht nach dieser Familie war, war mir nicht klar. Bis jetzt. Nur langsam löse ich mich von Masons Mutter, und als wir einander ansehen, lächelt sie mich warm an. Der Sonnenkranz aus kleinen Falten, der ihre blauen Augen umgibt, versetzt mir einen heftigen Stich. Weil ich nie erfahren werde, ob Mason im Alter dieselben Fältchen gehabt hätte oder ob er eher nach seinem Dad gekommen wäre. Richard sieht immer noch so jung geblieben aus, obwohl er inzwischen sogar die fünfzig überschritten hat.

»Habe ich mich also doch nicht verhört.« Seine dunkle Stimme, von der ich mir immer vorgestellt habe, wie sie eines Tages unseren Kindern Geschichten vorlesen würde, zieht meinen Blick von Olivia. Masons Vater kommt lächelnd auf uns zu, breitet ebenfalls seine Arme für mich aus und drückt mich fest an sich.

Richard ist mit seinen 1,90 m ein Riese, und ich fühlte mich in seinen Umarmungen immer wie ein kleines Mädchen. So auch heute. Nein, heute ist es anders. Heute fühle ich mich nicht nur wegen der Größe wie ein Kind, sondern auch wegen des Chaos in meinem Herzen. Früher dachte ich, dass Erwachsene ihre Gefühle immer im Griff haben und dass es genau so sein sollte. Dass man sich zusammenreißen und das Leben irgendwie wuppen muss, ohne zusammenzubrechen. Die Wahrheit ist: So viele Erwachsene haben sich komplett von ihren Gefühlen abgeschnitten, als wären die etwas Böses, und das hat rein gar nichts damit zu tun, sein Leben im Griff zu haben. Eher im Gegenteil.

»Kommt, wir gehen ins Wohnzimmer. Willst du einen Tee, Hazel?« Olivia tätschelt meinen Arm im Vorbeigehen.

»Wie könnte ich da Nein sagen? Dein Tee ist der beste.« Und das ist er wirklich. Olivia ist gebürtige Britin und verfeinert ihren Tee immer mit Milch und etwas Aromasirup.

Richard legt mir seine Hand auf den Rücken, und gemeinsam gehen wir in das helle Wohn- und Esszimmer, in dem wir damals jeden Sonntag zusammen Mittag gegessen haben. Hier drin hat sich rein gar nichts verändert. Im Raum stehen immer noch dieselben Möbel wie vor vier Jahren, die Wände haben dieselbe kaffeebraune Tapete, und auch der inzwischen eindeutig in die Jahre gekommene Fernseher steht noch immer auf derselben dunklen Kommode neben dem Fenster.

Nur eine Sache ist anders als damals. Das Sideboard, auf dem die Familie früher Vasen aus allen Ländern, die sie bereist haben, drapiert hatte, wird jetzt als Altar genutzt.

Masons Altar.

Schluckend gehe ich auf das Sideboard zu, schürze die Lippen und fahre mit den Fingern über die Fotos meines Ex-Freundes. Eines zeigt Mason als kleines Kind im Garten, neben ihm der ehemalige Familienhund Spencer. Ich habe Spencer nie kennengelernt, aber durch all die Erzählungen und Fotos fühlte es sich anders an. Ein weiteres Foto wurde zu seiner Einschulung aufgenommen – Olivia und Richard sahen nie stolzer aus. Rechts daneben befindet sich ein Bild, auf dem auch ich zu sehen bin. Mason und ich, eng umschlungen am Fluss. Es muss vor ungefähr drei Jahren entstanden sein und versetzt mir einen heftigen Stich in den Magen.

»Wir konnten uns nicht von dem Bild trennen.« Olivia ist inzwischen mit einem Tablett zurückgekehrt, der Duft des Tees verteilt sich im ganzen Raum. Sie ist neben mir stehen geblieben und sieht sich lächelnd unser Foto an. »Ich weiß, dass ihr euch schon vor seinem Tod getrennt habt, aber …«

Sie stellt das Tablett auf einem Servierwagen neben der Sitzgarnitur ab und tritt wieder an meine Seite. »… irgendwie dachte ich immer, dass ihr noch eine Chance habt. Wenn er wieder da ist.« Bei ihrem letzten Satz bricht ihre warme Stimme, also nehme ich sie noch einmal in den Arm. Zum einen, weil ich für sie da sein will, und zum anderen, weil ich die Umarmung selbst brauche.

»Das dachte ich auch.« Ich wollte die Hoffnung auf die Erfüllung unserer Träume einfach noch nicht aufgeben. Doch dann wurde aus einem »vielleicht irgendwann« ein »nie mehr«.

Während wir uns in den Armen liegen, gießt Richard uns den Tee ein, und ich nutze den Moment, um auch das letzte Foto auf Masons Altar anzusehen. Er trägt auf dem Bild seine Uniform und ein Grinsen auf dem Gesicht, das mich mitten ins Herz trifft. Er war glücklich vor seinem ersten Einsatz, so verdammt glücklich. Und die Uniform stand ihm wirklich wahnsinnig gut. Seine goldbraunen Haare trug er zuletzt kürzer als sonst, aber den Ausdruck in seinen Teddybäraugen hatte er bis zum Schluss nie ganz verloren.

»Kommt, setzt euch doch.« Richard hat sich auf seinen Stammplatz gesetzt, Olivia gleitet direkt neben ihn, und ich setze mich ihnen gegenüber. Dann schnappe ich mir die Teetasse und wärme daran meine Finger, obwohl sie durch den Lauf hierher eigentlich noch warm sein müssten. Doch seit ich das Haus betreten habe, dringt eine Kälte in meinen Körper, die ich nicht in Verbindung mit dieser Familie bringen will. Ich liebe Olivia und Richard, immerhin waren sie vier Jahre ein fester Teil meines Lebens. Ich dachte immer, dass

Richard mich an der Seite von Gramps zum Altar führen würde, immerhin hat sich mein eigener Vater aus dem Staub gemacht.

»Wie geht es dir, mein Schatz? Was macht das Studium?« Olivia schlürft an ihrem Tee, und ich nehme ebenfalls einen Schluck, bevor ich ihr antworte.

»Das Studium läuft ganz gut, schätze ich.« Mit einem schmalen Lächeln blicke ich auf meinen Tee hinab. »Und ich habe letzten Monat wieder angefangen, neben dem Studium zu unterrichten. Es hilft mir.«

»Du hast das Unterrichten schon immer geliebt. Gut, dass du wieder damit angefangen hast«, sagt Richard und schenkt mir einen Blick voller Liebe, der der Kälte in mir gänzlich den Kampf ansagt. Ich will diese beiden Menschen nicht verlieren, genauso wenig wie die Erinnerungen, die in diesem Haus gespeichert sind. Auch wenn sie schmerzen.

»Und wie geht es euch?« Ich stelle den Tee auf dem Tisch vor mir ab und schlucke schwer, als ich auf die Antwort warte. Die beiden waren immer schonungslos ehrlich, also erwarte ich auch keinen Standardspruch. So etwas wie »Wir kommen schon klar« würden die beiden nicht sagen, wenn es nicht wirklich stimmt.

»Es ist immer noch schwer, morgens aufzustehen«, meint Olivia krächzend. Sie wischt sich die Augenwinkel trocken und sieht zu Masons Altar hinüber. »Manchmal bilde ich mir ein, dass er mit uns am Tisch sitzt oder dass er im Garten mit Spencer spielt. Aber ich bin in Therapie und bin mir sicher, dass es bald besser wird.«

»Wir warten immer noch darauf, dass wir seine Sachen von der Army zurückbekommen«, wirft Richard ein.

»Seine Sachen?« Ich nippe erneut an meinem Tee, weil ich eine Ablenkung von dem Sturm in meiner Brust brauche.

»Lt. McKean sagte, dass Mason noch ein paar Dinge bei sich hatte. Aber irgendwie scheint die Kiste verloren gegangen zu sein.« Das Wort »verloren« setzt Richard in Gänsefüße.

»Aber Richard wird nicht lockerlassen, bis wir diese Kiste haben«, sagt Olivia plötzlich hart. Und ich kann sie so gut verstehen. Auch ich wünschte, es gäbe etwas, das uns Trost spenden könnte. Etwas, das Mason in seinen letzten Stunden bei sich hatte.

Ich bleibe noch zwei weitere Stunden bei Masons Eltern, und die Zeit vergeht wie im Flug. Wir sehen uns alte Fotoalben an, gehen am Fluss spazieren und unterhalten uns über Gott und die Welt. Und dass wir nicht nur über Mason reden, fühlt sich gut an. So als wäre ich wirklich noch ein Teil ihres Lebens, auch wenn ihr Sohn nicht mehr da ist.

Als ich das Haus schließlich am späten Nachmittag verlasse, fühle ich mich viel leichter als heute Morgen noch. Das schlechte Gewissen hat sich im Dampf von Olivias leckerem Tee aufgelöst. Und mit dem Wissen, dass ich sie nicht verloren habe, jogge ich zurück zum Wohnheim. Mit einem Lächeln auf den Lippen, von dem ich wünschte, Mason könnte es in dieser Sekunde sehen. Wo auch immer er gerade ist.

• • •

»Und, wie war es bei Masons Eltern?« Sky und ich haben uns jetzt schon seit etlichen Tagen nicht gesehen, weshalb wir beschlossen haben, öfter zu facetimen. Wir studieren zwar an derselben Uni – sie hat sich für Familienwissenschaften entschieden –, aber trotzdem fallen unsere Kurse so ungünstig, dass wir uns kaum treffen können. Umso sehnsüchtiger warte ich auf Thanksgiving und die damit verbundenen freien Tage.

»Es war … schön. Ich hatte erst so ein schlechtes Gewissen, dass ich umdrehen und wegrennen wollte, aber sobald seine Mom mich umarmt hat, war das schlechte Gewissen einfach weg«, antworte ich und weiche ein paar Leuten auf dem Gehweg aus.

Meine AirPods sorgen dafür, dass ich mich nicht ständig im Kabel verfange, während ich mit dem Handy in der Hand durch das abendliche Beaumont streife. Meine beste Freundin hingegen scheint es sich auf ihrem Sofa bequem gemacht zu haben. Ich wünschte, wenn ich zurück ins Wohnheim ginge, würde sie dort auf mich warten. Stattdessen werde ich heute sicherlich wieder Live-Zeugin von Sofias Streit mit ihrem Freund sein.

»Siehst du! Ich hab dir ja gleich gesagt, dass du kein schlechtes Gewissen haben musst.«

»Du weißt doch, wie das ist. So was lässt sich leider nicht so leicht wegatmen«, sage ich seufzend.

Sky pfeift daraufhin und sieht sich unschuldig in ihrem Wohnzimmer um, als hätte sie meine Bemerkung nicht mitbekommen. Und ich weiß, dass sie sich immer noch schlecht fühlt wegen dem, was letztes Jahr passiert ist. In der Nacht, in der ihr bester Freund das Land für den Job in Europa verlassen hat, hatte sie ihren Unfall. Doch anstatt ihm die Wahrheit zu sagen, hat sie ihm monatelang verschwiegen, was ihr passiert ist. Noch jetzt kriecht eine ungemütliche Gänsehaut über meine Arme, wenn ich daran zurückdenke, wie überfordert Carter in unserem Wohnheim stand und zum ersten Mal realisierte, dass seine beste Freundin im Rollstuhl sitzt. Ohne dass er auch nur die geringste Ahnung davon hatte.

Sky ist dank dieser Aktion die Königin des schlechten Gewissens.

»Ich weiß. Aber Masons Eltern wissen, dass dein Leben weitergehen muss. Irgendwie. Und wenn sie dich kennen, wissen sie auch, dass du sie niemals vergessen wirst, genau wie du Mason niemals vergessen wirst.« Wie könnte ich auch? Er war meine erste Liebe.

»Danke, Sky. Ich vermisse dich. Lass uns bitte ganz bald einen *Friends*-Marathon machen, okay? Langsam habe ich die ersten Entzugserscheinungen.«

»Von der Serie oder von mir?«, fragt sie strahlend.

»Von beidem.«

»Deal. Ich werde Carter einfach zu meiner Mom schicken, die hat wieder einen ihrer Renovierungsanfälle und kann sicher ein bisschen Hilfe gebrauchen. Wohin willst du gerade eigentlich?« Sky betrachtet den Bildschirm ihres Handys prüfend, vermutlich, um herauszufinden, wo ich mich an einem Sonntagabend herumtreibe.

»Ich bin auf dem Weg ins Flowerpower. Hab den ganzen Tag noch nichts gegessen, und ich sterbe vor Hunger.« Als ich meinen Blick hebe, sehe ich, dass ich schon fast da bin.

Das Flowerpower ist mein absoluter Lieblingsladen in Beaumont, und letztes Jahr habe ich Sky mit meiner Vorliebe für deren Gebäcke, Suppen und Salate angesteckt.

»Na toll, jetzt bekomme ich auch Lust auf den Laden«, seufzt Sky. »Aber Carter ist gerade unterwegs und holt uns Pizza aus dem Tesoro, deshalb musst du für mich mitessen.«

»Wird gemacht, was soll ich dir bestellen? Aber ja nicht zu viel, ich will die Sachen to go holen!«

»Hol dir auf jeden Fall ein Stück von dem Russischen Zupfkuchen! Wenn man Essen heiraten könnte, wäre dieser süße kleine Kuchen mein Auserwählter.«

»Pass auf, dass du nicht dein Shirt vollsabberst«, warne ich sie. Eilig wischt sie sich über die Mundwinkel, als hätte sich daran wirklich schon Speichel gesammelt.

»Ich bin jetzt da und gehe rein. Telefonieren wir morgen wieder?« Ich werfe meiner besten Freundin einen Luftkuss zu. Als ich durch das Schaufenster des Ladens ins Innere blicke, bleibt mein Mund offen stehen.

»Hazel, Mund zu! Sonst gibt's statt Kuchen Fliegen zum Abendessen.«

»Oh, mein Gott. Er ist da.«

»Wer ist da? Der süße Kellner von letztens?« Sky kommt dichter an die Linse ihrer Kamera heran, als könnte sie so sehen, was ich sehe.

»Cameron«, flüstere ich und muss wieder ins Flowerpower starren wie eine Idiotin. Er sitzt links hinter der Jukebox und brütet über einem Tisch voller Unterlagen. Ob er zeichnet? Oder sich dafür entschieden hat, das Studium wiederaufzunehmen? Noch immer wüsste ich gern, was er mit seinem Satz »Mir ist das Leben dazwischengekommen« meinte. Es gibt generell so viele Dinge, die ich über ihn wissen will.

»Moment mal, der Cameron, der diese Picasso-Perversion hat?«

»Obsession, Sky. Picasso-Obsession!« Ich grabe meine Zähne in die Unterlippe und schiele wieder zu Cameron, der sich mit dem Ende seines Kulis gegen die Stirn tippt und ganz in die Unterlagen vertieft ist. Herrgott, wie kann jemand beim Lernen nur so gut aussehen?

»Hazel, jetzt dreh endlich die verfluchte Kamera, oder ich steige in Holly und komme auf der Stelle zu dir! Du hast mir jetzt schon wochenlang von diesem geheimnisvollen Typen erzählt, und ich weiß nicht mal, wie er aussieht.«

Ich widme mich wieder dem Handy in meiner Hand, und als Sky abwartend ihre Brauen hochzieht, erfülle ich ihr den Wunsch und wechsle die Kamera, damit sie wenigstens einen Blick auf ihn erhaschen kann.

»Wenn er jetzt rausguckt und sieht, dass ich ihn filme, schuldest du mir hundert Mäuse«, raune ich ins Mikrofon. Ein Pfiff ertönt aus dem Lautsprecher.

»Wow.«

Ich gönne Sky noch ein wenig länger die Aussicht und drehe die Kamera dann wieder, weil die Angst, dass er mich beim Stalken erwischen könnte, zu groß ist.

»Ich verstehe jetzt deinen Struggle.«

»Welchen Struggle? Ich habe keinen!« Als ob! Vor zwei Tagen ist Cameron in seinen Wagen gestiegen und hat die Farm verlassen, und seitdem texten wir uns immer mal wieder. Gestern haben wir sogar bis mitten in die Nacht geschrieben, nur heute habe ich noch nichts von ihm gehört, weil ich bei Masons Eltern war und keine Nerven dafür hatte, mich auf etwas anderes zu konzentrieren.

Und jetzt sitzt er in meinem Lieblingscafé, als hätte Gott höchstpersönlich ihn da hingesetzt. Manchmal glaube ich, dass der Herr da oben Sims mit uns spielt. Er platziert Dinge in unserem Leben, die alles durcheinanderbringen. Manchmal sind es Steine, manchmal Camerons.

»Klar, du stehst auf ihn. Deine Wangen glühen wie ein Toaster von innen!«

»Quatsch!« *Absolut gar kein Quatsch.*

»Du solltest reingehen und dich zu ihm setzen«, schlägt Sky vor. Und an sich wäre auch nichts dabei, immerhin sind wir jetzt so was wie Freunde. Aber da gibt es einen Teil in mir, der nicht weiß, ob Freundschaft der richtige Begriff für das ist, was gerade in mir passiert.

Wieder gleitet mein Blick zu ihm, zu den verwuschelten dunklen Haaren, seinem grauen Shirt, das seine Augen sicher noch mehr betont. Seine Lederjacke liegt neben ihm auf der stoffbezogenen Sitzbank, und als ich sehe, dass er ein kleines schwarzes Notizbuch aus der Innentasche der Jacke holt, schürze ich die Lippen, um nicht vor Freude laut zu schreien.

»Was? Hat er sich jetzt das Shirt ausgezogen, oder wieso grinst du bis über beide Ohren?«, bohrt Sky nach, und ich weiß, dass sie gerade alles dafür geben würde, hier neben mir zu stehen und die Show aus der ersten Reihe zu genießen.

»Ich glaube, er ist hier, um zu lernen.«

»Uh, heiß!«

»Die Gebärdensprache, Sky. Er lernt die Gebärdensprache!« Ich bin zwar nicht sicher, ob die Papiere auf dem Tisch die Handouts aus meinen Kursen sind, aber wieso sollte er sonst Jamies Notizbuch danebenhalten?

»Noch heißer! Dein fauler Listenverweigerer entpuppt sich als kleiner Streber«, feixt Sky. »Und jetzt beweg endlich deinen sexy Arsch ins Flowerpower. Bestell dir was zu essen und setz dich einfach zu ihm.«

»Meinst du echt?«

»Na klar. Und denk dran, für mich den Kuchen zu essen!«

Ich verspreche meiner Freundin, dass ich sogar zwei Stücke kaufe, damit ich nachher auch Bauchweh für zwei habe, und lege auf. Anschließend starre ich Cameron noch eine Weile durch die Scheibe an und spreche mir Mut zu. Doch als ich den Laden schließlich betrete, kommt mir die Idee nicht mehr ansatzweise so gut vor. Er ist hier, um zu lernen. Und er sitzt nicht ohne Grund allein an diesem Platz. Wenn er Gesellschaft haben wollen würde, wäre er sicher in Begleitung.

Aus den Boxen über dem Holztresen dringt Taylor Swifts ›Blank Space‹ in den Laden, und ich muss meinen Blick nahezu von Cameron losreißen, damit ich nicht gegen einen der Tische krache und mir die Beine breche. Gebrochene Körperteile hatte ich in meinem Leben schon genug. Genau wie gebrochene Herzen. Anscheinend ist das mein Ding.

Ohne weiter darauf zu achten, dass der Kerl, der mir seit zwei Nächten nicht mehr aus dem Kopf geht, nur wenige Meter von mir entfernt sitzt, marschiere ich auf den Tresen zu und bestelle eilig den Texaseintopf, dazu etwas Brot und zwei Stücke Russischen Zupfkuchen. Dabei überschlägt sich meine Stimme fast, weil ich so schnell wie möglich dieses Café verlassen will. Der Kerl hinter dem Tresen nimmt meine Bestellung auf und verschwindet nach hinten in die Küche. Derweil verfluche ich den Laden dafür, dass es keine Möglichkeit gibt, mich vor Cameron zu verstecken. Überall im Flowerpower stehen monströse Blumentöpfe mit noch monströseren Blumen, aber keiner davon in der Nähe des Tresens. Er hätte also einen ungehinderten Blick auf mich, wenn er sich umsehen würde.

Ich grabe meine Nägel in das Holz und versuche, mich mit Taylor Swifts Engelsstimme davon abzuhalten, noch einmal zu Cameron zu schauen.

Aber ich habe die Rechnung ohne Gott gemacht, der wieder mal Sims mit meinem Leben spielt. Als mein Handy vibriert, bin ich mir zunächst sicher, dass es Sky ist, die mir befiehlt, ihr später jedes noch so kleine Detail zu erzählen. Doch dann blicke ich auf mein Smartphone, und sein Name blinkt auf. Am liebsten würde ich im Erdboden versinken.

Cameron: Kann es sein, dass du gerade im
Flowerpower am Tresen stehst?

Scheiße! Wie lange weiß er schon, dass ich hier bin? Hat er vielleicht gesehen, wie ich ihn von draußen beobachtet habe? Ohne mich umzudrehen, tippe ich meine Antwort.

Hazel: Wieso fragst du?

Mit weit geöffneten Augen warte ich auf seine nächste Nachricht und beiße mir beinahe die Lippe blutig, als sie schließlich ankommt.

Cameron: Weil ich mir ziemlich sicher bin, dass ich deinen Hintern unter Hunderten wiedererkennen würde.

Verfluchter Mist! Er hat mich an meinem Arsch erkannt? Was bedeutet, dass er mir auf den Po geguckt haben muss. Gott, mein Gesicht glüht sicher wie eine Tomate. Oder wie der texanische Eintopf, der gerade von dem Kellner aus der Küche gebracht wird. Ich fische mein Portemonnaie heraus, um das Essen zu bezahlen, als Cameron erneut schreibt.

Cameron: Willst du dich zu mir setzen?

Ich sollte absagen. Nicht nur, weil er in gewisser Weise mein Schüler ist, sondern um mein Herz vor einem weiteren Bruch zu schützen. Aber ich kann nicht. Ich kann nicht so tun, als würde es irgendetwas geben, das ich gerade dringender will, als seine Einladung anzunehmen. Also lächle ich den Kellner entschuldigend an. »Könnte ich vielleicht doch hier essen?«

12

Cameron

Ich bereue die Hintern-Nachricht, sobald ich sie abgeschickt habe. Nicht weil ich mich dafür schäme, dass ich ihr in den letzten Wochen hin und wieder auf den Arsch gestarrt habe, sondern weil so plumpe Sprüche normalerweise nicht meine Art sind. Und weil ich nicht weiß, wie sie bei Hazel ankommen.

Außerdem habe ich sie nicht wirklich an ihrem Hintern erkannt, sondern schon etwas früher an ihrem Profil. Sie stand am Tresen, hat die Holzplatte fest umklammert, als würde sie sonst gleich aus den Latschen kippen, und das Lied mitgesungen, das gerade läuft. Ich weiß es, weil in diesem Café wirklich immer Musik spielt, so war es schon vor zwei Jahren, und so wird es sicher auch heute noch sein. Ob sie mich schon entdeckt hat, weiß ich nicht, aber ich musste sie einfach anschreiben, auch wenn ich eigentlich hergekommen bin, um zu lernen und den Stoff aufzuholen, den ich seit der ersten Sekunde verpennt habe.

Seit Freitagnacht brüte ich über den Handouts und verschiedenen Büchern, die ich mir schon letzte Woche bestellt habe, aber mir wäre heute fast die Decke meines Apartments auf den Kopf gefallen. Also habe ich seit Monaten mal wieder den Arsch hochbekommen und mich entschieden, auswärts zu lernen. Dieses Café besucht meine Mutter unheimlich gern. Ich war schon das ein oder andere Mal mit ihr hier und weiß, dass das Flowerpower den besten Espresso der Stadt anbietet. Und den brauche ich beim Lernen, weil mir der Kopf allmählich qualmt.

Doch seit ich weiß, dass Hazel hier ist, sind die Unterlagen wie vergessen. Sie liegen zwar immer noch chaotisch verteilt auf dem Vintagetisch, aber ich habe nur Augen für sie. Der Kellner kommt mit ihrer Bestellung aus der Küche, und sie kramt in ihrer Handtasche, vermutlich auf der Suche nach ihrem Geld.

Ich könnte sie jetzt einfach gehen lassen. Oder sie bitten, sich zu mir zu setzen und hier zu essen. Die Entscheidung fällt mir seltsamerweise nicht einmal schwer. Sie bespricht etwas mit dem Kellner, der daraufhin nickt und wieder in der Küche verschwindet. Anschließend dreht sie sich in meine Richtung und sieht mich direkt an, was bedeutet, dass sie mich längst entdeckt haben muss.

Ich hebe meine Hand und winke sie zu mir, und als sie sich vom Tresen abstößt, umklammert sie den Gurt ihrer Handtasche etwas fester. Sobald sie an meinem Tisch angekommen ist, schiebe ich meine Unterlagen zusammen und mache ihr den nötigen Platz. Etwas verunsichert steht sie vor mir, und ich nutze den Moment, um sie anzusehen. Ihre braunen Haare trägt sie zu einem lockeren Zopf gebunden, nur vereinzelt umrahmen Strähnen ihr Gesicht. Ein Gesicht, das gefühlt von Tag zu Tag schöner wird. Ich ertaste unter dem Tisch mit dem Fuß den gegenüberliegenden Stuhl und schiebe ihn so weit zurück, dass sie die Einladung versteht und schließlich annimmt. Hazel setzt sich mir gegenüber, stellt ihre Handtasche auf dem Boden ab und beginnt zu tippen.

Hazel: Du hast mir also auf den Hintern
gestarrt, hm?

Meine Mundwinkel verselbstständigen sich in einer Bewegung nach oben, als ich antworte.

Cameron: Vielleicht? Hast du noch etwas vor,
von dem ich dich abhalte?

Hazel schüttelt den Kopf, und die subtile Andeutung eines Lächelns bringt mich völlig aus der Fassung, als hätte sie mir gerade gesagt, dass sie Kinder mit mir haben will.

Hazel: Ich wollte mir das Essen eigentlich
bestellen und mit ins Wohnheim nehmen, aber
das hier gefällt mir besser. Ich will dich nur nicht
vom Lernen abhalten, jetzt, wo du anscheinend
so was wie Fleiß entwickelt hast ;P

Cameron: Seit zwei Tagen sehe ich nichts

anderes als deine Handouts, mir sei also eine Pause gegönnt. :)

In der Zwischenzeit kommt der Kellner an unseren Tisch, stellt einen Teller mit Suppe vor Hazel ab und dazu ein Weinglas, das er im nächsten Moment mit Rotwein füllt. Hazel bedankt sich bei ihm, und dann wendet sich der Kellner meiner Wenigkeit zu. Ich ziehe die Karte zu mir heran und tippe erneut auf den Espresso, weil ich dringend mehr Koffein brauche, immerhin hatte ich diese Nacht nur vier Stunden Schlaf.

Nickend und mit einem freundlichen Lächeln verlässt er den Tisch, während Hazel beginnt, ihre Suppe zu essen. Nach ein paar Löffeln schnappt sie sich ihr Handy.

Hazel: Willst du nichts essen?

Cameron: Ich habe mich in den letzten zwei Tagen nur von Tiefkühlpizza und Chips ernährt. Ein bisschen Fasten wäre ganz gut, schätze ich.

Hazel: Wie kommst du mit dem Lernen voran? Gibt es schon Fortschritte? :)

Ich werfe einen Blick auf meine Unterlagen und spüre tatsächlich so etwas wie Stolz in mir aufkommen, weil ich langsam immer besser verstehe, worauf es bei der Kommunikation per Gebärdensprache ankommt. Noch bin ich zwar weit davon entfernt, ein Gespräch führen zu können, aber einzelne Worte kriege ich schon ohne Spicken hin.

Cameron: Ziemlich gut. Ich habe mich heute durch deine Handouts gewühlt und weiß jetzt, was ein Gebärdenraum und wie wichtig das richtige Mundbild ist.

Hazels Augen funkeln mit der Lampe über unserem Tisch um die Wette. Sie haben sogar dieselbe braune Färbung wie der rostige Lampenschirm. Sie schiebt sich einen weiteren Löffel in den Mund, lässt ihn dort stecken und schreibt mir. Wie süß sie dabei aussieht, kann ich kaum in Worte fassen. Weder in Gebärden- noch in meiner Muttersprache. Weder mündlich noch schriftlich.

Hazel: Willst du deiner Lehrerin zeigen, was du schon draufhast?

Gott, wieso schießt der folgende Blick aus ihren Augen sofort in meine Lendengegend? Dieser Lehrer-Schüler-Talk war vielleicht in der Highschool heiß, aber wir sind schließlich nicht mehr in der Schule. Trotzdem kann ich nicht verhindern, dass mir von Sekunde zu Sekunde wärmer wird und ich am liebsten den Kellner bitten würde, die Klimaanlage kälter zu drehen. Um mich abzulenken, schnappe ich mir Jamies Notizbuch, blättere mich durch die Seiten und überlege, was ich ihr sagen kann, ohne mich komplett zum Idioten zu machen. Ich entscheide mich für ein Kompliment, das nicht nur einfach ist, sondern auch stimmt. Ich gebärde ein »Du bist« und setze das Wort »schön« hinterher.

Dabei sehe ich Hazel direkt in die Augen und ignoriere, dass sie immer noch ihren Suppenlöffel im Mund hat und dabei zum Brüllen aussieht. Zum Brüllen schön. Doch als sie mein Kompliment sacken gelassen hat, nimmt sie das Besteck heraus und beginnt so heftig zu lachen, dass ich mir einbilde, es hören zu können. Und fuck, ich weiß nicht, was mich mehr trifft. Dass sie sich über mein Kompliment lustig macht oder dass ich dieses wunderschöne Lachen nicht hören kann. Beides ist verdammt beschissen.

Fragend sehe ich sie an, und als sie mir schreibt, ebbt ihr Grinsen nicht ab. Was ist so lustig daran, dass ich sie schön finde? Eine normale Reaktion wäre ein »Danke« oder ein »Du auch«, aber doch kein Auslachen! Als ich ihre Nachricht lese, verstehe ich auf einmal alles. Leider.

Hazel: Ich bin ein Fisch?

Eilig schlage ich noch einmal das Notizbuch auf und suche Jamies Aufzeichnungen nach der Gebärde ab. Und als ich sehe, dass ich in der Zeile verrutscht bin, kann ich mein Lachen selbst nicht mehr zurückhalten. Ich habe ihr gerade wirklich gesagt, dass sie ein Fisch ist. Geht es noch schräger?

Cameron: Aber du bist ein schöner Fisch ;)

Hazel: Danke, das beruhigt mich sehr!

Cameron: Sorry, ich wollte dir eigentlich sagen, dass du schön bist, aber das hab ich wohl ordentlich vergeigt. Ich sagte ja nicht, dass ich gut bin, nur weil ich lerne!

Ihre vollen Wagen erröten und ich bin mir sicher, dass es nicht viele Dinge auf diesem Planeten gibt, die süßer sind als dieser Anblick. Sie hat ihre Suppe inzwischen komplett aus den Augen verloren, stattdessen nimmt sie einen großen – seeehr großen – Schluck ihres Weins. Sie bekommt sicherlich oft Komplimente, aber meines scheint sie aus der Fassung zu bringen. Sobald sie das Weinglas beinahe ganz geleert hat, fangen ihre Wangen noch mehr Feuer, und sie widmet sich wieder ihrem Handy.

Hazel: Danke für das Kompliment. Das üben wir noch. ;)

Cameron: Ist das eine Drohung oder ein verlockendes Angebot? Ich bin mir nämlich noch nicht ganz sicher, wie streng du wirklich mit deinen Schülern bist. Hab ja noch nicht oft aufgepasst.

Hazel: Mich als Lehrerin zu haben, kann Fluch oder Segen sein. Ich bin gut in meinem Job. ;)

Shit, das glaube ich ihr sofort. Generell glaube ich jedes Wort, das über diese verführerischen Lippen kommt. Hazel trägt fast nie Make-up, und trotzdem haben ihre Lippen von Natur aus einen rosigen, gleichmäßigen Farbton. Und ihre Wimpern … Holy. Ich verknalle mich gerade in meine vier Jahre jüngere Lehrerin.

Cameron: Die anderen Gäste denken sicher, dass wir uns nichts zu sagen haben und deshalb die ganze Zeit am Handy sitzen.

Hazel: Definitiv. Vermutlich glauben sie, dass wir uns während des Dates auf irgendeiner App nach neuem Frischfleisch umsehen.

Cameron: Ist das hier ein Date?

Hazel: Das denken die Leute sicher. Und meine Mutter würde vermutlich meinen Kopf in die kalte Suppe tunken, wenn sie sehen könnte, dass ich während des Essens nur am Handy sitze.

Cameron: Ist deine Mutter etwa bei der Manierenpolizei? Muss ich mir Sorgen machen?

Hazel: Sie ist sogar die Gründerin der Manierenpolizei. Meiner Mom ist nichts so wichtig wie die Meinung anderer. Und sie hasst es, wenn wir den Leuten einen Grund geben, schlecht über unsere Familie zu denken.

Cameron: Das klingt echt ätzend. Gerade bin ich wirklich froh, dass meine Mom ganz anders ist. Ihr war das Gerede der anderen Leute schon immer scheißegal. Auch nachdem mein Vater sie und mich sitzen gelassen hat und die Nachbarn die wildesten Gerüchte gestreut haben, hat sie nie den Stolz und ihr Lächeln verloren.

Scheiße, wie konnte das harmlose Gespräch so schnell so ernst werden? Jetzt unterhalten wir uns sogar schon über unsere zerrütteten Familien. Hazel scheint die Wendung ebenfalls zu bemerken und schielt zu mir hoch, während sie mir antwortet.

Hazel: Dann sollte deine Mutter meiner Mutter vielleicht mal Nachhilfe geben. Als Jamie geboren wurde, ging es mit ihr nämlich mächtig bergab.

Cameron: Aus dem Grund, den ich befürchte?

Hazel schiebt ihre kalte Suppe zur Seite und streicht sich anschließend eine Strähne hinter das Ohr.

Hazel: Leider ja. Als wir bemerkt haben, dass Jamie nicht hören kann, ist für sie eine Welt zusammengebrochen. Sie hat sich vorher schon in ihre Arbeit gestürzt, aber danach hat sie sich komplett hineinfallen lassen. Sie kam immer erst ganz spät aus dem Büro und hat das Haus schon verlassen, bevor es Frühstück gab.

Cameron: Ätzend. Und dein Vater?

Hazel: Hat es noch ein Jahr bei uns ausgehalten, dann war er weg. Hat seine Sachen gepackt und ist von heute auf morgen ausgezogen, weil er mit dem Druck und der Erziehung nicht mehr klarkam.

Cameron: Klingt, als wäre dein Vater genauso inkompetent wie meiner.

Hazel: Wieso ist er gegangen?

Cameron: Hat eine andere Frau kennengelernt.

Hazel: Autsch. Und deine Mutter hat das so gut verkraftet?

Cameron: Ich bin mir sicher, dass sie vieles nur überspielt hat, damit ich mir keine Sorgen um sie mache. Aber sie hat ihr Lachen nie verloren, und dafür bin ich sehr dankbar.

Hazel: Deine Mutter scheint echt ein Engel zu sein. Und du bist ihr ganz gut gelungen. :)

Cameron: Du deiner Mutter auch, aber laut deinen Erzählungen hatte sie damit nicht sonderlich viel zu tun.

Wir schreiben noch eine Weile hin und her, unterhalten uns über Jamies Gehörlosigkeit, über ihr Studium und über die Farm ihrer Großeltern. Hin und wieder tritt eine Welle der Traurigkeit in ihren Blick, meistens, wenn sie etwas über ihre Großmutter schreibt. Und auch wenn ich sie nicht kannte, bin ich mir sicher, dass sie ein wahnsinnig toller Mensch gewesen ist. Der Kellner bringt jetzt als Dessert einen Teller mit zwei Stücken Kuchen an den Tisch, den Hazel mit aufgeblähten Wangen ansieht.

Hazel: Ich musste meiner besten Freundin versprechen, ordentlich reinzuhauen, aber die beiden Stücke bekomme ich unter keinen Umständen runter. Willst du eins?

Ich habe zwar eigentlich keinen Hunger, und meinen Fastentag kann ich somit auch vergessen, aber trotzdem nicke ich. Hazel schiebt den Teller mit den beiden Stücken in die Mitte des Tisches, trennt die Spitze eines Stücks davon ab und lässt sie in ihrem Mund verschwinden. Anschließend vergrabt sie die Gabel erneut in dem Teig und hält mir das Stück hin. Als wäre es das Normalste auf der Welt, dass sie mich mit Kuchen füttert. So sitzen wir uns ein paar Minuten einfach gegenüber, teilen uns das Dessert und genießen dieses mehr als spontane erste Date, auch wenn ich nicht weiß, ob sie es als solches ansieht. Sie füttert mich, und wir teilen uns eine Gabel dabei – wenn das keine Verabredung ist!

In diesem Moment verspüre ich den Wunsch in mir, mich über den Tisch zu beugen und sie zu küssen.

Ich weiß nicht, was Hazel Parker an sich hat, aber immer, wenn ich in ihrer Nähe bin, wirken meine Probleme auf einmal so viel kleiner und unbedeutender. Die Sorgen und seelischen Schmerzen sind noch da, ich spüre sie in meinem Inneren pochen. Aber ich halte sie aus. Ich halte *mich* aus.

Als Hazel mich schließlich fragt, ob sie mir noch etwas zeigen darf, steht die Antwort sofort fest. Von ihr würde ich mir auch einen Haufen Eselmist zeigen lassen und jede Sekunde davon genießen.

13

Hazel

Es ist verrückt, wie stark sich das Gefühl für die Zeit verändern kann, je nachdem, mit welchem Menschen man sie teilt. Wenn ich mit meiner Mutter in einem Raum sitze, kommen mir Minuten wie Stunden vor, doch mit Cameron? Mit Cameron ist es anders. Wir schlendern durch die abendlichen Straßen, die inzwischen viel leerer und ruhiger geworden sind, und genießen jeden Schritt an der Seite des anderen.

Unsere Handys haben wir eingesteckt, was bedeutet, dass wir uns nicht miteinander unterhalten können, aber das Schweigen zwischen uns ist keines, das meinen Fluchtinstinkt wach kitzelt. Stattdessen genieße ich das Geräusch unserer Schritte auf dem staubigen Boden, Camerons Präsenz, die viel lauter ist, als er es sich vorstellen kann.

Ich weiß nicht, was ich mir dabei gedacht habe, ihn an diesen Ort zu führen, aber ich wollte nicht, dass der Abend schon vorbei ist. Außerdem war ich viel zu lange nicht mehr hier – genau genommen kein einziges Mal in diesem Jahr.

Mein Lieblingsplatz, neben der Farm, ist eine natürliche Erhöhung am Rande Beaumonts. Ein Platz, an dem sich so gut wie nie andere Menschen tummeln und von dem aus man den perfekten Blick auf das Treiben der Stadt hat. Der Anstieg hat mich früher immer ordentlich ins Schwitzen gebracht, aber inzwischen ist meine Kondition so gut, dass ich mich fühle, als könnte ich den Berg gleich dreimal besteigen.

Unter unseren Schuhsohlen knirschen die Steine, und als wir am Gipfel der Erhöhung angekommen sind, werfe ich Cameron einen bedeutungsschwangeren Blick zu. Inzwischen hat sich die Sonne fast ganz von uns verabschiedet, was bedeutet, dass wir im Dunkeln zurückgehen müssen. Ein dunkelvioletter Schleier hat sich über diesen Teil der Welt gelegt.

Cameron tritt an meine Seite und blickt gemeinsam mit mir nach unten auf das schön beleuchtete Beaumont hinab. Anschließend zückt er sein Handy.

Cameron: Ich kenne diesen Ort gar nicht,
obwohl ich hier geboren wurde. Wie hast du ihn
entdeckt?

Ich lasse mich zu Boden gleiten, ziehe die Beine an den Bauch und antworte ihm. Es dauert nicht lang, bis Cameron sich an meine Seite setzt. Mit genug Abstand, dass wir uns nicht berühren, und doch zu wenig Distanz, als dass ich seinem einnehmenden Duft entkommen könnte. Zu gern würde ich mich einfach an seine Schulter lehnen und ihm mein Herz ausschütten, weil es wahnsinnig viel mit mir macht, wieder hier zu sein. *Ohne Mason* hier zu sein.

Hazel: Mein Ex-Freund hat ihn mir gezeigt, als wir frisch zusammengekommen waren. Er hat ihn beim Wandern mit seinen Eltern entdeckt, und seitdem sind wir regelmäßig hergekommen. Hier oben kann man die Schönheit der Stadt genießen und ihre Lautstärke ausschalten.

Erst als ich sehe, dass sich sein Kiefer leicht anspannt, denke ich über die Botschaft hinter meinen Worten nach. Vermutlich würde Cameron alles dafür geben, die Lautstärke der Stadt hören zu können, und ich entfliehe ihr absichtlich.

Hazel: Tut mir leid, falls das unsensibel war.

Cameron: War es nicht. Ich denke nur über deine Worte nach. Als ich mein Gehör verloren habe, dachte ich, dass es das jetzt war. Dass das Leben ohne diesen Sinn nicht wirklich lebenswert sein würde. Aber ehrlich gesagt genieße ich die Stille in vielen Situationen sogar. Die Welt war mir schon immer viel zu laut.

Hazel: Gibt es auch Dinge, die du vermisst?

Ich lege das Handy neben mich in den Sand, bette die Wange auf meine Knie und sehe ihm beim Tippen zu. Dabei bin ich nicht gerade unauffällig, aber Cameron hat mir bis jetzt noch nicht das Gefühl gegeben, dass es ihn stört, wenn ich ihn so ungeniert ansehe. Die Lederjacke verdeckt seine schönen Arme und somit auch die Narbe, die ich auf der Farm zum ersten Mal an ihm entdeckt habe. Vielleicht kann ich ihn heute danach fragen. Hier oben weht ein scharfer Wind, der Camerons Strähnen in seine Stirn bläst, und auch wenn mir verdammt kalt sein müsste, weil meine Jacke viel zu dünn ist, glühe ich innerlich.

> *Cameron: Es gibt viele Dinge, die ich vermisse. Musik, zum Beispiel. Ich war früher sehr oft auf Konzerten oder habe im Auto meine Lieblingslieder so laut gedreht, dass keiner mit mir mitfahren wollte. Die Stimmen meiner Mom und meines besten Freundes vermisse ich aber am meisten.*

Er legt eine kleine Pause ein, bevor er mit einem schiefen Grinsen weiterschreibt.

> *Cameron: Okay, das Letzte nehme ich zurück. Ich vermisse Moms Stimme, auf Andrews kann ich manchmal echt verzichten. ;) Genau wie auf seine widerwärtigen Fürze und schlechten Witze.*

Ich lese seine Nachricht und bekomme einen kleinen Lachflash, bis mir Tränen in die Augen steigen. Gerade als ich antworten will, vibriert mein Handy, und eine neue Nachricht von ihm trifft ein.

Cameron: Also gerade vermisse ich mein Gehör ziemlich.

Mein Blick schießt vom Handy weg und landet in seinem Gesicht. Cameron sieht mich an, seine ganze Aufmerksamkeit gilt meinem Mund und dem Lachen, das immer noch auf meinen Lippen liegt und langsam erstirbt. Weil die Luft um uns herum zu flimmern scheint und ich auch ohne eine Erklärung weiß, wie er seine letzte Nachricht gemeint hat.

Er vermisst sein Gehör, weil er mein Lachen nicht hören kann. Ich schlucke den Kloß in meinem Hals hinunter, lege meine Wange wieder auf den Knien ab und genieße das Streicheln des Windes, bei dem ich mir vorstelle, es wären Camerons Berührungen. Ich müsste nur ein paar Zentimeter an ihn heranrutschen, und schon wäre die Sehnsucht in mir gestillt, aber es gibt etwas in mir, das mich bremst. Das mir zuflüstert, wie falsch es wäre, mich hier an ihn zu lehnen. An Masons und meinem Platz.

Noch mehr Tränen sammeln sich in meinen Augenwinkeln, weshalb ich den Kopf nach vorn drehe, mein Kinn auf die Knie stütze und nach unten in die beleuchtete Stadt sehe. Ich finde es jedes Mal faszinierend, zu sehen, was Menschen alles mit ihren Händen erschaffen können. Aus dem Nichts entstehen plötzlich Städte, die voller Leben sind.

Cameron: Habe ich etwas Falsches gesagt?

Gott, ich wünschte, ich könnte ihm sagen, dass keiner von uns einen Fehler gemacht hat.

Mason und ich sind seit Langem kein Paar mehr, aber sein Tod liegt noch nicht lang zurück, und ich weiß nicht, ob ich das hier kann. Mich in einen Kerl verknallen, der dieselben Gefühle in mir auslöst wie Mason. Wenn nicht sogar noch stärkere.

Hazel: Nein, hast du nicht. Es hat nichts mit dir zu tun, sondern mit meinem Ex-Freund.

Cameron: Der Ex-Freund, der dir diesen Ort gezeigt hat?

Hazel: Ja. Ich war noch nie ohne ihn hier, und das fühlt sich … seltsam an.

Cameron: Wir können auch wieder gehen. Ich will nicht, dass du es so schwer hast.

Hazel: Ich will bleiben. Außerdem muss ich nach vorn blicken. Seinen Tod kann ich schließlich nicht rückgängig machen.

Ich erstarre, als ich die Nachricht abgeschickt habe, weil ich noch nie so offen über Masons Tod mit jemandem geredet habe, der nicht zu meiner Familie oder meinem Freundeskreis gehört. Camerons Atem stockt, und ich wünschte, ich hätte diese Mason-Bombe nicht einfach mitten in unserem ersten Spontan-Date platzen lassen.

Cameron: Das Leben ist unfair.

Eine knappe Antwort. Vier Worte. Und ich bin froh, dass Cameron keine Standardfloskel benutzt. Dass er mir nicht sagt, wie leid es ihm tut. Oder dass ich darüber eines Tages hinwegkommen werde. Noch mehr erleichtert es mich, dass er nicht danach fragt, was Mason passiert ist. Ich bin noch nicht so weit, um mit ihm darüber zu sprechen, und das scheint er gemerkt zu haben. Cameron versteht auch die Worte, die ich nicht aussprechen kann. Worte, die Gedanken bleiben, weil es zu schmerzhaft wäre, sie laut zu sagen.

Hazel: Das ist es. Aber irgendwie fühlt es sich trotzdem gut an, wieder hier zu sein. Und ich bin froh, dass ich gerade nicht allein bin.

Auf einmal spüre ich eine Bewegung neben mir, und Sekunden später hüllt mich Camerons Duft noch stärker ein, weil er mir seine Lederjacke um die Schultern legt. Als hätte er gemerkt, dass mir durch den Themenwechsel furchtbar kalt geworden ist. Dankbar kralle ich mich in das Leder, fühle das Innenfutter, das von seinem Körper noch leicht warm ist.

Als Cameron schließlich seinen Arm um meine Schulter legt und mich an sich heranzieht, entflieht mir ein stummes Schluchzen. Die Tränen, die sich zu einem kleinen See an meinen Augenwinkeln gesammelt haben, schwimmen jetzt sanft über meine Wangen. Gemeinsam sitzen wir hier über der Stadt und beobachten die Lichter der Autos, die sich durch Beaumont schlängeln. Von hier oben sehen sie wie kleine Glühwürmchen aus, die sich ihren Weg durch das Straßennetz bahnen.

Camerons Nähe vertreibt auch den letzten Kälterest aus meinem Körper und hinterlässt in jedem Winkel nichts als Wärme und Geborgenheit. Wir kennen uns kaum, und trotzdem habe ich das Gefühl, von ihm auf eine Art und Weise verstanden zu werden, die nur die wenigsten Menschen in ihrem Leben erfahren dürfen.

Seine Hand streicht über meinen Arm, hinauf zu meinem Hals und landet schließlich in meinen Haarsträhnen, durch die er sanft mit den Fingern fährt. Ich schließe die Augen, kuschle mich noch etwas dichter an ihn heran und genieße diese Umarmung, als wäre es die erste in meinem ganzen Leben. Denn irgendwie fühlt es sich genau so an. So neu und gleichzeitig so vertraut. So aufregend und gleichzeitig so erdend. Ich bin mir sicher, dass ich noch nie in meinem Leben so umarmt worden bin. Dass mich noch nie jemand so gehalten hat wie Cameron in diesem Augenblick. Ich öffne meine Augen, und ein Blick in den Himmel lässt mich schmunzeln.

Die ersten Sterne tanzen über der Stadt. Man kann nur die besonders hellen sehen, alle anderen werden vom Licht der Straßen und Gebäude verschluckt. Unweigerlich muss ich an die sternenklaren Nächte auf der Farm denken und daran, dass ich sie Cameron gern zeigen würde. Ich bin der

Meinung, dass jeder Mensch einmal die Milchstraße mit bloßen Augen gesehen haben sollte.

Noch immer fahren Camerons Finger durch mein Haar, und ich genieße jede Sekunde dieser Intimität, von der ich nicht dachte, dass ich sie schon wieder verspüren könnte. Wenn ich ehrlich bin, hat sie mir schon gefehlt, als Mason noch mein Freund war. Wir haben uns immer noch geküsst, wir hatten Sex, haben gekuschelt … aber er war nicht wirklich da. Da war nur diese Hülle, die der Krieg zurückgelassen hatte. Und ich frage mich bis heute, was mit seiner Seele da drüben passiert ist. Er hat mir nie etwas über die Dinge, die er erlebt hat, erzählt, egal wie oft ich ihm angeboten habe, dass er mir alles sagen kann.

Weil ich merke, dass ich wieder in düstere Gedanken verfalle, konzentriere ich mich stattdessen auf Camerons Körper, der so dicht an meinem ist, dass es sich anfühlt, als wären wir eins. Ich lege meine linke Hand auf seinen rechten Arm, streichle behutsam über seine Muskeln. Seine Haut ist trotz der Frische hier oben so warm, dass ich mir vorstelle, seine Arme wären meine Decke. Und als ich die erhabenen Stellen seiner Narbe unter dem Ärmel seines Shirts ertaste, stoppen meine Finger. Sie ruhen auf der verdickten Haut, und ich merke, wie Cameron sich neben mir anspannt. Ich weiß nicht, ob er an dieser Stelle von mir berührt werden will, also nehme ich meine Hand weg, aber Cameron hat andere Pläne. Mitten in der Bewegung greift er nach meinem Handgelenk und führt meine Finger wieder an seinen Oberarm.

Kreisend fahre ich über die verwundete Stelle seines Körpers, spüre, wie er sich bei jedem Kreis, den meine Finger zeichnen, weiter entspannt. Es gibt so viele Dinge, die ich ihn nicht gefragt habe und die mir auf der Zunge brennen. Ich möchte wissen, wie er sein Gehör verloren hat. Aber ich habe nicht gefragt, weil ich ihm nicht das Gefühl geben will, dass ich nur seine Gehörlosigkeit in ihm sehe. Doch dass ich ihm gerade von Mason erzählt habe, verändert alles. Mit der freien Hand taste ich blind nach meinem Handy, öffne unseren Chat und halte den Daumen über das Display.

Jetzt oder nie, Hazel.

Hazel: Ich will den Moment nicht kaputt machen, aber ich würde dich gern etwas fragen.

Bevor ich die Antwort abschicken kann, greift Cameron nach meinem Handy. Vermutlich hat er mitgelesen, als ich geschrieben habe, immerhin sitzen wir hier eng umschlungen nebeneinander. Ich starre auf mein Smartphone, das in seiner großen Hand viel kleiner wirkt, als ich es gewohnt bin. Anschließend löscht er meine getippten Worte. Der Daumen seiner linken Hand verharrt in der Luft … bis er anfängt, zu schreiben. Es sind nur fünf Buchstaben. Fünf Buchstaben, die ein Wort bilden. Ein Wort, das die Kälte mit Wucht zurück in meinen Körper schickt.

Krieg.

Ich starre das Display an, beginne zu zittern, bekomme kaum noch Luft. Cameron scheint die Veränderung genau zu spüren und schreibt weiter, aber ich bin mir nicht sicher, ob ich noch mehr wissen will.

Ich war mir sicher, dass du mich entweder fragen wolltest, wo ich mir die Narbe zugezogen habe, oder wie ich mein Gehör verloren habe. Die Antwort auf beide Fragen ist die gleiche. Im Krieg.

Wieder kämpfen sich Tränen in meine Augen, benetzen meine Wimpern und verwässern meine Sicht. Die Buchstaben verschwimmen, genau wie die Lichter der Autos zu unseren Füßen. Die Autoglühwürmchen werden zu goldgelben Pfützen.

Cameron lässt das Handy sinken, greift nach meinem Kinn und dreht es in seine Richtung, sodass ich ihn ansehen muss. Und so gern ich auch die Augen schließen würde, um mich vor ihm zu verstecken, ich kann es nicht. Wir sehen einander stumm an, und ich frage mich, ob er weiß, was die Wahrheit mit mir macht. Viele Menschen sind in der Army, viele davon waren im Krieg und haben die Hölle auf Erden am eigenen Leib gespürt. Aber zu wissen, dass er denselben Schmerz erlebt haben könnte, den Mason erlebt hat … Ich presse die Lippen fest aufeinander, obwohl ich mich danach sehne, zu schreien. Weil ich hier an unserem Lieblingsplatz sitze und Mason nicht bei mir ist. Weil ich mich wie eine verdammte Heuchlerin fühle. Weil ich mir für einen kurzen Moment gewünscht hätte, dass Cameron mich küsst, obwohl dieser Platz für Masons Küsse bestimmt war.

Besorgt sieht er mich an, wischt die Tränen von meinen Wangen und formt mit seinen wunderschönen Lippen stille Worte, die mich noch mehr schluchzen lassen.

Ist alles okay, Hazel?

Nein, nichts ist okay!

Das würde ich ihm gern sagen, aber ich kann nicht. Ich kann weder richtig atmen noch sprechen. Kopfschüttelnd löse ich mich von ihm, springe auf die Füße und merke im selben Augenblick, wie wackelig ich auf den Beinen bin. Anschließend schnappe ich mir mein Handy vom Boden, baue Distanz zu Cameron auf und schreibe ihm, während ich rückwärts gehe, dass es mir leidtut. Dass ich gehen muss. Obwohl ich es nicht will. Alles in mir zieht mich zurück in seine Arme, aber auf der anderen Seite ist da diese Kraft, die mich von ihm wegstößt.

Weil er nicht Mason ist.

Weil er ebenfalls bei der Army war.

Und ich das alles kein zweites Mal durchstehe.

Ich habe das erste Mal schon kaum überstanden, und das Letzte, was ich gerade brauche, ist eine lebende Erinnerung an Masons Tod.

Cameron liest meine Nachricht, will auf mich zukommen, aber ich schüttle nur abermals den Kopf und halte ihm meine flache Hand entgegen. Als Bitte, mir nicht zu folgen. Und dann drehe ich mich um und renne los. Noch immer eingehüllt in seine warme Lederjacke, umgeben von seinem tröstenden Duft. Ich renne die Erhöhung hinunter, so schnell es meine Füße in der Dunkelheit zulassen. Ich renne schneller und schneller, und doch nicht schnell genug. Und mit jedem Schritt wird mir wieder schmerzlich bewusst, was ich eigentlich längst weiß: Es gibt Dinge, vor denen kann man nicht davonlaufen. Aber die Erkenntnis hält mich nicht davon ab, es wenigstens zu versuchen.

• • •

Ich weiß nicht, wann ich das letzte Mal so viel gelaufen bin wie an diesem Sonntag, der sich langsam, aber sicher dem Ende zuneigt. Meine Lunge sticht, als hätte man mir eine Machete in die Brust gejagt, und ich weiß, dass meine eigene Atmung schuld daran ist. Weil ich mich auf nichts anderes konzentrieren kann als auf diesen heftigen Gefühlssturm in mir.

Diese innere Stimme, die mir sagt, dass ich Mason unrecht tue. Dass ich unseren gemeinsamen Lieblingsort mit einem anderen Mann teile, der vielleicht etwas Ähnliches erlebt hat, aber nicht Mason ist. Niemand ist wie Mason. Und ich will nicht, dass ihn jemand ersetzt.

Ich beschleunige meine Schritte, spüre zum dritten Mal in den letzten Minuten die Vibration meines Handys in meiner Hosentasche und ignoriere sie, so gut es geht. Cameron macht sich sicherlich wahnsinnige Sorgen um mich. Vielleicht denkt er auch, dass er etwas falsch gemacht hat. Am liebsten würde ich ihm schreiben, dass nicht er derjenige mit den Fehlern ist, sondern ich. Aber ich kann nicht. Weil ich dafür anhalten müsste und in Bewegung bleiben will.

Je näher ich dem Campus der Uni komme, desto mehr verlässt mich die Kraft. Meine Beine verwandeln sich mit jedem Schritt mehr und mehr in glibberigen Wackelpudding, während mir der Wind ins Gesicht schlägt. Vorhin habe ich ihn mit Camerons Berührungen verglichen, jetzt fühlt er sich wie ein Peitschenhieb an.

Sobald ich das Wohnheim erreicht und die Tür meines Zimmers hinter mir geschlossen habe, lasse ich mich an deren Holz nach unten gleiten, bis ich am Boden sitze. Camerons Lederjacke erschafft eine Illusion, von der ich mir wünsche, sie wäre Realität. Die Illusion, dass das mit uns richtig sein könnte. Dass es nicht verwerflich ist, wenn ich mich wieder nach der Nähe eines Mannes sehne.

Ich kralle meine Nägel ins Leder, als mein Handy erneut vibriert. Mit zitternden Fingern hole ich mein Smartphone heraus. Als Erstes lese ich die WhatsApp-Nachricht meiner besten Freundin.

> *Sky: Unser Telefonat ist drei Stunden her. Drei Stunden, die du hoffentlich mit Mister Ich-lerne-um-meine-Lehrerin-zu-beeindrucken-und-sehe-dabei-extra-sexy-aus verbracht hast. Drei Stunden, in denen ich auf heißen Kohlen sitze, weil ich noch immer keine Details bekommen habe! Wie war es??? Oder bist du noch bei ihm? Oh, mein Gott – habt ihr gerade etwa Sex?*

Unter anderen Umständen würde mir Skys Nachricht ein Lächeln aufs Gesicht zaubern, aber gerade bin ich nicht in der Lage zu lachen. Also tippe ich auf ihren Kontakt und rufe sie an. Es dauert nur ein Klingeln lang, bis sie abnimmt.

»Anscheinend habt ihr gerade keinen Sex. Oder doch? Ist das ein ›Hilfe-ich-muss-hier-weg-Anruf‹? Wenn ja, dann kann ich einen Notfall vortäuschen«, begrüßt Sky mich, und es fühlt sich an, als würde ihr Monolog niemals enden. Ihr Lachen verstummt, als sie mich weinen hört.

»Hey, Süße. Was ist denn los?«

»Cameron«, wispere ich.

»Was ist mit ihm? Hat er dir wehgetan?« Ich kann die Alarmglocken in ihrem Kopf bis hierher schrillen hören, obwohl ihr Apartment etliche Gehminuten vom Campus entfernt liegt.

»Nein«, flüstere ich, auch wenn es nicht ganz stimmt. Er hat nichts getan, was falsch war. Er war einfach ehrlich und wundervoll und viel zu gut, um echt zu sein.

»Was ist es dann?« Skys liebevolle Stimme umgibt mich wie eine weiche Decke, dank derer sich der Kloß in meinem Hals ein Stück weit lösen kann. Das Atmen fällt mir immer noch schwer, weil meine Lunge durch den Sprint hierher ziemlich überstrapaziert wurde. Ich bin heute sicherlich einen halben Marathon gelaufen und habe mich gerade nicht einmal aufwärmen können. Mein Körper wird es mir spätestens übermorgen danken.

»Er … er war auch bei der Army.« Ich wische mir mit den Handrücken die Tränen von den Wangen.

»Oh.« Sky kann manchmal ohne Punkt und Komma reden, aber gerade scheint es ihr die Sprache zu verschlagen.

»Ich weiß, dass er nicht Mason ist und dass ich nichts falsch gemacht habe, aber als er mir gesagt hat, dass er an der Front war, da war das schlechte Gewissen auf einmal so stark, Sky. Und die Angst …« Mehr bekomme ich nicht heraus, weil es keine Worte gibt, die meine Gefühle im Moment beschreiben könnten. Da wirbelt so viel durcheinander. Panik, Sehnsucht, Schuld, Scham. Panik, weil ich nie wieder so etwas fühlen wollte. Sehnsucht, weil ich mich dennoch nicht gegen diesen Wunsch wehren kann. Schuld, weil ich Mason betrüge, obwohl wir gar kein Paar mehr waren, als es passiert ist. Und Scham, weil ich einfach davongerannt bin, ohne Cameron zu erklären, was mein Problem ist. Er muss mich für völlig irre halten nach diesem idiotischen Abgang.

»Hast du ihm gesagt, was mit deinem Ex-Freund passiert ist?«

»Nein«, hauche ich und lege den Kopf in den Nacken. »Ich habe ihm erzählt, dass er gestorben ist. Aber nicht, wie. Ich kann noch nicht darüber mit ihm reden. Und dann bin ich einfach davongestürmt.«

»Es war zu viel«, spricht meine beste Freundin die Worte aus, die ich tief in mir fühle.

»Ja.« Zu viel, zu gut, zu schön, zu überwältigend. Noch immer kann ich seine Arme fühlen, die mich halten. Seine Finger, die durch meine Haare gleiten, seine warme Haut an meiner.

»Soll ich vorbeikommen? Oder willst du heute Nacht bei uns schlafen? Wir könnten uns ein paar Folgen *Friends* reinziehen.« Ihr Vorschlag klingt verlockend, aber ich muss heute Nacht allein sein und meine Gedanken ordnen.

»Ich glaube, ich sollte jetzt schlafen gehen.« Und mit schlafen meine ich mich von links nach rechts wälzen, aber das ist okay. Da muss ich jetzt durch. Es kann nicht immer jemand da sein.

»Bist du dir sicher? Ich kann dich auch abholen«, schlägt Sky vor.

»Ich bin mir sicher. Der Tag war anstrengend, und vermutlich schlafe ich sofort ein, so erschöpft, wie ich bin.« Gott, ich wünschte, ich würde mir hier nichts vormachen. Sky zögert, lässt jedoch locker.

»Okay. Dann schlaf schön, Süße. Und wenn du doch nicht einschlafen kannst, ruf mich an.«

»Danke, Sky. Ich lieb dich.«

»Ich dich«, erwidert sie immer noch besorgt. »Und, Hazel?«

»Hm?«

»Ich weiß, dass du es weißt. Aber ich sage es dir trotzdem noch einmal. Cameron ist nicht Mason. Er ist hier. Und er lebt.«

Mit bebender Unterlippe nicke ich, schließe die Augen und lege auf. Sky hat recht. Meine Geschichte muss sich nicht wiederholen, nur weil er etwas Ähnliches erlebt hat. Aber die Angst ist so stark, dass ich nicht weiß, ob ich gegen sie ankomme.

Das Handy liegt wie ein zentnerschwerer Stein in meiner Hand und wird noch schwerer, als Cameron eine neue Nachricht schreibt.

Cameron: Sag mir wenigstens, ob du zu Hause angekommen bist.

Mein Mund ist staubtrocken, meine Wangen dafür tränennass.

Cameron: Bitte. Ich weiß, dass wir uns kaum kennen, aber ich ertrage es nicht, dich so leiden zu sehen.

Wieso nur muss er so perfekt sein? Ich wünschte, er würde es mir leichter machen, mir schreiben, dass ich einen Sprung in der Schüssel habe und er dafür gerade keine Zeit und keine Nerven hat. Aber Cameron findet genau die richtigen Worte, und das ist irgendwie scheiße. Scheiße schön.

Hazel: Ich bin zu Hause. Es tut mir leid.

Anschließend schalte ich mein Handy aus, um der Versuchung zu entgehen, auf seine Antwort zu warten. Ich schiebe das Handy zur Seite, schalte das Licht neben der Tür ein und atme tief durch. Und als ich mich in meinem kleinen Zimmer umsehe, bleibt mein Blick schließlich an der Kiste unter meinem Bett hängen.

Ich krabble über den Boden, fische den Karton hervor und setze mich aufs Bett. Ich kenne jeden Brief darin auswendig, aber das hindert mich nicht daran, sie immer und immer wieder zu lesen, um Mason näher zu sein.

Ich hake meine Finger unter den Kartondeckel, hebe ihn an und fahre anschließend mit dem Daumen über die Briefe, die Mason mir während seines Einsatzes geschrieben hat. Als Erstes ziehe ich den neuesten aus dem Karton, schiebe den Karton zur Seite und hole das Blatt Papier heraus. Dann sinke ich ins Liegen, ziehe die Beine an den Bauch und beginne zu lesen. Den Brief, der mein Herz vor über einem Jahr in Fetzen gerissen hat. Den ich mir von meiner besten Freundin mehrfach habe vorlesen lassen, weil ich anscheinend eine masochistische Ader in mir trage.

Haze.

Eigentlich wäre ich jetzt bei dir in Texas, würde dich im Arm halten, dir sagen, wie sehr ich dich vermisst habe und wie sehr ich dich liebe. Stattdessen sitze ich in einer notdürftigen Unterkunft, die nicht mal ein richtiges Bad oder ein Fenster hat, starre dieses Blatt Papier an und suche nach den richtigen Worten. Seit drei Tagen. Aber mir ist klar geworden, dass es hierfür keine richtigen Worte geben wird, Haze. Ich wünschte, ich wäre niemals zur Army gegangen. Ich wünschte, ich hätte bei dir bleiben können, aber ich kann die Zeit nicht zurückdrehen. Dieser Gedanke ist beinah noch schlimmer zu ertragen als all das Leid und Elend, das ich hier jeden Tag erlebe. Ich weiß, dass du dir gewünscht hättest, dass ich dich besuche, aber die Wahrheit ist folgende: Ich habe Angst. Angst davor, wieder bei dir zu sein und zu merken, dass ich nicht einfach mit dir im Bett liegen, dich im Arm halten und dir sagen kann, dass ich dich liebe. Ich habe Angst davor, dass der Mensch, den du lieben gelernt hast, nicht mehr da ist. Ich bin hier in Fetzen gerissen worden – vielleicht nicht körperlich, aber seelisch, Haze. Manche Teile konnte ich bergen und retten, andere sind für immer in dem

Sand Afghanistans begraben. Es bricht mir das Herz, diesen Brief zu schreiben, während die anderen Männer meiner Einheit bei ihren Familien und Freundinnen sind. Aber ich weiß auch, dass ich mich richtig entschieden habe. Du würdest mich nicht wiedererkennen. Und Scheiße, Haze, ich will, dass du mich so in Erinnerung behältst, wie du mich lieben gelernt hast. Als ganzen Menschen. Nicht als Wrack, das nachts kein Auge mehr zubekommt, weil es Albträume hat wie ein Kind. Du hast etwas Ganzes verdient, nichts Halbes. Etwas Heiles, nichts Zerbrochenes. Jemanden, der für dich und Jamie da sein kann, niemanden, der euch nur zusätzlich zur Last fällt. Es tut mir so leid, Baby. Es tut mir leid, dass ich zugelassen habe, dass der Krieg sich zwischen uns schiebt. Dass die Kugeln, die hier durch die Luft jagen, auch unsere Beziehung getroffen haben. Du verdienst das Beste, Baby. Und das kann ich nicht mehr für dich sein. Es tut mir leid. Das hier wird mein letzter Brief sein … In Liebe, Mase.

Die Tränen versickern im Stoff meines Kissens, während ich mit den Fingern über die Tinte fahre, über seine letzten Worte an mich, von denen ich hoffe, dass sie niemals verblassen werden. Worte, die mich jedes Mal wie eine Lawine unter sich begraben. Langsam lasse ich den Brief zur Seite fallen, ziehe den Karton zu mir heran und schnappe mir wahllos einen weiteren Brief, um ihn zu öffnen und zu lesen. Ich sauge jede handgeschriebene Zeile tief in mich auf und verankere sie in meinem Herzen.

Hey, mein Schatz.

Ich sitze gerade in unserem Lager, während wir auf eine neue Lebensmittellieferung warten, und musste an dich denken. Erinnerst du dich an den Grillabend im Garten meiner Eltern letzten Sommer? Wir haben auf der Hollywoodschaukel gesessen, während mein Vater mit seiner schrecklich hässlichen Schürze am Grill stand und meine Mutter den Tisch deckte. Jamie spielte im Garten Fußball, und wir haben geplant, an welcher Stelle wir den Pool später aufstellen würden.

Irgendwie kann ich nicht aufhören, an diesen Tag zu denken. Und ich kann es kaum erwarten, diesen verdammten Pool zu bauen und dich darin schwimmen zu sehen. Der Gedanke daran lässt mich irgendwie durchhalten, obwohl es hart ist. Dafür wollte ich dir danken.

Ich hoffe, du kommst mit dem Studium gut voran und dass deine Mutter dir nicht das Leben zur Hölle macht. Sag deinem Bruder, dass ich mich auf unser nächstes Fußballspiel freue.

Ich liebe dich, Haze.

Mason.

Noch mehr Tränen, noch mehr Schuld, noch mehr Schmerz. Alles stürzt über mir zusammen, drückt mich tiefer in die Matratze und schnürt mir die Luft ab. Ich erinnere mich daran, wie sehnsüchtig ich am Anfang auf jeden seiner Briefe gewartet habe. Jedes Mal, wenn ich aus meinen Kursen kam, bin ich zur Poststation gerannt und habe mit zitternden Fingern mein Fach geöffnet.

Doch je länger Mason fort war, desto mehr Angst hatte ich vor seinen Briefen. Weil ich von Umschlag zu Umschlag mehr das Gefühl hatte, ihn zu verlieren.

Ich presse mir seine Zeilen gegen das Herz, schließe die Augen und stelle mir vor, er läge hier neben mir. Seine Hand würde über meine Wange wandern, bevor er mir einen Kuss auf die Nasenspitze gäbe. Doch als ich die Lider öffne, sind da nur seine Worte, aber nicht er. Ich schiebe die beiden Briefe zurück in ihre Umschläge, stecke sie in den Karton und greife nach dem nächsten. Und dem nächsten. So lange, bis ich irgendwann zu erschöpft zum Lesen bin.

Meistens träume ich von Mason, wenn ich seine Briefe vor dem Einschlafen gelesen habe, aber heute ist es anders. Heute sinke ich in meinen Schlaf und träume stattdessen von Cameron.

Von seinem warmen Leder, das mich zudeckt, von seinen zarten Berührungen und von Autos, die wie Glühwürmchen aussehen.

14

Hazel

»Okay, so geht es nicht weiter mit dir!« Sky stemmt die Hände in ihre Hüften und legt den Kopf schief. Ich verschmelze seit zwei Tagen mit ihrem – zugegebenermaßen ziemlich bequemen – Sofa. Eins muss man ihrem Schriftstellerfreund ja lassen: Er hat nicht nur einen guten Geschmack, was beste Freundinnen anbelangt, sondern auch in Hinblick auf Polstermöbel.

»Doch, ich will nie wieder von diesem Sofa aufstehen«, jammere ich und gehe mir damit selbst auf den Keks. Gestern hat Sky mich zu sich und Carter eingeladen, und seitdem habe ich nicht das Bedürfnis gespürt, ihr schickes Apartment je wieder zu verlassen. Da Thanksgiving vor der Tür steht, muss ich weder zur Uni noch zu den Gebärdenkursen, weil beides über die Feiertage pausiert. Ich könnte zu Gramps auf die Farm fahren, aber mein Schrottauto ist leider immer noch nicht repariert, und ich werde einen Teufel tun und Mom fragen, ob sie mich fährt. Da mir im Wohnheim die Decke auf den Kopf fällt, ist das Apartment meiner besten Freundin die einzige Lösung, um nicht den Verstand zu verlieren.

»Auch nicht, wenn ich dir sage, dass ich eine Überraschung für dich habe?« Skys Augenbrauen tanzen nach oben, während sie ihren Rollstuhl zurücksetzt, die moderne Kommode neben dem riesigen Flatscreen ansteuert und die erste Schublade aufreißt, um darin herumzuwühlen.

»Ich bin nicht in Stimmung für Überraschungen«, maule ich. Und wenn ich ehrlich bin, reicht meine Stimmung momentan für gar nichts. Weil ich Cameron seit meinem seltsamen Abgang nicht mehr gesehen habe und ich befürchte, dass ich es einfach ruiniert habe. Er hat mir seitdem noch zweimal geschrieben, aber ich habe ihn mit sehr distanzierten Antworten daran gehindert, sich weiterhin um eine Konversation zu bemühen. Was bedeutet, dass wir seit einer Woche nichts mehr voneinander gehört haben. Und eine Woche kann sich wie eine Ewigkeit anfühlen, das weiß ich jetzt.

»Glaub mir, für die Überraschung ist man immer in Stimmung.« Sky wirft sich die lange blonde Mähne hinter die Schulter, stößt die Schublade wieder zu und kommt zurück zum Sofa. Anschließend stemmt sie sich aus ihrem Rollstuhl – den sie liebevoll Holly getauft hat – und setzt sich neben mich.

»Mach die Augen zu«, weist sie mich herrisch an.

»Ach, komm schon, Sky!«

»Augen. Zu!«

Ich gehorche und verdrehe hinter geschlossenen Lidern die Augen. Es raschelt neben mir, als würde jemand einen Briefumschlag öffnen, und als Sky mir erlaubt, wieder zu gucken, strahlt mich meine beste Freundin von der Seite an. In ihrer Hand hält sie zwei Eintrittskarten für ein Konzert meiner Lieblingsband.

»Oh, mein Gott, was? Crashing December ist wieder in Beaumont?«, kreische ich, ziehe die Beine aufs Sofa und gleite in den Schneidersitz. Anschließend reiße ich meiner Freundin die Konzertkarten aus der Hand und starre sie mit klopfendem Herzen an. Ich war letztes Jahr im Herbst mit meiner besten Freundin auf ihrem ersten Texas-Konzert und habe jede Sekunde davon geliebt. Nicht nur, weil wir einen Platz direkt neben der Bühne hatten, sondern auch, weil Isaac Walker – der Bandsänger – mit mir gesprochen hat. Carter hat letztes Jahr die Band in Europa auf ihrer Tour begleitet und ein Buch über die Jungs geschrieben, weshalb sie in gewisser Hinsicht zu Skys und somit auch irgendwie zu meinem Freundeskreis gehören. Und das, obwohl sie inzwischen weltweit die Charts stürmen.

»Jap. Sie haben das Konzert relativ spontan geplant, weil sich Megan mit der Kleinen ein paar Wohnungen ansehen will.«

»Sie will also wirklich herziehen und London verlassen?« Megan ist Isaac Walkers Stiefschwester und außerdem die Mutter von Carters kleiner Tochter. Die beiden hatten während der gemeinsamen Zeit in Europa einmal was miteinander, und ich finde es immer noch erstaunlich, wie gut Sky mit der Tatsache umgeht, dass ihr Freund eine Tochter mit einer anderen hat. Vielleicht ist das so, wenn man sich wirklich liebt. Gott legt einem weiterhin fröhlich Steine in den

Weg, und man baut daraus das Fundament für eine stabile, ehrliche und schöne Beziehung.

»Sie denkt jedenfalls drüber nach. Und für Carter und die Kleine wäre es sicher das Beste. Aber lenk nicht vom Thema ab. Du wirst mit uns auf dieses Konzert gehen, und wir werden so richtig viel Spaß zusammen haben, hast du verstanden? Und das Beste daran: Es ist schon in zwei Wochen!«

»Danke, Süße.« Ich presse mir die Konzertkarten gegen die Brust und ziehe Sky in meine Arme.

»Ich hab dir extra zwei Karten besorgt, falls du noch jemanden mitbringen willst. Jamie mag doch Konzerte so gern«, flötet sie. »Oder wer weiß … vielleicht könnte es ja auch Cameron gefallen? War er schon mal auf einem Konzert, seit er taub ist?«

»Nein, er meinte letztens nur, dass es ihm fehlt«, antworte ich und sinke wieder tiefer ins Sofapolster, als hätte jemand die Luft aus mir herausgelassen wie aus einem Ballon. Ein trauriger, labberiger Ballon, der eins mit der Couch wird.

»Siehst du. Vielleicht könnte es ihm ja trotzdem gefallen. Die Bühnenshow der Jungs ist noch viel spektakulärer geworden. Und ich könnte Cameron mal aus der Nähe begutachten.« Sky stemmt ihre Fäuste in die Couch, zieht sich dichter an mich heran und ihre Beine gleich hinterher. Dann lehnt sie sich an meine Seite.

»Um ihn einzuladen, müsste ich erst mal wieder mit ihm sprechen.«

»Ja, und? Schreib ihm doch einfach«, schlägt Sky vor.

»Und was soll ich deiner Meinung nach sagen? Sorry, dass ich letztens einfach verschwunden bin und dir nicht sagen kann, warum?« Immer wieder werfe ich einen Blick auf mein Handy, um zu prüfen, ob er mir vielleicht geschrieben hat, aber mein Display bleibt leer und trostlos, während mein Kopf voller denn je ist.

»Sag ihm einfach, dass du ihn sehen willst und dass du es wiedergutmachen willst. Wenn er wirklich so toll ist, dann wird er nicht nachtragend sein. Was machst du eigentlich an Thanksgiving?« Sky schnappt sich die Fernbedienung vom Couchtisch, schaltet den Flatscreen ein und zappt sich durch die Staffeln von *Friends*, um eine Folge zu finden, auf die sie gerade Lust hat.

»Ich verbringe es mit Gramps, Mom und Jamie auf der Farm.«

Sky verzieht das Gesicht, als hätte sie gerade ihre Mutter Penelope beim Knutschen erwischt. »Deine Mom und Thanksgiving? Diese beiden Dinge passen für mich nicht in einen Satz.«

Wo sie recht hat … Am liebsten würde ich das Fest nur mit Gramps und Jamie verbringen, aber Mom hat sich dieses Jahr extra die Zeit freigeschaufelt, um uns zur Farm zu begleiten. Und auch wenn ich Bauchschmerzen beim Gedanken an dieses Essen bekomme, glaubt ein naiver Teil in mir, dass es schön werden könnte. Hauptsache, ich bin mit meinem Großvater und meinem Bruder zusammen, der Rest wird sich schon irgendwie regeln. Hoffentlich.

»Ich weiß, aber vielleicht reißt sie sich ja zusammen. Jamie hat übrigens Sehnsucht nach Cameron und hat mich gefragt, ob ich ihn nicht auch einladen will. Verrückt, oder?« Unauffällig schiele ich zu Sky hinüber, die eine Tafel Schokolade unter dem Couchtisch hervorzieht, das Papier aufreißt und großzügig in die Rippen beißt.

»Waffum?«, nuschelt sie mit vollem Mund. Als sie heruntergeschluckt hat, sieht sie mich an, während Joeys Kopf im Hintergrund in einem Truthahn feststeckt. Na, wenn das keine passende Folge ist. »Ist doch süß von Jamie, er scheint ihn ja echt zu mögen. Und du könntest Cameron an Thanksgiving fragen, ob ihr zusammen zu dem Konzert gehen wollt. Zwei Fliegen mit einer Klappe geschlagen.«

Sky hält mir die angebissene Schokolade hin, von der ich mir zwei Stücke abtrenne, die ich in meinem Mund verschwinden lasse.

»Es ist verrückt, weil man Thanksgiving normalerweise mit seiner Familie feiert und wir uns ja kaum kennen. Er verbringt den Tag sicher mit seiner Mom.«

»Dann lade seine Mom auch ein. Ganz ehrlich, Hazel? Diese ganzen Feiertagsregeln sind doch sowieso dämlich. Niemand zwingt dich, Thanksgiving, Weihnachten oder Ostern mit der Familie zu verbringen. So wie auch niemand gezwungen ist, am Valentinstag ein Date zu haben. Frag ihn doch einfach, wenn du ihn gern dabeihättest. Und wenn nicht, dann finde einen anderen Grund, ihm zu schreiben.«

Ich könnte ihm auch sagen, dass ich ihm seine Jacke wiedergeben will, aber wenn ich ehrlich bin, würde ich sie am liebsten einfach behalten. Weil sie so wahnsinnig gut duftet, sich noch besser anfühlt und ich, wenn ich sie anziehe, an unser Date denken muss.

»Meinfft du efft?«, murmle ich und unterdrücke ein Stöhnen, weil diese Zartbitterschokolade viel zu lecker ist.

»Ja!« Meine Freundin schnappt sich ungefragt mein Handy, entsperrt das Display und hält es mir auffordernd hin. »Jetzt schreib ihm, dass Jamie ihn gern zu Thanksgiving einladen würde. Wir wissen doch beide, dass man deinem Bruder keinen Wunsch abschlagen kann.«

Unsicher nehme ich ihr mein Handy ab, öffne unseren Chat und überfliege die letzten Nachrichten, die wir geschrieben haben. Wieder überkommt mich das schlechte Gewissen, weil ich so abweisend und kalt zu ihm war. Vielleicht hat Sky recht. Vielleicht sollte ich weniger auf das achten, was andere Leute tun, und mehr darauf, was ich will. Und bei Gott, ich will ihn unbedingt wiedersehen. Also frage ich ihn, ob er an Thanksgiving schon etwas vorhat, und werfe anschließend das Smartphone in die Ecke des Sofas, als hätte ich mich an ihm verbrannt.

In den nächsten Minuten versuche ich mich vergeblich auf die Folge meiner Lieblingsserie zu konzentrieren, aber meine Gedanken kreisen in Rekordgeschwindigkeit um Cameron. Nachdem die zwanzigminütige Folge an mir vorbeigezogen ist, ohne dass ich viel davon mitbekommen habe, vibriert mein Handy, und ich schnappe so schnell danach, dass es mir beinahe wieder aus den Fingern gleitet.

Cameron: Ich habe noch keine Pläne, wieso fragst du?

Hazel: Weil Jamie dich gern einladen würde. Ich weiß, dass die Frage seltsam ist, aber vielleicht hast du ja Lust, zur Farm zu kommen. Dann kann ich dir auch deine Jacke wiedergeben.

Mit angehaltenem Atem starre ich unseren Chatverlauf an, sehe, dass er online ist und die Haken sich blau färben, aber seine Antwort bleibt aus. Also beginnen meine Finger wieder zu tippen.

Hazel: Außerdem würde ich mich gern für meine Flucht bei dir entschuldigen, das war echt schräg. Ich mache auch extra den besten Kürbis-Birnen-Kuchen der Welt. Du kannst deine Mom mitbringen, wenn du möchtest. :)

Wieder liest Cameron meine Nachricht, und als er mir antwortet, bin ich mir sicher, gleich zu hyperventilieren. Sky rutscht näher an mich heran und starrt gebannt mit mir auf mein Handy hinab, als würden wir hier gerade auf unsere Collagezusagen warten.

Cameron: Wir kommen gerne vorbei. Beim Kürbis-Birnen-Kuchen hattest du mich. ;)

Sky quiekt mir so laut ins Ohr, dass ich das Gesicht verziehen muss. Anschließend pikt sie mich in die Seite und lehnt sich selbstgefällig zurück. Sie schiebt sich eine weitere Rippe der Zartbitterschokolade in den Mund. »Dank mir später, Süße.«

• • •

Drei Tage nach Camerons Zusage stehe ich in Gramps' Küche, bereite das vegetarische Thanksgiving-Essen zu und werfe immer wieder einen Blick auf die Uhr neben dem Fenster. Cameron hat tatsächlich zugesagt, und da er es sich bis jetzt auch nicht anders überlegt hat, bin ich so nervös wie schon lange nicht mehr. Zum einen, weil ich ihn nach zehn Tagen wiedersehe, zum anderen, weil ich seine Mutter kennenlerne und ihn im gleichen Atemzug meiner eigenen aussetze.

Als hätte ich zu viel über den Teufel nachgedacht, betritt meine Mutter Sekunden später die Küche. Anschleichen kann sie sich in ihren High Heels wirklich an niemanden, denn diese Mörderteile sind nicht zu überhören. Gramps und Jamie sind draußen im Hühnerstall, um die Eier aufzusammeln, während ich den Ofen öffne, den Rost herausziehe und mit einem Holzstab in den Kuchen steche, um zu prüfen, ob der Teig schon durch ist.

Weil er noch zu klebrig ist, schiebe ich den Rost wieder rein und schließe den Backofen, damit der Kuchen noch ein paar Minuten durchbacken kann.

»Wen hast du eigentlich noch eingeladen? Jamie hat etwas von einem Cameron erzählt.« Meine Mutter betrachtet mein Essen mit Argusaugen, öffnet anschließend einen der Hängeschränke und holt sich ein Weinglas heraus.

»Wir kennen ihn aus meinen Kursen«, antworte ich lapidar und rühre die Soße einmal kräftig um, damit sie mir nicht in letzter Sekunde anbrennt. Anschließend drehe ich die Hitze runter und prüfe abermals die Uhrzeit. In einer Viertelstunde sollte Cameron mit seiner Mutter hier sein, und ich habe mich noch nicht einmal fertig gemacht.

»Also ist er taub?«, fragt meine Mutter, während sie ihr Weinglas fast bis zum Rand füllt und einen ausgiebigen Schluck nimmt. Sie trägt heute einen schneeweißen Hosenanzug und einen strengen Dutt. Der für meinen Geschmack etwas zu protzige Schmuck an ihrem Hals komplettiert ihr Outfit, mit dem sie so gar nicht auf diese Farm passt. Schon als kleines Mädchen hat sie das Landleben verabscheut, und ich bin mir sicher, dass sie die Hälfte unserer tierischen Bewohner nicht einmal kennt.

»Ja, er ist taub«, erwidere ich und streiche mir die Haare hinter die Ohren.

»Hazel … Glaubst du nicht, dass – «

»Ich muss mich noch umziehen. Entschuldige mich, Mom. Behältst du bitte kurz die Soße im Blick?« Ich weiß längst, was sie mir sagen will, aber ich lasse sie gar nicht erst zu Wort kommen. Meine Mutter war von Anfang an kein großer Fan von meinem Berufswunsch und hätte lieber gesehen, dass ich in die Fußstapfen ihrer High Heels trete und in die Immobilienbranche gehe, aber da hätten mich keine zehn Pferde hinbringen können.

»Darüber reden wir später noch, Hazel!«, ruft sie mir hinterher, während ich die Küche hinter mir lasse, die Treppe nach oben nehme und in meinem Zimmer verschwinde. Und während ich mich aus meinen fleckigen Kochklamotten schäle und stattdessen in das knielange Baumwollkleid schlüpfe, bete ich dafür, dass der Abend nicht in einem Desaster endet.

• • •

Cameron und seine Mom treffen pünktlich – auf die Minute genau – auf der Farm ein. Ihn nach zehn Tagen wiederzusehen, stellt Dinge mit meinem Hormonhaushalt an, die ich normalerweise bis ins kleinste Detail hinterfragen würde, aber nicht heute. Heute will ich einfach ein schönes Thanksgiving verbringen, und die alles zermürbenden Gedanken können auch noch ein paar Stunden auf mich warten.

Camerons Mutter Monica betritt mit einem nahezu kindlichen Strahlen in den ebenfalls stahlgrauen Augen das Landhaus meines Großvaters und zieht mich bereits bei der herzlichen Umarmung zur Begrüßung vollkommen in ihren Bann.

Ihr Lachen ist elektrisierend und so herzlich, dass es mich unweigerlich an Grandma denken lässt. Während Monica Hartley das Haus mit Fröhlichkeit flutet, setzt meine eigene Mutter alles daran, diese gute Stimmung zu ruinieren. Als wären wir hier bei einer TV-Show namens *Best Mom vs. Worst Mom*. Und Lauren Parker macht ihrem Titel ebenfalls alle Ehre.

Die Vorspeise und den Hauptgang haben wir ohne große Zwischenfälle überstanden, aber meine Mutter hat es bis jetzt nicht einmal für nötig gehalten, zu gebärden. Und das, obwohl sie die Sprache genauso fließend beherrscht wie ich, Gramps und Jamie. Camerons Mutter kann sich ebenfalls ohne Probleme mit meinem Bruder unterhalten, und sogar Cameron selbst versucht sich hin und wieder an ein paar einfachen Sätzen. Aber meine Mutter weigert sich partout, etwas Anstand und Respekt vor unseren Gästen und ihrem eigenen Sohn zu zeigen. Stattdessen nörgelt sie in ununterbrochener Tour an meinem Essen herum und wirft Cameron und mir ständig abschätzige Blicke zu.

Hazel, die Suppe hätte etwas mehr Salz vertragen können.

Hazel, der vegetarische Braten schmeckt nach Schuhsohlen.

Hazel, ich hoffe, dass wenigstens der Kuchen genießbar ist.

Mehr als einmal wollte ich ihr unter dem Tisch gegen das Schienbein treten, und auch Grandpa muss sich sichtlich zusammenreißen, seine eigene Tochter nicht vor die Tür zu setzen. Ich weiß nicht, was ihr verdammtes Problem ist und wieso sie sich heute noch katastrophaler als sonst benimmt. Ich umklammere die Kuchengabel in meiner Hand, so fest ich kann, und jage sie anschließend harsch in den noch warmen Teig des Thanksgiving-Kuchens – der mir übrigens ziemlich gut gelungen ist.

»Es schmeckt wirklich großartig, Nut«, versucht Gramps die Stimmung am Tisch aufzulockern, während meine Mutter immer wieder zwischen Cameron und mir hin und her sieht. Gott, das alles hier ist so peinlich.

»Es ist wirklich köstlich, Hazel.« Monicas Gebärden sind noch etwas holperig, aber ich würde sie gern allein deshalb umarmen, weil sie im Vergleich zu meiner Mutter Anstand besitzt. »Der Kuchen schmeckt genau wie meiner, und das, obwohl es eigentlich ein Geheimrezept ist«, setzt sie lächelnd hinterher.

»Das sehe ich als Kompliment an«, erwidere ich und atme tief durch, damit mein Puls sich beruhigen kann. Doch meine Rechnung habe ich ohne Cameron gemacht, dessen Oberschenkel in regelmäßigen Abständen gegen meinen stößt.

Mein Blick rauscht nach unten, an die Stelle, an der diese sanfte Berührung für ein Feuerwerk unter meiner Strumpfhose sorgt. Cameron nimmt sein Bein nicht weg, und als er sich ein Stück des Kuchens in den Mund schiebt und ihm ein leises Stöhnen entfährt, weiß ich, dass ich auf das Gemecker meiner Mutter scheißen kann. Cameron fischt unter dem Tisch unauffällig sein Handy aus der dunklen Chinohose, die ihm übrigens unheimlich gut steht, und öffnet unseren Chat, sodass ich sehen kann, was er schreibt.

Der Kuchen schmeckt göttlich. Er wäre nur noch besser, wenn wir uns eine Gabel teilen würden.

Ich greife eilig nach meinem Wasser, genehmige mir einen großen Schluck und spüle das verliebte Seufzen herunter, das sich in meiner Kehle angebahnt hat. Beim Gedanken an unser inoffizielles Date im Flowerpower drehen die Schmetterlinge in meinem Bauch durch. Und ich frage mich, wieso ich Cameron nicht schon viel früher geschrieben habe. Er scheint weder sauer noch enttäuscht von mir zu sein, stattdessen benimmt er sich, als hätte es meine seltsame Flucht vor zwei Wochen gar nicht gegeben.

Ich lasse meine Hand unter dem Tisch verschwinden,

taste nach seinem Handy und nehme es ihm ab, um eine Antwort zu schreiben.

Dann würde meine Mutter dir vermutlich die Augen mit derselben Gabel ausstechen.

Ich setze ein Emoji hinterher, das die Augen verdreht, und werde im selben Moment von meiner Mutter wieder zurück in die Realität gezogen. Sie schiebt ihren Stuhl wütend zurück, steht auf und deutet mit dem Kopf in Richtung Wohnzimmer.

»Kann ich dich mal kurz sprechen, Hazel?«

Am liebsten würde ich ihr sagen, dass sie sich gefälligst wieder auf ihren Hintern in dem schneeweißen Hosenanzug setzen soll, aber weil ich ein Drama hier am Tisch vermeiden will, gebe ich nach.

Monica unterhält sich inzwischen mit meinem Bruder, der links neben Cameron sitzt, und die aufmerksame Art und Weise, mit der diese erwachsene Frau einem zehnjährigen Kind zuhört, lässt mich fast ein bisschen eifersüchtig werden. Monica scheint ein echter Schatz zu sein, und den Stolz, mit dem sie ihren Sohn ansieht, jedes Mal, wenn er etwas gebärdet, würde ich gern mit einer Kamera festhalten. Damit ich das Bild anschließend meiner ignoranten Mutter unter die gepuderte Nase halten könnte. Weil sie Jamie nie so angesehen hat.

»Was ist so wichtig, dass es nicht bis nach dem Essen warten kann?«, frage ich meine Mutter, sobald wir im Wohnzimmer angekommen sind. Gramps hat bereits das Feuer im Kamin angezündet, sodass es im Raum für meinen Geschmack etwas zu warm ist, vor allem in dem dicken schwarzen Kleid, das ich trage.

»Hör zu, Hazel.« Sie massiert mit ihren künstlichen Nägeln ihre Schläfen und legt sich gedanklich die passenden Worte zurecht. »Ich bin froh, dass du wieder nach vorn siehst, wirklich. Masons Tod ist bald ein Jahr her, und ich habe dir immer gesagt, dass du weitermachen musst. Und ich freue mich auch, dass du wieder nach Männern Ausschau hältst, aber wieso muss es ausgerechnet jemand aus deinen Kursen sein?«

Ich verschränke die Arme vor der Brust, lasse mich mit der Schulter gegen den Türrahmen fallen und betrachte meine Mutter fassungslos. »Worauf willst du hinaus, Mom?«

»Du weißt genau, worauf ich hinauswill!«, zischt sie und sieht sich naserümpfend im Wohnzimmer um. Vermutlich war sie schon seit Monaten nicht mehr hier. Und ja, Gramps besitzt zu viele Zeitungen, die sich überall stapeln, und könnte sicherlich mal ein bisschen ausmisten, aber sie benimmt sich, als wäre ihr Vater ein Messie.

»Ehrlich gesagt, habe ich eine Vermutung. Aber ich will, dass du sie aussprichst.«

»Ich verstehe einfach nicht, wieso es ausgerechnet dieser Cameron sein muss.« Meine Mutter fährt sich mit der Hand über das Gesicht und streicht anschließend ihren weißen Blazer glatt.

»Du verstehst nicht, wieso ich einen Mann mag, der taub ist? Das ist es doch, was du eigentlich sagen willst«, spotte ich und kann nicht fassen, dass wir dieses Gespräch gerade wirklich führen. Was stimmt nicht mit dieser Frau?

»Ich will damit nur sagen, dass unsere Familie genug damit zu kämpfen hat, dass Jamie so auf die Welt gekommen ist. Was siehst du in diesem Mann? Ein Projekt? Jemanden, um den du dich kümmern kannst?«

»Du bist so … argh!« Ich fuchtle wild mit den Händen und bin froh, dass Cameron nichts von diesem Gespräch hören kann, denn meine Mutter scheint sich keinerlei Mühe zu geben, leise mit mir zu sprechen. Aber Monica kann jedes Wort verstehen, und allein dafür würde ich meine Mutter gern eigenhändig rauswerfen.

»Nicht *wir* hatten damit zu kämpfen, dass Jamie gehörlos auf die Welt kam, sondern *du*! Und soll ich dir ein Geheimnis verraten? So perfekt, wie du unsere Familie nach außen hin immer präsentieren willst, ist sie nicht. Dad hat uns verlassen, weil du es nicht zu Hause bei deinem eigenen Sohn ausgehalten hast. Du bist mit deiner eigenen Mutter im Streit auseinandergegangen, kurz vor ihrem Tod. Und jetzt willst du mir vorschreiben, mit wem ich mich treffen darf und mit wem nicht? Weißt du was? Mir reicht's! Nächstes Jahr kannst du Thanksgiving gern bei dir in der Firma feiern!«

»Vergiss nicht, wer hier vor dir steht, Hazel!« Sie erhebt mahnend ihren Finger und sieht dabei so lächerlich unautoritär aus, dass ich lachen könnte, wäre das alles nicht so verflucht traurig. Ich wollte ein schönes Essen mit meiner Familie und Cameron, und jetzt ruiniert sie einfach alles. Aber ich gebe ihr nicht die Genugtuung und fange vor ihr an zu heulen.

»Das vergesse ich nicht, Mom.« Das »Mom« presse ich nahezu hervor. Und dann lasse ich sie im Wohnzimmer zurück, stapfe in den Flur und steuere die Haustür an. Ich muss hier raus, weg von dieser Frau, bevor ich noch etwas Unüberlegtes tue. Camerons Lederjacke hängt an dem Haken der Garderobe, weil ich sie ihm heute zurückgeben wollte. Im Vorbeigehen schnappe ich sie mir, streife sie mir über und stürme nach draußen an die frische Luft.

15

Cameron

Ich musste den Gesprächen während des Essens nicht folgen können, um zu wissen, dass Hazels Mutter sich vollkommen danebenbenommen hat. Vor fünf Minuten ist sie gemeinsam mit ihrer Tochter aus der Küche verschwunden, und seitdem frage ich mich, ob alles okay ist. Dass Hazel nicht das beste Verhältnis zu ihrer Mutter hat, ist mir nicht neu, aber die giftigen Blicke, die sie während der letzten Stunde ausgetauscht haben, gehen weit über harmlose Differenzen hinaus. Meine Mutter lächelt mich aufmunternd an, und ich frage mich, was dieses mitfühlende Funkeln in ihren Augen zu bedeuten hat.

Ich frage sie stumm, was los ist, aber sie greift nur über dem Tisch nach meiner Hand und drückt sie fest. Okay, das ist mehr als seltsam.

Jamie stupst mich von der Seite an und hält sein Glas mit Kindersekt in die Höhe, um mit mir anzustoßen. Also schnappe ich mir mein Wasser und proste ihm zu, auch wenn ich am liebsten das Gespräch zwischen Hazel und ihrer Mutter sprengen würde. Mich lässt das Gefühl nicht los, dass sie ein Problem mit mir hat – und ehrlich gesagt könnte ich es sogar verstehen, wenn sie mich denn kennen würde.

Ich bin nicht gut genug für ihre Tochter, das weiß ich am allerbesten selbst. Nicht, weil ich hörgeschädigt bin, sondern weil ich meinen eigenen Scheiß momentan viel zu wenig im Griff habe. Hazels Essen war wahnsinnig gut, und als mein Blick auf ihren angebissenen Kuchen fällt, muss ich an die flüchtigen Berührungen unter dem Tisch denken. Es fühlt sich jedes Mal viel zu gut an, sie zu berühren, egal ob es zufällig oder gewollt passiert. Früher hatte ich gern Körperkontakt zu anderen Menschen – vor allem zu Frauen -, aber das ist etwas, was sich geändert hat. Außer bei Hazel. Etwas an ihrer ruhigen Art bringt auch den Sturm in mir dazu, sich langsam zu setzen.

Die Blicke von Hazels Großvater und meiner Mutter schießen im selben Moment zur offen stehenden Küchentür, und als ich es ihnen gleichtue, weiß ich auch, wieso. Hazel wischt sich mit den Händen die Wangen trocken, während sie zur Haustür stürmt, ohne einem von uns einen Blick zuzuwerfen. Ein paar Sekunden später betritt ihre Mutter die Küche, aber sie scheint nicht ansatzweise so durch den Wind zu sein wie ihre Tochter, was mich irgendwie wütend macht.

Ich sehe meine Mutter an, und wir verständigen uns lediglich mit unseren Blicken. Das konnten wir schon gut, als ich noch ein kleiner Junge war, und daran hat sich auch nach über zwanzig Jahren nichts geändert. Sie nickt bestärkend, als wolle sie mir sagen, dass ich Hazel hinterhergehen soll. Also springe ich nahezu von meinem Platz auf, greife mir in letzter Sekunde den Teller mit Hazels angebissenem Kuchenstück und folge ihr nach draußen.

Es dämmert inzwischen, und ich bin mir sicher, zu wissen, wo ich sie finde. Als ich das Licht unter der hölzernen Stalltür in den Hof scheinen sehe, wird meine Vermutung bestätigt.

Mit schnellen Schritten lasse ich das Landhaus der Parkers hinter mir und steuere die Scheune an, in der Hazel und ich vor wenigen Wochen zusammensaßen und sie mir ihren Esel Pablo vorgestellt hat. In der ich zum ersten Mal mit ihr geschrieben habe und sie zum ersten Mal mit diesem süßen Cowboyhut gesehen habe, der ihr mehr als nur gut steht.

Ich klopfe sicherheitshalber an, bevor ich den Stall betrete. Hazel sitzt im Stroh neben mehreren gut gefüllten Wassertrögen, und als sie zu mir aufsieht, wischt sie sich erneut mit den Ärmeln ihres Kleides über die feuchten Wangen. Einem Kleid, das sie unter meiner Lederjacke trägt. Natürlich wusste ich, dass sie die Jacke immer noch hat, aber sie darin zu sehen, ist etwas völlig anderes. Und verdammt, es sollte mich nicht derart durcheinanderbringen, sie weinen zu sehen, aber das tut es.

Hazel schürzt die Lippen, und als sie den Teller mit dem Kuchen in meiner Hand sieht, weint sie noch mehr, obwohl ich das genaue Gegenteil damit bezwecken wollte. Sie rutscht ein Stück zur Seite, um mir Platz zu machen, und sobald ich neben ihr im Stroh sitze, lässt sie ihre Stirn gegen meine Schulter sinken, als wäre es das Natürlichste auf der Welt für sie.

Nach ihrem Verschwinden vor zwei Wochen war ich mir

sicher, dass ich sie außerhalb der Kurse nicht wiedersehen würde, und jetzt sind wir einander genauso nah wie an diesem Abend über den Lichtern der Stadt. Zu sagen, dass es sich gut anfühlt, wäre maßlos untertrieben. Ich stelle den Teller vor uns auf dem Boden ab und lege meinen Arm um sie, weil ich glaube, dass sie diese Umarmung gerade dringender braucht als Nervennahrung. Egal, was sie gerade durchmacht, ich werde einfach mit ihr hier sitzen und warten, bis es ihr besser geht. Scheißegal, wie lange es dauert.

Nach einer Weile, in der sich keiner von uns beiden geregt hat, hebt sie den Kopf an und sieht zu mir auf. Und dieser feuchte Schleier, der ihre karamellbraunen Iriden überzieht, trifft mich mitten ins Herz.

»Danke«, flüstert sie, und ich wünschte, ich müsste nicht von ihren Lippen ablesen, um sie verstehen zu können. In diesem Moment würde ich vermutlich alles dafür geben, sie zu hören. Sie ganz normal fragen zu können, was in dem Gespräch mit ihrer Mutter passiert und wieso sie so durch den Wind ist. Aber alles, was mir bleibt, sind ihre Lippen. Lippen, die mir seit Wochen nicht aus dem Kopf gehen. Lippen, von denen ich eindeutig zu oft träume und die ich mir auch tagsüber zu häufig auf meinen eigenen vorstelle. Sie sieht heute genauso umwerfend aus wie an jedem anderen Tag, an dem wir uns gesehen haben, aber dieses Kompliment behalte ich für mich, nachdem ich mich beim letzten Mal so mächtig blamiert habe.

Inzwischen bin ich zwar deutlich sicherer im Gebärden, weil ich seit unserem Date ununterbrochen gelernt habe, aber ich bin nicht hier, um ihr etwas zu beweisen, sondern um für sie da zu sein.

Im Stall riecht es wie beim letzten Mal nach Stroh und Tieren, aber irgendwie macht mir der Geruch nichts aus, vor allem nicht, wenn er sich mit Hazels rosigem Parfum vermischt. Vielmehr ist es, als würden die beiden Düfte zusammengehören. Nachdem ihre Tränen gänzlich versiegt sind und ich das Gefühl habe, dass es ihr etwas besser geht, hole ich mein Handy heraus. Dabei lasse ich sie nicht los, auch nicht, als ich eine neue Notiz erstelle und ihr schreibe.

Du musst nicht darüber reden, aber du kannst,
wenn du willst.

Sie zögert, bevor sie mir das Handy abnimmt und antwortet. Ihre schmalen Finger rasen über die Tastatur meines Handys, und ich könnte ihr auch die ganze Nacht beim Schreiben zusehen. Vor allem, weil ich es ziemlich süß und ziemlich umwerfend finde, wie sie ihre Lippen zu dem Text bewegt, den sie tippt. Als würde sie ihn beim Schreiben laut vorlesen.

Meine Mutter war mal wieder in ihrem Element
und hat den ganzen Abend ruiniert. Erst hat sie
beim Essen auf mir herumgehackt, und dann
hat sie allen Ernstes die Dreistigkeit besessen,
mir zu sagen, dass ich mir doch bitte einen
Freund angeln soll, der hören kann.

Autsch. Jetzt verstehe ich auch die Blicke meiner Mutter und das anschließende Händetätscheln. Zum Glück ist es mir egal, was Hazels Mutter von mir hält. Nach allem, was sie mir bereits über diese Frau erzählt hat, ist es mir nicht wichtig, bei ihr zu punkten.

Du könntest ihr sagen, dass ich dafür der beste Zuhörer bin, den es gibt. ;), antworte ich direkt unter ihren Text. Und so füllt sich nach und nach die Notiz mit unseren Worten, während ich sie weiterhin an mich gedrückt halte. Wir sitzen im Stroh, die Halme kratzen unangenehm auf meinen nackten Unterarmen, aber das ist mir egal. Mit ihr würde ich auch in einem Haufen Nadeln sitzen.

> *Sie macht mich einfach so unsagbar wütend, Cameron. Wieso ist sie überhaupt hergekommen, wenn sie ohnehin nur für Streit sorgen will? Dann hätte sie auch arbeiten gehen können. Ein lächerlich naiver Teil in mir hat tatsächlich geglaubt, dass sie sich ändern will*

Wieder rollt eine Träne über ihre Wange, und ich wünschte, ihre ignorante Mutter könnte den Schmerz ihrer Tochter so roh und ungefiltert sehen wie ich in diesem Moment.

> *Manche Menschen brauchen das Drama in ihrem Leben. Aber eins muss ich dir schweren Herzens sagen: Dafür, dass deine Mutter die Gründerin der Manierenpolizei ist, hat sie verdammt wenig Anstand. Wie zur Hölle ist sie*

nur an diesen Posten gekommen? Hat sie jemanden bestochen?

Ich kann Hazels Lachen spüren, weil sie mir so nah ist. Inzwischen hat sie ihr rechtes Bein über mein linkes geschwungen, und ich nutze den Moment, um die Hand, mit der ich nicht schreibe, auf ihren Oberschenkel zu legen. Die Geste ist zu intim für eine Freundschaft, aber inzwischen sollte auch Hazel klar sein, dass ich nicht nur ihr Freund sein will.

Manchmal frage ich mich, ob sie dieses Wort überhaupt kennt. Es tut mir leid, dass ich dir und deiner Mom so ein Thanksgiving zugemutet habe. Ihr könnt euch sicher etwas Besseres vorstellen als das hier.

Entschuldigend sieht Hazel zu mir auf und schürzt ihre Lippen, während ich es in vollen Zügen genieße, wie natürlich sie sich mir zeigt. Da ist keine Maske, die ihre Gefühle verdeckt, kein Make-up, das die Schatten unter ihren Augen kaschiert. Da ist nur sie. Ich wende den Blick nicht von ihr ab, auch dann nicht, als ich ihr das Handy abnehme und antworte.

Ehrlich gesagt kann ich mir gerade nichts Besseres vorstellen

Und es ist die Wahrheit. Meine Mom kommt klar, das weiß

ich. Sie schien sich super mit Jamie und ihrem Großvater zu verstehen, also habe ich auch kein schlechtes Gewissen, sie mit ihnen allein gelassen zu haben. Lediglich die Gesellschaft der Parker-Hexe tut mir leid. Hazel versinkt in unserer Notiz, versackt in meinen Worten und kuschelt sich noch etwas dichter an mich. Derweil ziehe ich auch ihr zweites Bein über meinen Schoß und male kleine Wellen auf ihre dunkelbraune Strumpfhose.

Danke. Dafür, dass du noch mit mir redest,
obwohl ich mich letztens wie die Idiotin des
Jahrtausends benommen habe

Hazel drückt mir wieder das Handy gegen die Brust, und ich weiß nicht, ob ich sie fragen soll, was los war. Ich will sie auf keinen Fall wieder von mir stoßen, indem ich etwas mache, das sie einengt. Ich weiß, wie Menschen aussehen, die vor etwas davonrennen, immerhin bin ich selbst einer von ihnen. So gern würde ich ihr sagen, dass ich sie verstehen kann, aber dafür müsste ich eine Kiste in mir öffnen, die ich so sorgsam verschlossen habe, dass ich nicht weiß, ob ich sie je wieder aufbekomme. Weil ich noch nicht geantwortet habe, schnappt Hazel sich wieder das Handy und erweitert das Gespräch in unserer Notiz.

Ich bin nicht davongelaufen, weil ich nicht bei
dir sein wollte. Es war nur auf einmal so viel,
weißt du? Ich war nie ohne meinen Ex-Freund an
diesem Platz, und als du mich dann in den Arm

genommen hast, haben zwei Gefühle in mir Tauziehen gespielt. Auf der einen Seite wollte ich dich so gern küssen, und auf der anderen Seite habe ich es mir verboten, weil es immer unser *Platz war. Keine Ahnung, ob du meinen Worten folgen kannst, aber du sollst wissen, dass es nichts mit dir zu tun hatte. Du warst perfekt. Genau wie dieses Date.*

Fuck. Ich habe keine Ahnung, woher diese Frau kommt, aber von dieser Erde ganz sicher nicht. Ihre Körperwärme verbindet sich mit meiner, und zu sehen, mit welcher Selbstverständlichkeit sie meine Lederjacke trägt, macht mich irgendwie stolz.

Du wolltest mich also küssen?, frage ich mit einem Schmunzeln auf den Lippen, auch wenn ich weiß, dass hinter ihren Worten viel mehr steckte als diese Kernbotschaft. Aber ich merke, wann ein Mensch bereit zum Reden ist, und sie ist es noch nicht.

Vielleicht wird sie es irgendwann sein, vielleicht wird sie mir eines Tages mehr über ihren Ex-Freund erzählen, aber dieser Tag ist nicht heute, und das ist okay. Ehrlich gesagt kann ich mir gerade auch eintausend schönere Dinge vorstellen.

Hazel fährt sich mit der Hand über das Gesicht, bevor sie antwortet.

Vielleicht?

Sie versucht, Unsicherheit auszustrahlen, aber ihr Blick ist ziemlich entschlossen.

Und du hast es nicht getan, weil es euer Ort war, richtig?

Sie nickt und sieht erneut zu mir auf. Unsere Münder sind einander auf einmal viel näher als eben noch. Bin ich dichter an sie herangerutscht oder sie an mich? Ich weiß es nicht, aber Fakt ist, dass es noch lange nicht nah genug ist. Ihr lieblicher, rosiger Duft vernebelt vollkommen meinen Verstand, als ich zu schreiben beginne.

Was ist mit diesem Ort hier? Mit dieser Scheune? Verbindest du sie auch mit ihm?

Einerseits habe ich Angst vor der Antwort, auf der anderen Seite würde ich sie am liebsten sofort aus ihr herauskitzeln.

Nein.

Ein Glück.

Darf ich dann etwas probieren?

Wieder blicken wir einander an, doch dieses Mal sehen wir uns nicht direkt in die Augen, sondern fixieren unsere Lippen. Lippen, die sicher perfekt harmonieren würden. Münder, die nichts sehnlicher wollen als diesen verdammten Kuss.

Hazel haucht ein »Ja«, und ehe ich einen Rückzieher machen kann, um sie zu schützen, lasse ich mein Handy ins Stroh fallen, schiebe eine Hand in ihren Nacken und überbrücke die letzte Distanz zwischen uns. Mit der anderen Hand ziehe ich sie auf meinen Schoß, sodass sie rittlings auf mir sitzt, und küsse sie. Zum ersten Mal außerhalb meiner Vorstellung.

Hazel schiebt sich noch dichter an mich heran und krallt sich in den Kragen meines schwarzen Hemdes, während ich ihre Lippen mit meinen erkunde. Meine Zunge tastet sich langsam vor, und als sie ihren Mund öffnet und ihr heißer Atem auf meinen trifft, wird der Kuss entschlossener. Ich packe ihren Nacken etwas fester, darauf bedacht, ihr nicht wehzutun, und grabe meine andere Hand tiefer in ihr Becken. Und Scheiße, sie so zu küssen, ihre Mitte an meinem Schritt zu spüren, lässt mich umgehend hart werden.

Ich atme ihre Luft ein und sie meine, während unsere Zungen im perfekten Takt miteinander tanzen. Einige Strähnen lösen sich aus ihrem geflochtenen Zopf und fallen auf ihre Schultern, während sie ihre Hände ebenfalls in meinen Nacken legt und mich noch gieriger küsst. Mit jeder Sekunde, die wir so intim miteinander verbringen, werde ich noch härter, und es fällt mir verdammt schwer, sie nicht zu packen, ins Stroh zu legen und mich zwischen ihre Beine zu schieben. Hazel schmeckt nach dem Dessert, welches mittlerweile völlig in Vergessenheit geraten ist, und ich bin mir sicher, dass ich in meinem Leben noch keine Frau auf diese Weise geküsst habe.

Es gab viele vor ihr, weil ich vor meinem Eintritt in die Army nicht gerade sparsam mit Verabredungen umgegangen bin. Aber das hier ist mir völlig neu. Dieses Zittern meiner Finger, dieses schnelle Heben und Senken meines Brustkorbes, dieses Kribbeln in meinem Bauch. Und ich bin mir sicher, dass ich noch nie so sehr mit einer Frau schlafen wollte wie in diesem Moment mit ihr.

Ich weiß nicht, wie lange wir uns noch küssen, aber ich könnte ewig so weitermachen. Und als Hazel sich irgendwann von mir löst und ich auf ihre leicht geschwollenen Lippen hinabsehe, schießen Bilder in meinen Kopf, auf denen wir beide keine Klamotten mehr tragen. Hazels Finger gleiten zu ihrem Mund, als müsse sie sichergehen, dass das hier gerade wirklich passiert ist. Schweren Herzens lasse ich sie von meinem Schoß krabbeln und nach meinem Handy im Stroh suchen. Die Zeit, in der sie mir schreibt, nutze ich, um meinen verfluchten Ständer in den Griff zu bekommen. Vergeblich. Es ist, als säße sie immer noch auf mir. Die Chance, dass sie ihn nicht bemerkt haben könnte, geht gegen null. Und im Grunde genommen ist es mir auch egal, sie soll wissen, was sie mit mir macht.

Sie legt mir das Handy in die Hand und beobachtet mich beim Lesen.

Ich schätze, jetzt werde ich niemals einen
anderen Mann in dieser Scheune küssen können,
ohne dabei an dich zu denken

Meine Mundwinkel zucken, weil ich genau darauf abgezielt habe.

Vielleicht will ich ja gar nicht, dass da jemals ein anderer Kerl sein wird, antworte ich und klinge dabei vielleicht etwas zu besitzergreifend, aber im Moment kommt mir der Gedanke, dass sie das hier mit einem anderen teilen könnte, unerträglich vor. Hazels Wangen sind gerötet, und jetzt, da ich weiß, wie weich ihre Lippen sich anfühlen, fällt es mir wahnsinnig schwer, die Finger bei mir zu behalten.

Vielleicht will ich das ja auch nicht, erwidert sie. Inzwischen haben wir dieselbe Position wie zuvor eingenommen, und ich wünschte, wir könnten einfach den Rest des Abends hier im Stroh verbringen. Ich sehe sie viel lieber strahlend als weinend.

Dann erinnere ich mich daran, dass ich ihren Kuchen mit nach draußen genommen habe, schnappe mir den Teller, lehne mich wieder zurück und trenne das erste Stück ab. Anschließend halte ich ihr die Gabel hin und beobachte sie beim Kauen. Selbst das sieht an ihr hinreißend aus. Shit. Ich bin eindeutig zu einem liebeskranken Trottel mutiert … und ich will rein gar nichts daran ändern.

Während sie den Bissen herunterschluckt, genehmige ich mir selbst ein Stück, und so sitzen wir schweigend nebeneinander und essen den Teller leer. Wie vor zwei Wochen im Flowerpower und doch so anders.

Hazel wischt sich mit dem Daumen ein paar Krümelreste von den Lippen, bevor sie sich umdreht, ihren Kopf auf meinen Schoß – verdächtig nahe an meiner abklingenden Erektion – bettet und zu mir aufsieht. Dann schreibt sie mir wieder.

Ich habe übrigens von meiner besten Freundin zwei Eintrittskarten für ein Konzert von Crashing December geschenkt bekommen. Das Konzert ist in zwei Wochen, und ich weiß, dass es sich vielleicht komisch anhört, wenn ich dich frage, ob du mich begleiten willst. Aber Jamie liebt Konzerte, obwohl er nichts hören kann. Er sagt immer, dass man die Musik durch den Bass spürt und dass es trotzdem cool ist, deshalb dachte ich … dass ich dich einfach frage.

Kurz steigt ein bitteres Gefühl in mir auf, das ich nicht richtig einsortieren kann. Ich war früher gern auf Konzerten, und das weiß Hazel, aber ich habe keine Ahnung, wie ich es genießen soll, wenn ich nichts hören kann. Aber die Aussicht auf einen gemeinsamen Abend mit ihr wischt alle Zweifel innerhalb von Sekunden fort.

Ich begleite dich gern. Außerdem ist die Band ziemlich cool

Das folgende Strahlen ist die beste Belohnung überhaupt. Scheiße, ich würde auch mit ihr in die Oper gehen, obwohl ich mir nichts Langweiligeres vorstellen kann. Meine Mutter liebt Opern und hat mich damals zweimal mitgeschleppt, und beide Male waren für mich grässlich. Aber zur Not kann ich meine Zeit auf dem Konzert auch einfach dafür nutzen, sie anzusehen, so wie jetzt. Wie sie auf meinem Schoß liegt, gehüllt in meine Jacke, mit einer Hand über ihrem Herzen und der anderen, die im Stroh spielt. Die Blase, in der wir uns befinden, fühlt sich viel zu gut an, als dass ich sie je wieder verlassen will, aber wir wissen beide, dass wir uns nicht ewig hier draußen verstecken können.

»Wir sollten reingehen«, sagt Hazel, und ich kann jedes Wort so deutlich erkennen, als wären ihre Lippen erschaffen worden, um von mir gelesen zu werden.

»Sollten wir«, antworte ich lautlos. »Du hast da noch ein paar Krümel am Mund.« Was eiskalt gelogen ist, aber ich nutze den Vorwand, um mich zu ihr nach unten zu beugen, meine Hand wieder in ihren Nacken zu schieben und ihren Kopf anzuheben, bis unsere Münder erneut kollidieren. Wir küssen uns langsam, fast, als würden sich unsere Lippen gegenseitig streicheln. Als wir uns voneinander lösen, forme ich mit meinem Mund ein »Happy Thanksgiving«. Und dabei wird mir klar, dass ich trotz all der Scheiße, die mir in den letzten Monaten passiert ist, verdammt viele Dinge habe, für die ich dankbar sein kann. Mir wurde im Krieg nicht nur mein Gehör genommen, mir wurden auch Menschen entrissen. Und gleichzeitig wurde mir Hazel Parker geschenkt.

16

Cameron

Andrew hockt jetzt schon seit fünf Stunden auf meinem Sessel im Wohnzimmer und zieht sich eine Folge *Better Call Saul* nach der anderen rein. Er hat die Untertitel für mich angeschaltet, damit ich ihm Gesellschaft leisten kann. Stattdessen habe ich mich an den Esstisch verzogen, um mich an einer neuen Zeichnung zu versuchen. Ich könnte mich ohnehin nicht auf die Serie konzentrieren. Ein Motiv geht mir seit Wochen nicht aus dem Kopf, und wenn ich es nicht langsam aufs Papier bringe, werde ich noch wahnsinnig. Manche Dinge wollen einfach rausgelassen werden, so war es mit mir und der Kunst schon immer.

Ich sitze gerade an der Ausarbeitung der Silhouette, als Andrew mich mit einem Kissen bewirft. Das ist seit Neuestem seine Art und Weise, mir auf die Eier zu gehen. Genervt blicke ich auf und sehe meinen besten Kumpel mit schmalen Augen an. In der einen Hand hält er die Fernbedienung, in der anderen sein Handy. Letzteres schüttelt er demonstrativ, damit ich auf mein Smartphone schaue.

Andrew: Wann startet das Konzert, Bro?

Cameron: In zwei Stunden.

Als ich Andrew erzählt habe, dass ich mit Hazel auf das Crashing-December-Konzert gehe, hat er mich nahezu angefleht, ihn mitzunehmen. Und dabei ist mein bester Freund eigentlich kein Rockfan, stattdessen quält er sein Trommelfell regelmäßig mit House. Deshalb bin ich mir ziemlich sicher, dass er aus einem anderen Grund mitkommen will: um Hazel unter die Lupe zu nehmen.

Andrew: Also schaffe ich noch zwei Folgen. Cool. Ich kann übrigens immer noch nicht fassen, dass du ihr zugesagt hast. Also nicht falsch verstehen, ich finde es super, aber ich habe dich monatelang belagert, und du wolltest nicht mal mit mir in eine Bar gehen.

Weil ich keine Lust habe, ihm mein Herz auszuschütten und ihm zu erklären, wieso ich Hazel zugesagt habe – denn ehrlich gesagt weiß ich es selbst nicht wirklich –, widme ich mich wieder meiner Zeichnung. Aber diese Rechnung habe ich ohne Andrew gemacht, der sich jetzt über den Tisch beugt, mein halb fertiges Werk betrachtet und seine Hand in der Chipstüte verschwinden lässt, die er vom Sofa mitgebracht hat. Er schiebt sich den Mund so voll, dass ein paar Krümel auf sein viel zu buntes Hawaiihemd fallen. Er will gerade nach dem Papier schnappen, als ich seine Hand wegschlage.

Cameron: Deine Finger sind fettig, Alter. Weg von meiner Zeichnung!

Andrew klemmt sich die Chipstüte unter den Arm, wischt sich die Finger an den karierten Shorts ab und antwortet mir kauend.

Andrew: Willst es wohl der Kleinen schenken, was? Das ist sie doch, oder?

Cameron: Wolltest du nicht noch zwei Folgen BCS schaffen, bevor wir uns auf den Weg machen?

Ich sende ein Engel-Emoji hinterher und bete dafür, dass mein bester Freund nicht weiter nachhakt. Im Grunde genieße ich seine Anwesenheit, und in letzter Zeit hängt er wie früher oft bei mir ab, was sich herrlich normal und vertraut anfühlt, aber wenn man ständig aufeinanderhockt, geht man einander irgendwann unweigerlich auf den Sack. Er studiert Betriebswirtschaft, was man ihm auf keinen Fall ansehen würde, und jobbt dreimal in der Woche abends in einem Club an der Bar. Aber da er gerade vorlesungsfrei hat, ist er tagsüber von Langeweile geplagt und will von mir bespaßt werden.

Andrew: Hast recht. Aber du kannst nicht leugnen, dass du auf deine scharfe Lehrerin stehst. Und ich freu mich schon drauf, sie heute kennenzulernen.

Könnten meine Augen Laserstrahlen schießen, wäre Andrew spätestens jetzt ein Haufen Asche. Und während er Anlauf nimmt, zurück aufs Sofa springt und auf die Playtaste der Fernbedienung drückt, setze ich mich wieder an Hazels Silhouette. Ich weiß nicht, ob ich ihr das Bild eines Tages schenke oder nicht … aber ich muss es einfach aufs Papier bringen, bevor ich vollkommen durchdrehe. Denn mich lässt das Gefühl nicht los, dass dieses Bild mein bestes seit Langem werden könnte.

• • •

Hazel und ich haben uns um neunzehn Uhr vor dem Beaumont Civic Center verabredet, und als Andrew endlich einen Parkplatz gefunden hat, der nicht meilenweit von der Halle entfernt ist, bleiben mir noch zwei Minuten. Keine Ahnung, wieso es mir so wichtig ist, auf die Sekunde pünktlich zu sein, aber so ist es.

Andrew hat sich nicht umgezogen, er trägt immer noch sein flatterndes Hawaiihemd und dazu die schwarz-weiß karierten Shorts. Seine Haare trägt er heute nicht zu einem Bun nach oben gebunden, sondern offen, sodass die blonden Spitzen auf seine Schultern fallen. Schon von Weitem sehe ich die riesige Schlange vor dem Civic Center, was in Anbetracht der Band, die hier heute spielt, kein Wunder ist. Crashing December stürmt seit einem Jahr die amerikanischen Charts, und ohne Hazels Kontakte zur Band hätten wir sicherlich gar keine Tickets bekommen, weil solche Shows immer in Rekordschnelle ausverkauft sind.

Ich habe mich im Gegensatz zu Andrew für eine schwarze Chino und ein dunkelgraues Hemd entschieden, dessen Ärmel ich bis zu den Ellbogen nach oben gekrempelt habe. Noch könnte ich es mir anders überlegen und wieder nach Hause gehen, um mich erneut meiner Zeichnung zu widmen. Noch könnte ich verhindern, dass ich gleich in diese Halle gehe und mir wie der letzte Volldepp vorkomme, weil ich tatsächlich ein Konzert besuche. Zeitgleich kommen mir wieder Hazels Worte in den Sinn, darüber, wie sehr Jamie Konzerte liebt und dass er die Musik nicht hören, aber spüren kann. Also gebe ich der Sache wenigstens eine Chance, schaden kann es schließlich nicht.

Als Andrew und ich die Straße überqueren, sehe ich Hazel bereits von Weitem. Sie trägt ein schwarzes Kleid, das bis zur Taille eng anliegt und ab dort in einem fließenden Stoff bis zur Mitte ihrer Oberschenkel reicht. Über dem Kleid hat sie eine dünne Spitzenjacke an, und ihre Füße stecken in braunen Cowgirlstiefeln. Ihre Haare hat sie heute zum ersten Mal, seit ich sie kenne, geglättet, sodass sie ihr bis zur Taille fallen.

Long Story short: Sie sieht umwerfend aus.

Neben ihr tummeln sich zwei weitere Leute. Eine blonde Frau im Rollstuhl und ein ebenfalls blonder Kerl, der Hazel um fast zwei Köpfe überragt. Er trägt eine Lederjacke mit bunten Aufnähern auf dem Rücken und Nieten an den Seiten und für meinen Geschmack etwas zu stark zerrissene Jeans. Da Hazel mir bereits von ihren Freunden erzählt hat, schätze ich, dass die beiden Sky und Carter sind.

Als Hazel uns entdeckt, winkt sie uns euphorisch zu ihrer Truppe heran, und in mir erwacht plötzlich eine Unsicherheit, die ich nicht von mir gewohnt bin. Soll ich sie umarmen? Sie küssen? Wie zur Hölle macht man das noch mal? Seit unserer Kuss-Session auf der Farm haben wir uns noch ein paar Mal gesehen, und jedes Mal haben wir dort weitergemacht, wo wir an Thanksgiving aufhören mussten, aber heute treffen wir uns zum ersten Mal im Beisein unserer Freunde, und das ändert irgendwie alles. Weil ich nicht weiß, was sie ihren Freunden über uns erzählt hat, und ich selbst Andrews Fragen ständig aus dem Weg gehe.

Hazel nimmt mir die Entscheidung schließlich ab, als sie auf mich zutritt, ihre Arme um meinen Nacken schlingt und mir einen Kuss auf den Mundwinkel drückt. Nicht zu offensichtlich, aber doch offensichtlich genug. Ich schiebe meine Hände in ihren Rücken, ziehe sie noch etwas dichter an mich heran und gebe ihr anschließend einen Kuss auf die Schläfe. Dann begrüße ich ihre Freunde, während Andrew Hazel das Ohr abkaut. Ich bin ziemlich erleichtert darüber, nicht mitanhören zu müssen, was er ihr zu sagen hat. Ich liebe Andrew Miller, aber die Zeit, in der ich ihn als meinen Wingman haben wollte, ist schon gute zehn Jahre her. Aus gutem Grund. Er sagt nicht selten Dinge, die jegliche Grenzen des Erträglichen sprengen.

Hazel unterhält sich ganz natürlich mit allen in der

Runde, denkt dabei aber jedes Mal daran, ihre Worte durch die passenden Gebärden zu unterstreichen. Ein paar Fetzen bekomme ich so immerhin mit, auch wenn ich irgendwann den Faden verliere.

Ihre beste Freundin Sky strahlt mich immer wieder – wenig heimlich – an, und etwas an ihrem Grinsen ist ziemlich ansteckend. Da weder sie noch Carter gebärden können und Andrew gerade erst anfängt, ein paar Grundlagen für mich und Mom zu lernen, kann ich mich bei den Gesprächen nicht wirklich einklinken, aber das ist okay. Zu sehen, wie Hazels braune Augen strahlen und wie viel Spaß sie hat, reicht mir vorerst.

Zehn Minuten später beginnen die Türsteher den Einlass, und als wir schließlich an der Reihe sind, atme ich tief durch. Es ist nur ein Konzert, das maximal zweieinhalb Stunden dauern wird. Sollte es für mich ein Reinfall sein, werde ich es irgendwie überstehen und in Zukunft solche Veranstaltungen meiden, ganz einfach.

Im Inneren des Civic Center herrscht bereits reges Treiben. Die meisten Gäste tummeln sich an den verschiedenen bunt beleuchteten Bars und stimmen sich mit ein paar Drinks auf den Abend ein, während wir uns einen Platz links vor der Bühne sichern.

Ich fahre innerlich und äußerlich zusammen, als mir jemand seine Hand auf die Schulter legt. Scheiße, ich hasse es, wenn sich jemand an mich heranschleicht, aber hier zwischen den siebentausend Menschen, die bald die Halle gefüllt haben werden, komme ich um ungefragte Berührungen wohl nicht herum. Und als ich sehe, dass die Hand Andrew gehört, entspanne ich mich. Er hat uns beiden Drinks besorgt, aber ich habe heute keine Lust auf Alkohol, also winke ich nur ab. Dafür nimmt Carter den Drink an, und die beiden prosten sich zu.

Hin und wieder streifen Hazels Finger meine, manchmal verhaken wir sie miteinander, um sie anschließend wieder loszulassen, als wären wir Teenies, die nicht genau wissen, wie sie sich in der Öffentlichkeit verhalten sollen. Und dabei würde ich am liebsten jedem der siebentausend Menschen hier drin zeigen, dass ich mit dieser Wahnsinnsfrau ausgehe.

Andrew stupst mich jetzt von der Seite an, und als ich ihm ins Gesicht sehe, zwinkert er mir wissend zu. »Ich mag sie!«, sagt er, und ich kann nicht verhindern, ebenfalls zu lächeln. Natürlich mag er sie, und eigentlich hatte ich auch keinen Zweifel daran, aber es bedeutet mir trotzdem viel.

Der Saal füllt sich jetzt immer schneller mit den unterschiedlichsten Menschen. Das Publikum ist so bunt gemischt, dass jede Altersgruppe vertreten ist. Manche Mädels sehen so jung aus, dass sie sicher eine Erlaubnis ihrer Eltern für den Eintritt brauchten, andere wiederum scheinen weit über sechzig zu sein. Und ich mag diese Mischung, weil sie mir das Gefühl gibt, nicht vollkommen fehl am Platz zu sein.

Als das Deckenlicht schließlich ausgeht und dafür blaue Scheinwerfer die Bühne beleuchten, spüre ich unter meinen Fußsohlen, wie sehr die Masse tobt. Mein Blick gleitet über all die Gesichter, die uns umgeben und in gewisser Hinsicht einkesseln. Hinter und neben uns stehen überall Leute, sodass man sich erst mal einen Weg durch die Menge bahnen müsste, um hier wieder rauszukommen.

Nebel wabert inzwischen über die Bühne, und mir wird immer heißer in diesem Hemd, das ich am liebsten aufknöpfen und ausziehen würde. Ich beginne wie verrückt zu schwitzen, und ich habe keine Ahnung, ob es an dem fehlenden Sauerstoff in dieser Halle liegt oder an der Nervosität, die mich seit heute Morgen begleitet. Die Bandmitglieder betreten die Bühne, einer nach dem anderen, und sorgen dafür, dass die Leute ihre Arme in die Luft heben und noch mehr ausrasten. Vor allem, als der Bandleader ans Mikrofon tritt, flippen die Menschen um mich herum vollkommen aus. Mein Blick gleitet zu Sky und Carter, die sich etwas zurufen und dann strahlend Richtung Bühne blicken. Anschließend schaue ich Hazel an, die ihre Hände zu einem Megafon formt und sicherlich genauso schön jubelt, wie ich es mir gedanklich ausmale. Wie ihre Stimme wohl klingt? Ob sie hell oder dunkel ist? Zart oder eher rau? Ich könnte sie fragen, aber ich will nicht wie ein Vollidiot wirken. Ich gehe einfach davon aus, dass sie wunderschön klingt, und das reicht mir als Antwort.

Als das Konzert offiziell beginnt, weiß ich, was Hazel meinte. Ich spüre die Musik, auch wenn ich sie nicht hören kann. Der Bass zieht wie eine Welle durch meinen Körper, beginnend an meinen Zehenspitzen, endend an meiner Scheitelkrone. Die Stimmung heizt sich immer weiter auf, und mit jedem Song, den die Band zum Besten gibt, drängeln sich die Leute von hinten weiter nach vorn. Irgendwann schieben sie sich so penetrant gegen uns, dass ich Hazel vor mich ziehe, um ihr Schutz zu bieten, damit sie sich auf das Konzert konzentrieren kann. Ihr Körper so dicht an meinem beruhigt mich auf eine Weise, die nicht mal Lorazepam bei mir auslöst. Nach meiner Verletzung habe ich viele dieser Tabletten geschluckt und spreche daher aus Erfahrung.

Das Licht wechselt ständig seine Farbe. Mal wird der Saal in ein dunkles Blau, mal in ein tiefes Rot und dann wieder in ein helles Silber getaucht. Andrew scheint das Konzert in vollen Zügen zu genießen, und ich werde ihn ewig damit aufziehen, weil er dieser Musikrichtung nie etwas abgewinnen konnte und sich jetzt wie ein kleines Groupie aufführt.

Hazel bewegt sich intuitiv zur Musik, tanzt dicht an meinem Körper, soweit es der begrenzte Platz zulässt, und wirft mir hin und wieder einen unwiderstehlichen Blick über die Schulter zu. Und zu sehen, wie sehr sie diesen Abend genießt, macht mich glücklich, auch wenn ich den Sound der Gitarren gerade mehr denn je vermisse. Ich vermisse es, wie sich die Musik zum Refrain hin aufbauscht, immer schneller und lauter und heftiger wird. Ich vermisse es, schräg den Text mitzusingen. In regelmäßigen Abständen drücken sich wieder Leute gegen uns, und ich versuche, Hazel so gut es geht von der Meute abzuschirmen, aber irgendwann drängt sich das Publikum zu hart nach vorn. Es wird immer enger, und ich schwitze immer stärker.

Als dann auch noch das Licht zurück ins Rot wechselt, wird mir alles zu viel. Zu eng. Zu intensiv. Meine Atmung flacht ab, und ich balle meine Hände zu Fäusten, um der Überforderung den Kampf anzusagen, aber ich bin machtlos.

Ich schließe die Augen, während die Leute zu pogen beginnen. Sie springen von links nach rechts, von hinten nach vorn und wieder zurück. In der Mitte des Publikums hat sich ein Pulk aus Menschen gebildet, die sich in alle Richtungen schubsen, und plötzlich bin ich nicht mehr wirklich da.

Ich befinde mich nicht mit Hazel und Andrew in einer zivilisierten Konzerthalle, sondern bin weit weg. Weit weg von diesem Ort, der sicher ist. Von diesem Platz, an dem mir nichts etwas anhaben kann. Wieder wird alles vom Rot verschluckt, und ich merke, wie mir das Blut in den Ohren rauscht.

Atmen, Cameron.

Alles ist gut.

Du bist nicht mehr im Krieg.

Du bist hier.

Und du bist sicher.

Aber mein Körper scheint meinen Gedanken keinen Glauben zu schenken, denn er rutscht immer tiefer in den Automatismus ab. Meine Hände schwitzen stärker, mein Herz rast, als wäre ich auf der Flucht. Und im Grunde genommen bin ich das auch. Seit Monaten fliehe ich vor diesen Bildern, vor diesen Gefühlen, vor diesen Erinnerungen. Ich renne vor ihnen weg, weil ich sie nicht ertrage. Aber gerade holen sie mich zum ersten Mal seit Wochen wieder ein, und das fühlt sich beschissen an.

Wir werden inzwischen alle von links nach rechts geschubst, und während die anderen den Spaß ihres Lebens haben, will ich einfach nur hier raus. Ich will nicht mehr dieses grässliche Rot sehen, das mich ohnehin viel zu oft in meinen Träumen verfolgt.

Ich will nicht mehr die Erschütterungen unter mir spüren, die mich an das Detonieren von Bomben erinnern. Ich will keine Hände mehr auf mir haben, keinen fremden Atem in meinem Nacken.

Meine Augen halte ich geschlossen, um den Flashbacks zu entkommen, die ich so sicher in mir verstaut hatte. Die ich in diesen stählernen Tresor gesperrt hatte, damit sie mich nicht mehr jede Nacht aus dem Schlaf reißen.

Meine Lungenflügel geben alles, um meinen Körper mit Sauerstoff zu versorgen, aber jeder Atemzug fühlt sich an, als würde ich Staub einatmen. Wüstensand. Ascheregen. Den Geruch von verbranntem Fleisch, Blut und angesengten Uniformen. Ich höre keine Musik, aber die Schreie meiner Kameraden, sie sind wieder da. Und sie sind lauter denn je. Drücken mir die Luft ab, verschnüren meine Kehle und lassen meinen Schädel explodieren.

Das Lied scheint immer noch nicht zu Ende zu sein, denn die Leute wollen sich einfach nicht beruhigen. Und ich weiß, dass mir nur zwei Möglichkeiten bleiben. Entweder ich stehe das hier irgendwie durch, oder ich tue das, was für mich am besten ist, und verschwinde von hier.

Inzwischen haben uns die Leute so durcheinandergeschubst, dass Hazel nicht mehr vor mir und Andrew nicht mehr neben mir steht. Ich muss in den letzten Minuten einige Reihen zurückgefallen sein, denn ich entdecke die beiden weiter vorne, wild tanzend und mit breitem Grinsen auf den Gesichtern. Derweil weiche ich immer weiter zurück, spüre Ellbogen, die mich treffen, Füße, die auf meine treten, und Menschen, die mich verschlucken. Und als ich es keine Sekunde länger aushalte, drehe ich mich um und kämpfe mich durch das Publikum Richtung Ausgang. Ich schiebe die Leute zur Seite, bahne mir einen Weg aus diesem Strudel heraus und kann erst wieder freier atmen, als ich an der frischen Luft bin.

Inzwischen hat es angefangen zu regnen. Es ist kein Nieseln, sondern Starkregen, der die Straßen mit einem Wasserfilm bedeckt und meine Klamotten innerhalb von Sekunden durchnässt.

Und ich genieße diese Nässe.

Das Wasser, das die Flammen in mir löscht.

Flammen, von denen ich dachte, dass ich ihnen entkommen könnte, wenn ich sie nur konsequent genug ignoriere.

Wie falsch ich doch lag.

17

Hazel

Ich genieße jeden einzelnen Song dieses Konzerts, jede Drehung, jedes Wort, das ich mitsinge, bis mir die Stimmbänder wehtun. Seit Masons Tod habe ich mich in der Öffentlichkeit nicht mehr so ausgelassen und frei gefühlt habe. Mit geschlossenen Augen hüpfe ich zu einem meiner Lieblingssongs, spüre, wie ich von Sekunde zu Sekunde mehr ins Schwitzen gerate, und doch will ich nicht aufhören zu tanzen.

Das heißt, wäre durch das Pogen und Schubsen der Leute unsere Gruppe nicht auseinandergerissen worden. Denn mir fehlt Camerons Nähe, mir fehlt es, dass er mich schützend umschließt, damit ich das Konzert ungestört genießen kann. Mir fehlen seine Hände, die über meine Arme fahren und mich mit einer Gänsehaut beschenken.

Als die Band schließlich ›September Skies‹ anspielt, gröle ich noch lauter als zuvor, weil ich ganz genau weiß, welche Bedeutung dieser Song hat. Vor einem Jahr war ich mit Sky zum ersten Mal auf einem Konzert der Band, und ganz am

Schluss hat Isaac Walker einen neuen Song vorgestellt. Einen Song, der, wie sich herausstellte, von Carter in seiner Zeit in London geschrieben wurde. Für meine beste Freundin. Für seine beste Freundin. Für die beste beste Freundin auf dem ganzen Planeten. Denn das ist sie. Skylar Campbell ist die reinste Seele, die ich kenne. Ein Mensch, der seine eigenen Bedürfnisse viel zu oft hintanstellt, um sich für andere zu opfern.

Freudig stoppe ich meine Sprünge, weil der Song ruhigerer Natur ist, suche meine beste Freundin ganz vorn im Saal und muss mir ein Kichern verkneifen, weil sie in eine wilde Knutscherei mit Carter abgedriftet ist. Umgehend beginnen meine eigenen Lippen zu prickeln, weil ich Cameron küssen will. Genau genommen will ich seit Thanksgiving nichts anderes mehr tun. Doch als ich mich in der Menge hinter mir nach ihm umsehe, entdecke ich ihn nirgends.

Andrew erspähe ich zwei Meter rechts hinter mir, aber von Cameron scheint jede Spur zu fehlen. Wurde er während der letzten drei Songs so weit nach hinten gedrängt? Ich bahne mir einen Weg durch die Masse, greife nach Andrews Arm und werde mit einem strahlenden Grinsen begrüßt. Ich habe mich vorhin ein bisschen mit ihm unterhalten können, und irgendwie erinnert er mich an eine männliche Version von Sky. Immer mit einem frechen Spruch auf den Lippen und einem Lächeln, das selbst den Scheinwerfern hier drin Konkurrenz macht. Bevor wir zum Konzert aufgebrochen sind, war ich etwas nervös, weil ich Camerons besten Freund kennenlernen würde, aber schon nach kurzer Zeit hat sich herausgestellt, dass die Nervosität umsonst war.

»Was ist los, Kleine von Cameron?«, ruft er so laut, dass ich ihn schwach verstehen kann.

Kleine von Cameron. Eigentlich mag ich es nicht, wenn Frauen über ihre Freunde – ist er überhaupt mein Freund? – definiert werden, aber ich weiß, dass Andrew es nicht auf diese Weise meint. Und irgendwie gefällt mir der Gedanke sogar.

»Hast du Cameron gesehen?«, frage ich und merke, wie sehr meine Stimmbänder bereits in Mitleidenschaft gezogen worden sind. Jedes Wort fühlt sich wie Schleifpapier in meiner Kehle an. »Ich finde ihn nicht!«

Andrew sieht sich ebenfalls nach Cameron um, und aufgrund seiner alles überragenden Größe hat er den perfekten Rundumblick. Doch als er mich wieder ansieht, schüttelt er nur den Kopf. »Vielleicht ist er aufs Klo gegangen? Oder an die Bar?«, mutmaßt er, und ich kann nur hoffen, dass Andrew recht hat. Immerhin habe ich Cameron dazu überredet, mit mir herzukommen, obwohl es seltsam sein muss, nach allem, was ihm passiert ist.

»Okay, dann warten wir einfach kurz, bis er zurück ist.« Unsicher drehe ich mich wieder Richtung Bühne, aber ich kann mich auf nichts konzentrieren, weil aus einem »kurz warten« mehrere Minuten werden. Minuten, die sich laut meiner Armbanduhr auf eine Viertelstunde ausdehnen. Er kann unmöglich nur auf dem Klo oder an der Bar sein, und langsam beginnen meine Hände zu schwitzen.

»Wir müssen ihn suchen!«, wende ich mich wieder Andrew zu, der mit seinen Hawaiiklamotten wie ein bunter Vogel aus der eher alternativ gekleideten Masse heraussticht.

Zum Glück scheint er den Ernst der Lage sofort zu verstehen, denn er protestiert nicht, sondern hilft mir, mich durch die Menge zu kämpfen. Hin und wieder trifft mich ein Ellbogen in den Rippen, aber ich schiebe alle Gliedmaßen, die mir zu nahe kommen, beiseite.

Im Foyer des Civic Center fehlt von Cameron ebenfalls jede Spur, und langsam mache ich mir ernsthafte Sorgen. Wohin ist er verschwunden und wieso? Gott, ich hätte ihn nicht aus den Augen lassen sollen, immerhin wusste ich doch, dass er mentale Unterstützung brauchen würde.

»Entwarnung!« Andrew, der gerade die Herrentoiletten gecheckt hat, kommt mit erhobenem Handy auf mich zu. »Er ist nach Hause gegangen. War wohl zu viel.« Er bläst seine Wangen auf und lässt die Luft anschließend stoßartig entweichen. Und auch mir fällt ein Stein vom Herzen. Da meine Handtasche inklusive meines Handys in der Garderobe liegt, kann ich nicht nachsehen, ob Cameron mir auch geschrieben hat.

»Was meinst du? Willst du trotzdem wieder rein?« Andrew deutet Richtung Konzertsaal, in dem die Stimmung erneut überkocht, als ›November Nights‹ beginnt.

Ich schüttle den Kopf. »Ich würde gern zu ihm gehen. Kannst du mir sagen, wo er wohnt?« Auch wenn ich nicht weiß, ob er gerade meine Nähe haben oder lieber allein sein will, muss ich wenigstens checken, ob es ihm gut geht. Das schlechte Gewissen nagt mächtig an mir. Andrew wirft einen Blick durch die gläsernen Fronten, und als ich ihm folge, sehe ich, dass es draußen inzwischen in Strömen regnet, obwohl der Wetterbericht einen sternenklaren Abend angesagt hat.

»So willst du zu ihm laufen? Das sind sicher zwanzig Minuten Fußweg«, sagt Andrew stirnrunzelnd und betrachtet mein Outfit.

»Mir egal, ich will zu ihm. Du kannst ja wieder reingehen und den Rest des Konzerts genießen«, schlage ich ihm vor. »Ich hol nur schnell meine Handtasche, und dann kannst du seine Adresse bei Maps einstellen.« Mit diesem Vorhaben marschiere ich zur Garderobe, reiche der Dame hinter dem schicken Tresen meinen Chip und warte ungeduldig darauf, dass sie mir meine Handtasche bringt. Mit einem schnellen »Danke« löse ich mich vom Tresen, öffne die Handtasche und fische mein Handy heraus. Cameron hat mir dasselbe geschrieben wie Andrew. Dass er nach Hause gegangen ist, weil es ihm zu viel auf einmal war, und dass ich Spaß haben soll.

In einer zweiten Nachricht schrieb er mir, dass ich heute Abend umwerfend aussah. Und wieder schlägt mein Herz unter dem schwarzen Kleid Salti, weil ich es liebe, von ihm Komplimente zu bekommen. Eilig schreibe ich Sky, dass sie sich keine Sorgen machen soll, und sage ihr, dass ich bei Cameron bin, damit sie gleich keinen Herzinfarkt bekommt, wenn sie mich nicht findet.

Mit schnellen Schritten will ich zurück zu Andrew, doch an der Stelle, an der ich ihn stehen gelassen habe, ist er nicht mehr. Stattdessen ertönt seine Stimme von weiter weg, und ich entdecke ihn an der Eingangstür.

»Komm, Kleine von Cameron.«

Als ich bei ihm bin, hält er mir die Tür auf.

»Was wird das? Du sollst doch wieder zurück auf das Konzert!«

»Denkst du, ich lasse dich bei dem Wetter durch Beaumont latschen? In dem Outfit? Cameron würde mir den Hals umdrehen, wenn ich das mache. Also fahr ich dich schnell rüber.« Mit einem Zwinkern deutet er nach draußen, und als ich in den Starkregen trete, bin ich unglaublich dankbar für Andrews Angebot.

• • •

Wir rennen zu seinem Wagen in einer Seitengasse, und als wir in seinem schicken Ford sitzen, überkommt mich eine extreme Gänsehaut. Andrew schüttelt seine blonde Mähne wie ein Hund aus, der gerade im Regen Gassi war, und einzelne Tropfen fliegen durch das Wageninnere.

Anschließend startet er den Motor und schaltet mir die Sitzheizung ein. Und ich frage mich, ob er von Natur aus so ein Gentleman ist oder ob er es nur macht, damit Cameron ihm später nichts vorhalten kann. So oder so mag ich ihn sehr.

»Danke, dass du mich fährst«, seufze ich und schiebe mir die nassen Strähnen aus der Stirn. Meine geglätteten Haare kringeln sich an den Enden. Das passiert jedes Mal, wenn sie mit Wasser in Kontakt kommen.

»Ach, ist doch klar. Außerdem habe ich dir zu danken.« Mit diesen Worten schlängelt er sich in den Verkehr, während die Scheibenwischer alles geben, um ihren Job zu machen.

»Mir? Wofür?«, hake ich nach. Hier mit Camerons bestem Freund in einem Wagen zu sitzen und ihm Fragen stellen zu können, ist die Gelegenheit für mich, mehr über ihn zu erfahren. Wer weiß, wann ich Andrew das nächste Mal sehe.

»Dafür, dass du mir meinen besten Freund ein Stück weit zurückgebracht hast«, erwidert er schulterzuckend.

»Wie meinst du das?«

Gott, ich sollte ihn nicht ausfragen, aber ich kann gar nicht anders. Es ist wie ein Drang, dem ich einfach nachgeben muss.

»In den letzten Monaten war es echt schwer mit ihm. Ich habe ihn gefühlt fünf Mal in der Woche gefragt, ob er mit mir um die Häuser zieht oder ob wir zu einem Spiel gehen wollen, aber er hat sich immer nur in seiner Bude eingesperrt und gezeichnet. Dass er heute versucht hat, auf dieses Konzert zu gehen, und sogar eine Stunde lang durchgehalten hat, ist ein mega Erfolg.«

Im Hintergrund läuft ganz leise House-Musik, der ich zwar nichts abgewinnen kann, aber ich bin froh, dass sie die stille Phase zwischen Andrews Aussage und meiner Antwort füllt.

»Wie war er denn früher so?«, frage ich so beiläufig, wie es mir möglich ist. Mit dem Finger zeichne ich die Spuren der Regentropfen auf der Fensterscheibe nach.

»Cameron war ein echter Sonnenschein, er hat sogar mir Konkurrenz gemacht. Wir waren super oft unterwegs und haben viel unternommen, aber als er zur Army gegangen ist, hat sich alles verändert. Er hat sich verändert. Und als er zurückkam, war da diese Mauer, die er um sich gezogen hat. Weder ich noch seine Mom kamen an ihn heran. Aber seit er zu deinen Kursen geht, scheint etwas in ihm aufgebrochen zu sein. Scheiße, das klingt alles so pseudo-poetisch, aber ich denke, du weißt, was ich meine. Und deshalb danke ich dir, Kleine von Cameron.« Er schenkt mir ein ehrliches Lächeln, sodass mir sofort die Röte in die Wangen schießt. Weil ich nicht weiß, wie ich mit der Botschaft hinter seinen Worten umgehen soll.

»Ich habe eigentlich nichts gemacht. Viel eher war es mein kleiner Bruder, der ihn aufgetaut hat. Aber danke für deine Worte, das bedeutet mir viel.«

Wir fahren noch fünf Minuten durch die wasserbedeckten Straßen, bevor er den Ford schließlich vor einem modernen Wohnkomplex in einer verkehrsberuhigten Gegend abstellt.

»Seine Wohnung ist die beleuchtete im dritten Stock. Er hat eine Lichtklingel, das heißt, seine Lampen gehen an und aus, wenn jemand klingelt. Ich warte hier, bis ich weiß, dass er dich reingelassen hat. Manchmal stellt der Idiot sie nämlich absichtlich aus.«

»Danke, Andrew!« Die Gefühle überkommen mich, also umarme ich ihn stürmisch und schnalle mich anschließend ab. Sobald ich wieder im Regen bin, laufe ich, so schnell es meine Füße, die langsam die ersten Blasen bilden, zulassen, zum Vordach des weißen Hauses und suche nach seinem Nachnamen auf den Klingelschildern. Nachdem ich den Namen Hartley gefunden habe, klingle ich, und ein Blick zu Andrew reicht, um zu wissen, dass Cameron die Klingel nicht abgestellt hat.

Er schenkt mir einen Daumen nach oben, und Sekunden später geht der Summer an, und die Tür springt auf. Vage höre ich, wie Andrew den Parkplatz vor dem Haus verlässt, während ich die ersten Stufen in den dritten Stock nehme. Und mit jedem Schritt rutscht mir das Herz etwas tiefer in den Magen. Weil ich gleich zum ersten Mal in Camerons Wohnung sein werde und es sich wie der nächste wichtige Schritt anfühlt. Er kennt meinen Großvater, er kennt Jamie, er kennt meinen Lieblingsplatz und die Farm, die mir alles bedeutet. Es ist an der Zeit, dass ich auch sein Leben besser kennenlerne.

Sobald ich den dritten Stock erreicht habe und sehe, dass seine Wohnungstür einen Spalt offen steht, atme ich noch einmal tief durch und schlüpfe aus meinen Cowboystiefeln, damit ich seinen Boden nicht dreckig mache.

Ich werde von einer wohligen Wärme empfangen. Jetzt erst fällt mir auf, wie durchnässt ich wirklich bin. Nicht nur meine Haare kleben mir nass an der Kopfhaut, auch der Stoff meines Kleides und der meiner Strumpfhose werden eins mit meiner klammen Haut.

Ich schließe die Tür hinter mir und stehe in einem offenen Flur, der in ein großes Wohnzimmer übergeht. Schon auf den ersten Blick sehe ich, wie modern dieses Apartment eingerichtet ist. Und als ich mit unsicheren Schritten durch den Flur tapse und Cameron entdecke, bleibe ich abrupt stehen. Er sitzt an einem großen Esstisch aus Holz, vor ihm ausgebreitet wahnsinnig viele Zeichnungen und leere Blätter. Doch das ist es nicht, was mich innehalten lässt.

Cameron ist nackt.

Okay, nicht ganz nackt.

Aber er trägt nur eine schwarze Jogginghose, die tief auf seinen Hüften sitzt, und sonst … nichts. Als sein Blick zu mir schießt, spannen sich seine Muskeln an, und er lässt den Stift in seiner Hand auf den Tisch fallen.

»Ich dachte, Andrew ist hier«, gebärdet er und steht auf. Umgehend frage ich mich, ob es eine kluge Idee war, einfach unangemeldet hier aufzutauchen. Sein Blick wandert über meine sicher ziemlich trostlose Erscheinung. Das bisschen Make-up, das ich heute ausnahmsweise aufgelegt habe, sitzt sicher nicht mehr an seinem Platz, und mit den nassen Haaren sehe ich bestimmt aus wie das Mädchen aus ›The Ring‹. Wir sehen einander nur an, und weil er nicht antwortet, hole ich mein Handy heraus.

Hazel: Ich kann auch wieder gehen. Tut mir leid, wenn ich hier einfach so reinplatze. Ich wollte nur wissen, ob du okay bist.

Mit einem mulmigen Gefühl scanne ich seine Miene, während er meine Nachricht liest. Aber da ist keine Anspannung mehr in seinem Körper, kein zusammengepresster Kiefer. Er wirkt stattdessen tiefenentspannt.

Cameron: Du hast das falsch verstanden. Deine Gesellschaft ist mir sogar lieber als Andrews.

Aber ich hätte mir etwas angezogen, wenn ich gewusst hätte, dass du kommst. ;)

Erst jetzt fällt mir auf, dass seine Haare ebenfalls nass sind. Was bedeutet, dass es entweder schon geregnet haben muss, als er verschwunden ist, oder dass er unter der Dusche war. Vermutlich beides, denn im ganzen Raum schwebt der frische Duft von Duschgel.

Hazel: Ehrlich gesagt gefällt mir die Aussicht

Dieses Mal verbreitert sich das Lächeln auf seinem Gesicht zu einem Grinsen, und ich nutze den Moment, um meine Handtasche auf dem Boden abzustellen, zu ihm zu gehen und mich an ihn zu schmiegen. Seine nackte warme Haut so direkt an mir zu spüren, stellt Dinge mit meinem Herzen und meinem Körper an, die ich schon lange nicht mehr gefühlt habe. Cameron streicht mir die nassen Haare hinter die Schultern, legt seine Arme in meinen Rücken und hält mich, während ich mich zwinge, nicht zu sehr auf seine zuckenden Brustmuskeln zu achten. Verdammt, ich wusste ja schon vorher, dass er gut gebaut ist, aber das hier? Unter seinen Klamotten hat man nie gesehen, *wie gut*.

Ich löse mich widerwillig aus der Umarmung und sehe zu ihm auf. Und weil ich weiß, dass er von meinen Lippen ablesen kann, frage ich ihn einfach.

»Was war denn los?«

Er sieht auf mich herab, seine Hände ruhen mittlerweile auf meinen Schultern. Und als er den Mund öffnet, wünsche ich mir so sehr, dass er endlich mit mir spricht. Dass ich zum ersten Mal seine Stimme hören kann.

»Ich war überfordert«, formt er mit den Lippen eine tonlose Antwort. Er blickt mich entschuldigend an. Ich würde ihm sein schlechtes Gewissen gerne wegküssen.

Weil meine nächste Antwort zu lang zum Ablesen ist, schreibe ich ihm.

Hazel: Es tut mir leid, dass ich nicht mitbekommen habe, wie überfordernd es für dich gewesen sein muss. Ich war in einer anderen Welt gefangen, aber ich hätte mehr auf dich achten müssen. Vielleicht war es eine doofe Idee, dich zu bitten, mich zu begleiten.

Cameron: Hör auf damit, Hazel. Ich hatte anfangs wirklich Spaß, und dein Bruder hatte recht. Man kann die Musik spüren. Aber vielleicht sollten wir nächstes Mal in die Oper gehen und nicht auf ein Rockkonzert, bei dem die Leute völlig ausrasten.

Hazel: Also bist du mir nicht böse?

Mit vorgeschobener Unterlippe sehe ich von meinem Display auf.

Cameron nimmt mir das Handy ab, legt es hinter sich auf den Esstisch und zieht mich an sich. Der folgende Kuss ist dominanter, als ich es von ihm gewöhnt bin. Seine Zunge bahnt sich ihren Weg zu meiner, seine rechte Hand gleitet – wie bei jedem Kuss – in mein Haar, während die andere auf meine Taille wandert. Sein Mund raubt mir den Atem, aber es hat sich noch nie so gut angefühlt, keine Luft zu bekommen. Als wir uns voneinander lösen, grinse ich bis über beide Ohren.

»Und? Bin ich böse auf dich?«, fragt er mich lautlos und fährt kleine Kreise über meinen Nacken.

Glücklich schüttle ich den Kopf, wobei sich einige Tropfen aus meinen Strähnen lösen.

»Du zitterst ja«, stellt Cameron stirnrunzelnd fest, und erst jetzt merke ich, dass er recht hat. Ich bebe am ganzen Körper, weil mir furchtbar kalt ist und ich dringend aus den nassen Klamotten raus muss. Cameron lässt mich allein, um in einem Nebenzimmer zu verschwinden, und ich nutze die Zeit, um mich hier drin umzusehen.

In der Mitte des Raumes steht ein hübsches Designersofa, davor ein schicker weißer Couchtisch. Das Wohnzimmer geht in eine offene weiße Küche über. Eine Küche, von der meine Grandma immer geträumt hat, weil sie so viel Platz bietet. Kurz stelle ich mir vor, wie klein meine Großmutter hinter der Kochinsel aussehen würde, und muss lächeln. Neben dem an der Wand befestigten Flatscreen stehen zwei moderne weiße Kommoden, auf denen sich ein paar Blu-rays stapeln. An den anthrazitfarbenen Wänden hängen mehrere Zeichnungen, von denen ich mich frage, ob Cameron sie angefertigt hat. Gedanklich setze ich auf meine To-do-Liste, sie mir später noch genauer anzusehen.

Cameron betritt das Wohnzimmer. In einer Hand hat er

ein dunkelblaues Handtuch, das er mir als Erstes reicht, damit ich mir die Haare trocken rubbeln kann, in der anderen ein Shirt von sich. Dann schnappt er sich sein Handy und schreibt mir, dass er uns einen Tee macht, während ich mich umziehe.

Und auch wenn ich kein Teenager mehr bin, der sich noch nie umgezogen hat, während ein Junge im selben Raum war, fühlt es sich aufregend an. Ich schäle mich als Erstes aus der feuchten Strumpfhose, bevor das Kleid folgt. Zum Glück ist wenigstens meine Unterwäsche weitestgehend trocken, sodass ich eilig in das graue Shirt schlüpfen kann. Es reicht mir bis zur Mitte der nackten Schenkel und verdeckt somit meinen Po und meine schwarzen Hotpants. Barfuß spüre ich zum ersten Mal, seit ich hier bin, dass der Raum eine Fußbodenheizung hat. Am liebsten würde ich mich aufs Parkett legen und mich davon wärmen lassen, stattdessen falte ich meine nasse Kleidung zusammen und lege sie über einen der Stühle am Esstisch.

In derselben Sekunde fällt mein Blick auf Camerons Arbeiten, die er auf dem Tisch ausgebreitet hat. Es sind alles Kohlezeichnungen, manche wurden erst begonnen, andere scheinen bereits fertig zu sein. Und eins haben sie gemeinsam: Sie sind wunderschön. Ich schiebe die einzelnen Blätter auseinander, um mir die Motive genauer ansehen zu können. Von Landschaften über Porträts bis hin zu Zeichnungen von Stillleben ist alles dabei, und ich kann nicht sagen, worin Cameron am talentiertesten ist. Er scheint alles gleich gut zu beherrschen.

Mein Blick wird schließlich von einem Bild wie magnetisch angezogen, und als ich es in die Hand nehme, weiß ich auch, wieso.

Die Zeichnung ist noch nicht fertig, aber ich sehe bereits die Silhouette einer Frau, die auf einer Wassertonne sitzt und einen Cowboyhut trägt. Grams' Stetson würde ich überall wiedererkennen. Cameron hat mich gezeichnet – und die Wahl der Szene sagt mir, dass ihm unsere Unterhaltung im Stall genauso viel bedeutet hat wie mir. Langsam frage ich mich, ob er als wundervollster Mann dieses Planeten ins Guinnessbuch der Rekorde eingehen will. Die Chancen stehen definitiv gut.

Ich versinke nahezu in der Zeichnung, fahre mit dem Finger hauchzart über die Kohlelinien und werde erst aus meiner Blase gerissen, als Cameron an meine Seite tritt. In seiner Hand eine Tasse mit dampfendem Tee, die er mir reicht, damit ich mich daran innerlich und äußerlich wärmen kann. Widerwillig lasse ich das Bild los und sehe zu ihm auf. Blind taste ich nach meinem Handy auf dem Tisch.

Hazel: Du hast mich gezeichnet.

Eine einfache Feststellung, die dafür sorgt, dass mein Herz noch ein bisschen höher hüpft. Cameron setzt sich halb auf den Esstisch, stellt seine eigene Teetasse ab und antwortet mir.

Cameron: Gefällt es dir denn?

Hazel: Ob es mir gefällt? Es ist wunderschön.

Das alles hier ist wunderschön, Cameron! Du hast so viel Talent! Ich bin ehrlich zu dir – ich habe so wenig Ahnung von Kunst wie du von Eseln, aber das hier muss jemand sehen.

Cameron: Ich weiß noch nicht genau, was ich mit all den Zeichnungen machen werde. Aber es hilft mir, das Chaos in meinem Kopf zu sortieren.

Hazel: Hast du schon mal überlegt, dein Studium wiederaufzunehmen?

Ich bin vollkommen in mein Handy vertieft, während ich mir wie ferngesteuert einen Stuhl zurückziehe und mich setze.

Cameron: Dafür bin ich zu lange raus, schätze ich. Wenn, dann müsste ich noch mal ganz von vorn beginnen, und ich weiß nicht, ob ich das will. Aber ich lasse mir die Option offen, bis ich ein bisschen Klarheit habe.

Hazel: Wann wusstest du, dass du zeichnen willst?

Cameron lässt seinen Blick über die Arbeiten schweifen, und ich bilde mir ein, dass da Traurigkeit durch seine Iriden huscht. Und wenn ich mir die Bilder so ansehe, erkenne ich viele, die dieselbe Traurigkeit ausstrahlen wie er in dieser Sekunde. Ich habe mal gelesen, dass Künstler ihre Emotionen verarbeiten, indem sie sie in ihre Werke fließen lassen. Und das finde ich ziemlich beeindruckend.

Cameron: Als ich fünf war. Mein Vater hat mich nach der Scheidung von Mom noch zwei-, dreimal besucht. Und einmal hatten wir einen echt perfekten Nachmittag zusammen, von dem ich mir gewünscht hätte, dass wir ihn auf einem Foto festgehalten hätten. Aber es gab kein Foto, sondern nur das Bild in meiner Erinnerung.
Also habe ich mir ein Blatt Papier geschnappt und das Foto einfach gezeichnet, bevor die Erinnerung daran verblasst. Ab diesem Tag gab es mich nur selten ohne einen Buntstift in der Hand, und es hat sich herausgestellt, dass es gut war, dass ich dieses Bild gemalt habe. Es war das letzte Treffen zwischen meinem Vater und mir, danach haben wir uns nie wieder gesehen. Es war, als hätte ich es irgendwie geahnt, obwohl ich noch so jung war.
Und als ich das Studium angefangen habe, habe ich meine Vorliebe für Zeichnungen mit Kohle entdeckt und mich darauf spezialisiert.

Ich könnte ewig hier sitzen und Camerons Geschichte lauschen. Während er sich mir öffnet, wird mir klar, wie viel schöner es ist, all die Dinge von ihm selbst zu erfahren. Natürlich hätte ich Andrew noch weiter ausfragen können, aber es wäre nicht dasselbe gewesen. Sich einem Menschen derart zu öffnen, ist etwas, das vielen schwerfällt. Umso schöner ist es, wenn sich zwei Menschen finden, die sich dafür entscheiden, es zu tun.

Mein Tee ist inzwischen sicher lauwarm, also nehme ich einen Schluck und lasse meinen Blick noch einmal über das Bild von mir gleiten. Und als ich merke, dass Cameron mich beobachtet, beschleunigt sich mein Puls ganz automatisch. Weil ich hier halb nackt, nur in sein Shirt gekleidet, auf seinem Stuhl sitze und seine Blicke auch den letzten Stoff von meinem Körper zu brennen scheinen.

Cameron: Würdest du kurz aufstehen und zu mir kommen?

Ich lasse mein Handy wieder auf den Tisch gleiten und folge seiner Bitte. Sobald ich vor ihm stehe, scheint die Zeit stillzustehen. Er legt seine warme Hand an meine Wange, fährt mit dem Daumen über meine Haut und hält mir anschließend die Hand hin. Ich muss Kohle im Gesicht gehabt haben, denn sein Daumen ist jetzt schwarz verfärbt.

Meine Mundwinkel verselbstständigen sich, zucken nach oben, während ein weiteres Zucken durch meinen Unterleib jagt. Ihm so nah zu sein und zu wissen, dass wir beide nicht viele Klamotten tragen, versetzt mich innerlich in schwindelerregende Höhen. Ich zupfe Camerons Shirt zurecht und werfe dabei einen Blick auf das definierte V, das im Bund seiner Jogginghose verschwindet. Alles, was ich noch höre, ist mein Herz, das schneller denn je schlägt. Ehe ich mich darauf einstellen kann, hat Cameron mich an sich gezogen, seine Hände unter meinen Hintern geschoben und mich hochgehoben.

Anschließend dreht er sich mit mir im Arm um, setzt mich auf dem Esstisch ab und küsst mich. Er küsst mich wie eben schon – dominant und doch zärtlich. Und mit jeder Sekunde, in der sich unsere Zungen miteinander verbinden, lasse ich mehr und mehr los. Die Schuldgefühle, die immer noch hinter jeder erdenklichen Ecke – vor allem nachts in meinen Träumen – auf mich warten. Die Worte meiner Mutter, die mir einreden wollte, dass dieser Mann nicht der richtige für mich ist, obwohl sie ihn nicht kennt.

Seufzend sauge ich den Kuss ein, grabe meine Nägel in seine breiten Schultern und dränge mich ihm noch etwas fester entgegen, bis meine Mitte gegen seine Härte stößt, die sich gegen den Stoff seiner Hose drückt. Lava steigt in meinem gesamten Körper auf. Beginnend an meinen nackten Fußsohlen, schießt sie höher und höher. Über meine Waden, hinauf zu meinen Schenkeln, die sein Becken umklammern und mehr wollen, genau wie meine Mitte. Ich fahre mit den Händen über seine Muskeln, hinunter zum Bund seiner Hose und wieder hinauf bis zu seinem Gesicht. Der leichte Bartschatten, der ihn noch attraktiver macht, kratzt an meinen Fingerspitzen, während wir uns genauso stürmisch küssen, wie der Wind den Regen gegen die Fensterscheiben peitscht.

Camerons Atem geht so hektisch wie meiner, als er mich

vom Tisch hebt und durch das Wohnzimmer trägt. Ich kann meine Augen nicht öffnen, weil ein schweres Gewicht meine Lider unten hält, aber ich bin mir sicher, dass er mich in sein Schlafzimmer bringt. Sekunden später spüre ich eine weiche Matratze unter mir und Cameron, der zu mir aufs Bett steigt, meine Beine spreizt und sich bestimmend zwischen sie schiebt.

Meine Vernunft habe ich irgendwo an der Tür gelassen, sodass ich nicht wirklich darüber nachdenke, ob wir heute Nacht weiter gehen sollten oder nicht. Denn ich will es. Ich will es so sehr, dass es fast wehtut. Mein Kitzler pocht vor Lust, und ich weiß nicht, ob ich jemals so erregt war wie heute Abend. Oder ist es bereits Nacht? Ich habe kein Zeitgefühl mehr, weiß nicht einmal, welchen Wochentag wir haben.

Da sind nur wir. Cameron und ich. Haut an Haut. Schweigen an Schweigen. Seine geschickten Hände fahren über meine Oberschenkel, schlüpfen unter sein Shirt, das ich immer noch trage, und wandern noch etwas höher, bis er meinen Spitzen-BH erreicht.

Währenddessen ziehe ich sein Gesicht mit geschlossenen Augen wieder zu mir heran und küsse ihn so hungrig, wie ich noch nie jemanden geküsst habe. Ich teile meine Lippen für ihn, lasse seine Zunge in meinen Mund gleiten und schiebe ihm mein Becken dichter entgegen, weil ich ihn spüren will. Ganz. Körper an Körper. Ohne jegliche Barriere aus Stoff dazwischen.

Ich flüstere seinen Namen, wohl wissend, dass er mich nicht hören kann. Aber tief in mir weiß ich, dass er mich versteht. Dass er dafür seine Ohren gar nicht braucht, sondern dass sein Herz ausreicht. Sein Herz, das ziemlich heftig schlägt. Meine Hand ruht auf seiner nackten Brust, während er mit den Fingern über den Rand meines BHs fährt und mich anschließend noch etwas fester gegen sich drückt.

Er gibt meine Lippen frei, küsst sich meinen Hals entlang und lässt von meinen Brüsten ab, um mir das Shirt auszuziehen. Sobald ich mich aufgesetzt habe und da kein Stoff mehr ist, der mich schützt, werde ich nervös. Weil es so lange her ist, dass ich mit einem Mann derart intim war. Aber Cameron gibt mir nicht das Gefühl, dass ich nervös sein muss. Ich schlage flatternd die Lider auf und sehe ihn an. Im Zimmer brennt ein kleines Nachtlicht, das den Raum in einen goldenen Schleier hüllt. Cameron wirft das Shirt zur Seite und nutzt den Moment, um mich zu betrachten. Sein Blick fährt über die Rundungen meiner Brüste, hinab zu meinem Bauch und landet flüchtig auf meinen Hotpants. Und als er mir wieder ins Gesicht sieht, zeigt er auf mich. Wie vor ein paar Wochen im Flowerpower, als er mir sagte, dass ich ein Fisch bin, obwohl er meinte, dass er mich schön findet. Aber dieses Mal setzt er die richtige Gebärde ein, und verflucht, ich bin mir sicher, dass ich diese Sprache noch nie so sexy fand wie in diesem Augenblick mit ihm.

Noch immer rauscht das Blut in meinen Ohren wie ein reißender Fluss aus Lust, weil ich mit ihm schlafen will. So dringend, dass ich mich zusammenreißen muss, ihn nicht anzuflehen, mich endlich zu nehmen.

Wieder wandern seine Hände über die Außenseiten meiner Schenkel, doch dieses Mal finden sie ihren Weg zu meiner Mitte. Mit dem Daumen streichelt er über dem Stoff meiner Pantys meinen Lustpunkt, und ich bin mir sicher, dass ich nicht lange brauchen werde, um zu kommen. Da ist so viel angestaute Spannung zwischen uns, so viel Sehnsucht nach mehr.

Als er unter die Kniekehle meines linken Beines greift, meine Wade auf seiner Schulter ablegt und beginnt, sich an meinem Bein entlangzuküssen, bäume ich mich auf. Mein Unterleib prickelt auf so angenehme Weise, dass ich mich fallen lasse. Fallen lasse in seinem Bett, in seinen Armen, in seinen Blicken, die er in keiner Sekunde von mir lässt. Seine Lippen finden ihren Weg über meine erhitzte Haut, während er mit der anderen Hand meine Unterwäsche zur Seite schiebt, unter sie gleitet und mich berührt. Seine Finger fahren durch meine Nässe, verteilen meine Feuchtigkeit, und ich kann nicht mehr an mich halten. Also lasse ich meinem Stöhnen freien Lauf, während er zwei Finger in mich schiebt und parallel dazu seinen Daumen auf meinen empfindlichsten Punkt drückt.

Seine Berührungen sind perfekt. Perfektes Tempo, perfekter Druck, perfekter Cameron. Und ich bin mir sicher, dass alle Nachbarn wissen, was er hier mit mir macht, als ich nicht gerade leise meinen Höhepunkt finde. Meine Finger graben sich in die weiche Bettdecke, während die Wellen des Orgasmus langsam abklingen. Und doch habe ich noch nicht genug. Ich will ihn spüren. In mir, auf mir.

Cameron lässt mein Bein wieder herunter und sieht mich schief lächelnd an, während ich das Fingeralphabet benutze, weil ich weiß, dass er es inzwischen fließend kann.

»Kondom?«, frage ich heiser und forme mit meiner Hand die entsprechenden Buchstaben. Und als Cameron sich mit der Hand über das Gesicht fährt und den Kopf schüttelt, wünschte ich, ich hätte eines in meiner Handtasche. Aber wer zur Hölle konnte schon damit rechnen, dass dieser Konzertabend in seinem verdammt weichen Bett endet?

»Ich habe auch keins«, sage ich und lege mir eine Hand über die Augen. Unser beider Atem geht immer noch schnell, und als ich die Finger spreize, um Cameron durch die Lücken hindurch anzusehen, formt er mit seinen Händen ein Time-out-Zeichen. Auch wenn wir beide nichts sehnlicher wollen, als miteinander zu schlafen, wissen wir, dass wir heute nicht weiter gehen können.

Atemlos nicke ich, und als Cameron sich hinlegt und mich an seine Brust zieht, kralle ich mich regelrecht an ihm fest. Weil ich Angst habe. Weil die Panik ihren Weg zurück in meinen Körper findet. Die Angst, dass ich nur träumen könnte. Dass dieses Glück, welches mich gerade durchspült, fort sein könnte, bevor ich es festhalten kann.

Und während Cameron meine Scheitelkrone küsst und sanft über meinen Arm fährt, muss ich an einen Spruch denken, den Gramps mal zu mir gesagt hat, als ich noch ein kleines Mädchen war.

»Das Glück entwischt dir vielleicht wieder, Nut. Aber vergiss nicht, dass du zwei gesunde Beine hast und ihm hinterherrennen kannst, um es wieder einzufangen. Vielleicht verschwindet es von Zeit zu Zeit aus deinem Leben, aber ganz weg ist es nie.«

Ich kuschle mich noch dichter an Camerons Brust, höre

sein starkes, verwundetes Herz unter meiner Wange schlagen und schlafe irgendwann lächelnd ein. Weil ich weiß, dass Gramps recht hat. Vielleicht ist dieses Glücksgefühl nicht von Dauer, aber ich kann verdammt schnell rennen.

18

Hazel

Seit inzwischen zwanzig Jahren veranstaltet unsere Familie am letzten Sonntag vor den Weihnachtsfeiertagen einen kleinen Markt auf der Farm, auf dem nicht nur selbst gemachter Brombeerlikör und Glühwein ausgeschenkt, sondern auch diverse Kleinigkeiten verkauft werden. Jamie und ich misten einmal im Jahr, meistens nach Thanksgiving, unsere Zimmer aus und bieten alte Bücher und CDs wie auf einem Flohmarkt an, damit sie neue Besitzer finden, die sie glücklich machen können.

Früher hat Grandma jeden Abend vor dem Kamin gestrickt. Warme Pullover, kunterbunte Schals, stylishe Mützen, Socken, Deckchen – sie konnte einfach alles. All das haben wir dann an den verschiedenen Ständen verkauft und den Erlös dafür genutzt, unseren Futtervorrat für die Tiere aufzustocken oder kleinere Reparaturen an den Ständen vorzunehmen.

Ich erinnere mich daran, wie ich als kleiner Knirps immer ganz aufgeregt war, wenn der Weihnachtsmarkt auf der

Farm vor der Tür stand, und daran hat sich bis heute nichts geändert. Meine Großeltern kannten nicht nur die Besitzer der umliegenden Ranches sehr gut, sondern auch viele Leute, die regelmäßig aus der Stadt kommen, um hier ihre Eier zu kaufen.

Und so füllte sich unser Hof in den letzten Jahren immer mit so vielen lieben Menschen, dass ich mir auch nach Grandmas Tod fest vorgenommen habe, mit dieser Tradition niemals zu brechen. Aus diesem Grund bin ich heute schon vor der Sonne aufgestanden und habe die letzten Vorbereitungen für den Aufbau getroffen. Obwohl ich in den vergangenen Wochen schon viele Sachen zum Verkaufen herausgesucht habe, sitze ich nun auf dem Dachboden von Gramps' Haus und wühle mich durch verstaubte Kisten, auf der Suche nach Dingen, die wir heute noch zusätzlich verkaufen können.

Gerade in den letzten Monaten sind die Spenden, die die Farm regelmäßig erreichen, ziemlich eingebrochen, weshalb mir der Umsatz heute etwas wichtiger als sonst ist. Normalerweise steht der Gewinn, den wir auf dem Markt erzielen, immer an letzter Stelle, weil uns die Zusammenkunft mit lieben Menschen, die ebenfalls in Weihnachtsstimmung sind, am wichtigsten ist. Aber der Gedanke daran, dass wir uns vielleicht bald nicht mehr die Verpflegung unserer felligen Schützlinge leisten können, drückt schwer auf mein Herz. Und manchmal finden sich auf Dachböden die verrücktesten Schätze, weshalb ich seit zwei Stunden auf Schatzsuche bin und einen Karton nach dem anderen durchwühle.

In den meisten befinden sich lediglich alte Zeitungen, deren Inhalt man nicht mal mehr lesen kann, und Geschirr, das meine Großeltern irgendwann mal aussortiert haben und welches eigentlich nicht mehr zu gebrauchen ist.

Ich rutsche an einen der Holzbalken, die das Dach stützen, heran und ziehe eine weitere Kiste auf meinen Schoß. Mit der Handfläche wische ich die Staubschicht vom Deckel, hebe ihn schließlich an und quieke beinahe vor Freude auf, als ich die Lieblingswolle meiner Großmutter finde. Eigentlich dachte ich, dass wir inzwischen alle Kleidungsstücke, die sie in liebevoller Handarbeit gezaubert hat, verkauft hätten. Aber als ich den Inhalt des Kartons vor mir ausbreite, strahle ich mit der Sonne, die durch ein kleines Dachfenster hereinfällt und den tanzenden Staub beleuchtet, um die Wette.

»Sieh mal an.« Ich war so in Gedanken versunken, dass ich nicht einmal mitbekommen habe, dass Gramps die Leiter zum Dachboden erklommen hat. Unter seinen langsamen Schritten knarzt das Holz. »Ich habe die Kiste schon so lange gesucht, Nut. Wo hast du die gefunden?« Mein Großvater trägt – wie es sich für einen Sonntagmorgen gehört – seinen karierten Pyjama und seine liebsten Eselhausschuhe.

»Er war hinter der alten Waschtrommel versteckt. Ich wusste gar nicht, dass Grandma auch Kleider gestrickt hat«, sage ich und fahre mit den Fingern über die weichen Fasern aus Wolle.

»Das hat sie für dich gemacht. Ich erinnere mich noch ziemlich genau daran. Du standest kurz vor deinem Abschluss an der Highschool, und das sollte ihr Geschenk für dich sein.«

Umgehend fluten Tränen meine Augen, während ich das

beerenfarbene Strickkleid betrachte. Es hat lange Ärmel, einen etwas gewagten Ausschnitt vorn und einen ebenfalls nicht außer Acht zu lassenden am Rücken. Es ist wunderschön, und ich habe noch nie ein Kleid gesehen, das wie dieses ist. Als hätte man ein Abendkleid in der Hand, nur, dass es aus Wolle besteht und dementsprechend viel bequemer aussieht.

»Wieso hat sie es mir dann nie geschenkt?«, frage ich Gramps und klopfe auf den Kartonstapel neben mir, damit er sich dort hinsetzt. Er folgt meiner Einladung und sieht schmunzelnd auf das Kleid in meinen Fingern hinab, tausend Erinnerungen scheinen gerade seine Gedanken zu stürmen.

»Was denkst du wohl, Nut? Du warst damals ja noch ein halbes Kind«, erwidert er lachend. »Deine Großmutter hat sich ein bisschen verschätzt beim Schnitt. Willst du wissen, was sie gesagt hat, als sie das fertige Kleid in der Hand hielt?«

Eilig nicke ich, weil ich jedes Detail, das meine Großmutter betrifft, wie ein Schwamm aufsauge. Seit sie nicht mehr da ist, wünschte ich, ich hätte mich früher öfter einfach zu ihr an den Kamin gesetzt und sie mit Fragen gelöchert. Aber solche Dinge merkt man meistens erst, wenn es zu spät ist. Jetzt ist der Platz, an dem sie immer gesessen hat, leer, und ich versuche, es bei meinem Großvater besser zu machen. Wie oft haben wir in den letzten Jahren beisammengesessen, und ich habe aufgeregt seinen alten Geschichten gelauscht. Viele davon waren traurig, viele voller Lebensfreude. Das Leben meines Großvaters ist der beste Beweis dafür, dass es immer beide Seiten gibt.

»Sie hat gesagt, und ich zitiere sie wortwörtlich: ›So lass ich meine Kleine nicht vor die Tür! Da fallen den jungen Herren ja die Augen aus dem Kopf!‹«

Die Art und Weise, wie Gramps die Liebe seines Lebens nachmacht, trifft mich mitten ins Herz. Er verstellt seine Stimme und verzieht das Gesicht genau so, wie Grandma es immer getan hat.

»Das klingt nach ihr«, sage ich lachend und schaue noch einmal das Kleid in meinen Händen an, das ich unbedingt anprobieren will. Es liegt jetzt schon seit so vielen Jahren hier in dieser Kiste, ohne dass ich von seiner Existenz wusste, und ist der wohl größte Schatz, den ich bis jetzt hier auf dem Dachboden gefunden habe.

»Meinst du, Grandma würde mir heute erlauben, dieses Kleid zu tragen?«, frage ich Gramps gedankenversunken und fahre den Rand des V-Ausschnitts nach.

»Ich denke schon, immerhin bist du jetzt kein Teenie mehr.« Gramps legt mir seine Hand auf die Schulter und drückt sie einmal kurz. Automatisch gleitet meine Hand auf seine, und wir halten einander beim Gedanken an Ellie Meredith Parker.

»Dann würde ich es heute gern beim Fest tragen. So kann sie bei uns sein.« Ich sehe meinen Großvater an, und das liebevolle Lächeln auf seinen Lippen ist Antwort genug. Er findet die Idee genauso schön wie ich.

»Aber an deiner Stelle würde ich es schnell mit der Hand waschen, Nut. Es stinkt sicher wie ein alter Männerarsch!« Mit diesem Tipp erhebt Gramps sich wieder und hält sich den Rücken. In letzter Zeit geht es ihm gesundheitlich etwas schlechter als sonst, und ich versuche ihm so viel Arbeit wie möglich abzunehmen, sowohl im Haushalt als auch auf dem Hof mit den Tieren. Dass ich momentan vorlesungsfrei habe, kommt mir also ganz gelegen, damit ich hier mit anpacken kann.

»Ich gehe jetzt mal die Lichterketten anbringen und die Tische aufstellen.«

»Lass mich das machen.« Ich springe auf, lasse das Kleid meiner Grandma dabei aber nicht los. Dann begleite ich meinen Großvater nach unten ins Haus.

»Das wirst du alleine doch nicht bis zum Mittag schaffen, Nut. Ich bin zwar alt, aber ich bin nicht aus Glas!«

»Ich bin nicht allein, Gramps. Cameron kommt gleich vorbei und hilft mir beim Dekorieren und Aufbauen.« Ich lege meine Hand in seinen Rücken, und gemeinsam schlendern wir – in seinem Tempo – Richtung Küche, um uns Frühstück zu machen. Ich habe Cameron letzte Woche von dem Weihnachtsmarkt erzählt, und er hat seine Hilfe von sich aus angeboten. Und weil ich jede Sekunde in seiner Nähe genieße, habe ich diese Hilfe natürlich dankbar angenommen. Außerdem können wir Gramps' Rücken so etwas schonen.

»Er scheint wirklich ein Guter zu sein, dieser Cameron.« Mein Großvater schenkt mir ein Zwinkern, und sein folgender Satz treibt mir umgehend die Röte ins Gesicht. »Und ich glaube, deine Großmutter hatte recht. Ihm werden die Augen aus dem Kopf fallen, wenn er dich in dem Kleid sieht.«

• • •

Der Aufbau des Weihnachtsmarkts folgt jedes Jahr dem gleichen Ablauf. Die Scheune schmücken wir von außen mit Lampionketten, genau wie die Holzbalken im Inneren, für die Gäste, die unseren Pferden und Pablo gern einen Besuch abstatten wollen. Neben den Türen der Scheune stellen wir auf beiden Seiten zwei lange Tische auf. Auf dem linken legen wir unsere Bücher, CDs und Kleidungsstücke aus, damit die Leute sie ansehen und kaufen können. Und der rechte Tisch dient dem Kuchen- und Punschbasar, der meistens besonders gut ankommt. Was kein Wunder ist, denn Gramps' Likör mundet selbst den Leuten, denen sonst gar kein Alkohol schmeckt.

Ich habe nach dem Frühstück noch vier Kuchenbleche gebacken, die wir nachher, wenn das Fest beginnt, schön drapieren werden. Zwei Bleche mit Zitronenschnitten, eines mit Brownies und ein letztes mit Grandmas geliebtem Streuselkuchen.

Seit zwei Stunden ist Cameron hier bei uns, um uns unter die Arme zu greifen. Und ohne seine Hilfe hätten wir das alles wohl nicht ansatzweise in der noch verbleibenden Zeit geschafft. Er steht gerade auf der Leiter neben dem Kuchentisch und haut ein paar Nägel ins Holz, damit wir gleich die letzte Lampionkette aufhängen können. Und ich nutze die Zeit, um meine aussortierten Bücher hübsch auszulegen. Zumindest versuche ich es. Denn der Anblick, den Cameron bei der Arbeit bietet, macht es mir schwer, mich zu konzentrieren.

Obwohl der Dezember in Texas nicht mehr unbedingt heiß ist, hat er sich vor einer halben Stunde das Shirt ausgezogen und hinten in die Tasche seiner Jeans gestopft, weil ihm zu warm war. Der Himmel ist heute wolkenlos, und die Sonne gibt alles, um uns ein bisschen Sommer-Flair zu vermitteln, obwohl nächste Woche schon Weihnachten ist.

Als Kind fand ich es immer schade, dass wir keinen Schnee haben, aber irgendwann habe ich angefangen, die Vorteile zu sehen. Es ist deutlich schöner, in luftigen Klamotten am Lagerfeuer zu sitzen als in dicken Wintermänteln mit gefrorenen Fingerspitzen.

Immer wieder huscht mein Blick zu Cameron, der weiterhin damit beschäftigt ist, Nägel ins Holz zu hämmern. Ich taxiere – so unauffällig wie möglich – seinen Hintern in den Jeans, streife mit dem Blick über seinen definierten Rücken und schürze meine Lippen. Seit der Nacht des Konzerts haben wir keinen zweiten Versuch gestartet, weiter zu gehen, und die Anspannung zwischen uns ist kaum noch auszuhalten. Wir küssen uns in jeder freien Minute, und langsam verfluche ich diese Küsse genauso sehr, wie ich mich nach ihnen sehne, weil sie es mir so schwer machen, an etwas anderes als Sex zu denken.

Eigentlich bin ich nicht so sexversessen, aber nach über einem Jahr und bei einem Mann wie Cameron fühle ich mich beinahe ein wenig vernachlässigt.

Cameron: Gefällt dir die Aussicht?

Ich presse die Augen zusammen, nachdem ich seine Nachricht gelesen habe, und wünschte, ich könnte mich in der warmen Dezemberluft auflösen. Langsam schlage ich ein

Auge auf, während das andere geschlossen bleibt, und schiele zu ihm hinauf. Cameron steht immer noch auf der Leiter, aber er hat sein Handy in der Hand und grinst mich so schelmisch an, dass es mich den letzten Funken Verstand kostet. Seine dunklen Haare schimmern im Sonnenlicht wie Zartbitterschokolade, und der leichte Schweißfilm, der seine definierten Schultern überzieht, komplettiert das Bild. Seit ein paar Tagen hat er sich nicht mehr rasiert, weshalb sein Bart etwas voller ist. Und ich kann nicht aufhören, mir vorzustellen, wie er sich wohl auf meinen Schenkeln anfühlt, sollte er mich noch einmal so küssen wie nach dem Konzert.

Hazel: Ich wollte nur sehen, ob du die Nägel auch ordentlich anbringst!

Cameron beißt sich auf die Unterlippe, um ein Lachen zu unterdrücken, und ich verwandle mich an Ort und Stelle in eine Pfütze aus Hormonen.

Cameron: Und? Ist alles zu deiner Zufriedenheit, Madame?

Ich strecke ihm als Antwort meine Zunge heraus und widme mich anschließend wieder meinem Bücherstand. Uns läuft langsam die Zeit davon, in einer Stunde dürften die ersten Gäste bereits eintreffen, genau wie Jamie, der von unserer Mutter hergebracht wird. Da ich noch duschen muss – und Cameron ganz sicher auch –, müssen wir uns ein bisschen beeilen. Anschmachten kann ich ihn später immer noch.

Der Stand nimmt immer mehr Form an, genau wie die Scheune. Zwei lange Lichterketten schmücken die Außenwand, während das Innere ebenfalls sanft beleuchtet wird. Besonders am Abend, wenn die Sonne untergegangen ist, wird es traumhaft aussehen.

Nach einer Viertelstunde sind wir endlich mit allen Arbeiten am Hof fertig, sodass wir gemeinsam ins Haus gehen, um uns frisch zu machen. Ich habe Cameron gefragt, ob er während des Fests ebenfalls bleiben will, und als er zugesagt hat, wäre ich am liebsten im Kreis gesprungen. Ich weiß nicht, wann ich mich das letzte Mal so verliebt und leicht gefühlt habe, aber fest steht, dass ich dieses Gefühl in vollen Zügen auskoste.

Sobald wir im Landhaus angekommen sind, steuere ich das Badezimmer an. Cameron folgt mir. Nachdem ich ins Bad gehuscht bin, drehe ich mich eilig um und versperre ihm den Weg. »Wir sollten duschen gehen«, gebärde ich und genieße es, dass es immer leichter wird, so mit ihm zu reden. Ich liebe es, mit ihm zu texten, aber manchmal ist es auch etwas umständlich.

Camerons linker Mundwinkel gleitet nach oben, während er seine nackte Schulter gegen den Türrahmen lehnt und mir antwortet. Seine breiten Oberarme sind mir viel zu nah und sehen viel zu verführerisch aus.

»Ja, wir sollten ganz dringend duschen gehen.« Und das herausfordernde Funkeln in seinen sturmgrauen Augen macht mich vollkommen wahnsinnig. Auf die gute Art und Weise. Schluckend schüttle ich den Kopf, weil ich mir sicher bin, dass er dasselbe Kopfkino hat wie ich im Augenblick. Ein Film, bei dem wir gemeinsam duschen und …

»Getrennt!«, stelle ich zügig klar, spüre die Röte in meinem Gesicht und schlage ihm etwas heftig die Tür vor der Nase zu, bevor ich den Schlüssel drehe und abschließe. Nicht, weil ich Angst davor habe, dass er ohne meine Erlaubnis reinplatzen könnte, während ich unter der Dusche stehe, sondern weil ich mir nicht vertraue. So wie ich momentan drauf bin, würde ich ihn vielleicht noch ins Bad ziehen und ihm aus den Jeans helfen … und dafür haben wir gerade wirklich keine Zeit.

Verdammt, ich brauche eine Dusche.

Eine Eisdusche.

Sofort.

19

Cameron

Ich spüre, mit wie viel Wucht Hazel die Tür direkt vor meiner Nase zugeknallt hat. Ein leichter Windstoß schlägt mir ins Gesicht, mein Grinsen wischt er allerdings nicht weg, obwohl ich gerade eine eiskalte Abfuhr erhalten habe.

Scheiße, ich kam heute nur her, um ihr beim Aufbauen für den Weihnachtsmarkt zu helfen. Und jetzt stehe ich hier mit verschwitztem Oberkörper und kann nicht aufhören, mir zu wünschen, es würde diese Tür nicht geben.

Vermutlich steht Hazel längst nackt unter der Dusche und nutzt das Wasser, um die Gedanken in den Abfluss zu spülen, die ich ihr schon den gesamten Vormittag über angesehen habe. Und auch wenn ich nicht hergekommen bin, um dort anzusetzen, wo wir in meinem Apartment nach dem Konzert aufhören mussten, lässt sich der Wunsch nicht so einfach abstellen. Schon lange hat mich keine Frau mehr so aus dem Konzept gebracht wie sie – vielleicht gab es aber auch bisher keine in meinem Leben, die das geschafft hat.

Erst als ich spüre, wie sich mir Schritte nähern, kommen

meine Gedanken wieder im Hier und Jetzt an. Und als ich Hazels Großvater ins Gesicht sehe, würde ich am liebsten im Erdboden versinken. Vermutlich glaubt er jetzt, dass ich ein perverser Spanner bin, immerhin steht im Badezimmer seine Enkeltochter unter der Dusche, und ich lungere davor herum.

Ertappt springe ich von der Tür weg und schenke ihm ein Nicken zur Begrüßung. »Hazel duscht gerade«, sage ich ihm, als hätte er es sich nicht denken können, und bin im selben Moment unheimlich froh, dass die Kommunikation mit dieser Familie so leicht ist. Ich muss mir keine Gedanken darüber machen, ob ich gut im Gebärden bin, weil sie doppelt so gut im Verstehen sind. Auch wenn meine Handformen noch zu wünschen übrig lassen und ich den Gebärdenraum häufig falsch benutze, wissen sie immer, was ich ihnen sagen will. Etwas, das sich herrlich nach Normalität anfühlt.

Ihr Großvater winkt mich zu sich heran, und als er ins Wohnzimmer geht, stelle ich mich bereits auf eine Standpauke ein. Ich weiß nicht, wie es ist, Großeltern zu haben. Die Eltern meiner Mutter sind noch vor meiner Geburt gestorben, und die meines Vaters … Die Frage erübrigt sich, oder? Da ich gerade mal drei Jahre alt war, als er sich entschloss, uns zu verlassen, habe ich nur vage Erinnerungen an seine Eltern. Und mit vagen Erinnerungen meine ich, dass ich noch ihre Namen kenne, mehr aber auch nicht.

Im Wohnzimmer angekommen, bittet Hazels Großvater mich, Platz zu nehmen, also gehorche ich. Immerhin habe ich diesen Gehorsam bei der Army in den Hintern getreten bekommen, jedes Mal, wenn wir zu den unchristlichsten

Zeiten aus unseren Zimmern geschmissen wurden, um meilenweite Märsche bei größter Hitze und heftigstem Regen zu absolvieren. Ich setze mich in die Mitte des in die Jahre gekommenen Sofas, während Hazels Großvater auf dem Sessel vor dem Kamin Platz nimmt. Er richtet seine runde Brille mit den dicken Gläsern und sieht mich schließlich so eindringlich an, dass ich mich zum ersten Mal in seiner Nähe ein bisschen unwohl fühle.

»Danke für deine Hilfe, mein Sohn.«

Moment mal. Hat er gerade »mein Sohn« gesagt? Oder habe ich wieder mal die Vokabeln vertauscht? Doch als ich mir Jamies Notizbuch in Erinnerung rufe, bin ich mir sicher, nichts falsch verstanden zu haben. Anscheinend ist Gramps doch nicht hier, um mir eine Standpauke zu halten. Und auch wenn ich diesen Mann erst ein paar Mal gesehen habe, fühlt es sich an, als würde ich tatsächlich zur Familie gehören. Was in Anbetracht der Tatsache, dass es immer nur Mom und mich gab, seltsam ist. Aber seltsam heißt nicht immer etwas Schlechtes, das weiß ich inzwischen.

»Gern geschehen«, erwidere ich lächelnd. »Hazel hat mir in den Kursen so viel geholfen, dass ich mich freue, etwas zurückgeben zu können.«

Gramps nickt zufrieden und kratzt sich anschließend über das leicht stoppelige Kinn. Dass er am liebsten den ganzen Tag im Pyjama verbringt, weiß ich von seiner Enkeltochter, aber gerade sehe ich ihn zum ersten Mal darin.

»Magst du sie?«, fragt er mich schließlich, und die Intensität seiner Blicke bringt mich innerhalb von Sekunden mächtiger ins Schwitzen als die Sonne vorhin beim Aufbau. »Meine Enkeltochter, magst du sie?«

»Sehr«, antworte ich und komme mir vor, als wäre ich fünfzehn und würde zum ersten Mal meine Freundin besuchen und mich ihren Eltern stellen. Wie ein fünfundzwanzigjähriger Mann fühle ich mich jedenfalls nicht, und fast bin ich geneigt, mein Gesicht nach Pubertätspickeln abzutasten.

»Gut.« Gramps lächelt wieder warm. »Dann pass auf ihr Herz auf.« Mit dem Mittelfinger tippt er mehrere Mal auf seine Brust, direkt auf die Stelle seines eigenen Herzens. »Es hat im letzten Jahr stark gelitten.«

Seine Worte bestätigen, was ich eigentlich längst weiß. Hazel hat nicht nur den Verlust ihrer Großmutter erlitten, sondern auch den ihrer ersten Liebe. Und auch wenn sie häufig dieses Lächeln auf den schön geschwungenen Lippen trägt, ist da immer eine Resttraurigkeit, die in ihren Augen wohnt.

»Das werde ich.« Ich habe keine Ahnung, was Hazel Parker in den letzten Wochen mit mir angestellt hat, aber ihr wehzutun, ist das Letzte, was ich will.

Gramps rappelt sich auf, und man sieht ihm an, dass ihm sein Rücken mächtig Probleme bereitet. Als sein Blick über den Kamin fällt und anschließend wieder zu mir, stockt mein Atem. Weil über dem Kamin ein verdammtes Jagdgewehr hängt und ich die subtile Drohung in seinen Blicken bestens verstehen kann. Sollte ich seiner Enkelin wehtun, wird er mir wehtun. Und dafür würde er zur Not auch dieses verfluchte Gewehr nehmen und mir in den Hintern schieben.

Es sollte mich nicht wundern, dass Hazels Großvater bewaffnet ist, immerhin leben wir in Texas. Hier gibt es sicher weit und breit kaum einen Haushalt, zu dessen Einrichtung keine Schusswaffe gehört. Vermutlich werden die Immobilien in diesem Bundesstaat schon mit Waffen vermittelt.

Gramps kommt zu mir aufs Sofa, legt mir eine Hand auf die Schulter und zwinkert mir zu, als hätte er mir nicht gerade mit seinem Gewehr gedroht. »Hazel scheint fertig zu sein«, setzt er jetzt noch hinterher, als würden wir nur Small Talk miteinander führen. »Behalte deine Finger bei dir, wenn du sie siehst, mein Sohn.«

Da ist es wieder. Mein Sohn. Zwei Worte, die ich mir als Kind immer von meinem Vater gewünscht und doch nie bekommen habe. Ich erinnere mich daran, dass er in den ersten drei Jahren wirklich ein guter Vater war, aber als seine neue Frau ins Spiel kam, wurde er zu einem Geist. Einer Erinnerung, die nach und nach mehr verblasste. Heute weiß ich kaum noch, wie er ausgesehen hat, obwohl ich zu Hause ein Album mit Kinderfotos habe, auf denen er zu sehen ist. Jedes Mal, wenn ich mir die Bilder ansehe, ist es, als wäre sein Gesicht verschwommen, obwohl die Aufnahmen scharf sind. Und auch wenn ich in den letzten zwanzig Jahren meines Lebens immer wieder den dringenden Wunsch hatte, ihm zu sagen, wie sehr mich sein Verschwinden verletzt hat, habe ich mich nie getraut, ihn aufzusuchen. Obwohl es seit einem Jahr so viele Momente gab, in denen ich mir gewünscht habe, ich hätte es getan. Dann hätte ich vielleicht so vieles verhindern können. So viel Schmerz.

Gramps hat das Wohnzimmer inzwischen verlassen, und als Hazel den Raum dafür betritt, stockt mir kurz der

Atem. Auf einmal ergeben die Worte ihres Großvaters so viel Sinn.

Behalte deine Finger bei dir, wenn du sie siehst, mein Sohn.

Fuck.

Hazels Haare sind noch feucht, sie hat sie zu einem wilden Dutt nach oben gebunden. Auf ihren Lippen ruht ein Hauch Lippenstift, der perfekt zu dem Kleid passt, das sie trägt. Es hat den Farbton von Heidelbeeren und steht ihr so umwerfend, dass ich stottern müsste, würde ich noch reden.

Der Ausschnitt des Wollkleides ist gewagt, man sieht die Ansätze ihrer Brüste, die – wie ich jetzt weiß – perfekt in meine Hände passen, und ihre verführerischen Schlüsselbeine. Ihre gebräunte Haut schmeichelt der Farbe ihres Kleides, das lange Ärmel besitzt und sich an jede ihrer Kurven schmiegt. Sie trägt heute keine Strumpfhose, was bedeutet, dass mir ihre nackten Beine das Leben zusätzlich schwermachen.

Will sie sich bei mir rächen für den Anblick, den ich ihr auf der Leiter geboten habe? Wenn ja, dann hat sie einen Volltreffer gelandet. So werde ich mich den ganzen Tag auf nichts anderes konzentrieren können. Und als Hazel sich einmal für mich im Kreis dreht und ich sehe, dass ihr Rückenausschnitt ebenfalls verdammt tief ist, fahre ich mir mit der Hand über das Gesicht, um das pubertäre Staunen aus meiner Mimik zu fegen.

Anscheinend ohne Erfolg, denn als Hazel nach meiner Hand greift und mich vom Sofa zieht, spricht ihr Blick Bände.

»Du siehst umwerfend aus.«

»Danke«, sagt sie und wirkt dabei so frei und glücklich, dass ich mir wünsche, dieses Glück würde sie niemals verlassen. »Und jetzt musst du duschen, bevor die ersten Gäste kommen!« Sie schiebt mich Richtung Flur und gibt mir anschließend einen Klaps auf den Hintern. Diese Frau macht mich echt fertig!

20

Hazel

Der Weihnachtsmarkt ist dieses Jahr ein voller Erfolg. Schon drei Stunden nachdem die ersten Gäste eintrafen, war die Hälfte der Kuchenbleche leer, und auch die gebrauchten Bücher finden mehr Anklang, als ich vermutet hatte.

Jamie hat sich von zu Hause ein kleines grünes Sparschwein mitgebracht, in dem er seine Einnahmen sammelt. Natürlich haben wir ihm gesagt, dass er das Geld für sich behalten kann, aber er besteht darauf, davon Möhren und Äpfel für Pablo und die Pferde zu kaufen. Generell ist mein kleiner Bruder ein Magnet für herzliche Menschen, weil er mit seinem strahlenden Lächeln einfach jeden in seinen Bann ziehen kann. Und seit Neuestem nutzt er dieses Lächeln anscheinend auch dafür, um bei Mädchen zu punkten, denn seitdem die kleine Alice aus meinen Kursen gemeinsam mit ihrer Mutter auf unsere Farm kam, schäkern die beiden ständig miteinander. Auf der einen Seite geht es mir eindeutig zu schnell, weil es mir vor Augen führt, dass mein kleiner Jamie bald ein Teenager sein wird, auf der anderen Seite ist der Anblick so zuckersüß, dass ich nicht anders kann, als in regelmäßigen Abständen zu seufzen.

Cameron und ich haben uns in den letzten zwei Stunden darum gekümmert, den Leuten Likör und Glühwein auszuschenken, und gerade genießen wir einen Moment, in dem wir durchatmen können. Wir lehnen uns beinahe synchron gegen die Scheunenwand und betrachten Jamie, der Alice am Nebentisch ein paar Bücher zeigt. Cameron stupst mich von der Seite an und hält mir anschließend mein Handy hin, damit ich seine Nachricht lesen kann.

Cameron: Dein Bruder ist schon länger verknallt in Alice.

Überrumpelt reiße ich die Augen auf.

Hazel: Woher zum Teufel weißt du das???

Cameron hat eine Hand in der Tasche seiner Jeans vergraben, während er mit der anderen antwortet. Ein Bein hat er angewinkelt an der Wand abgestützt, und in dem weißen Shirt, das seine gut gebräunten Arme zur Geltung bringt, passt er einfach perfekt in dieses Bild. Fehlen nur noch ein Cowboyhut und ein Halm, der zwischen seinen Lippen klemmt.

Cameron: Er hat es mir in der ersten Stunde verraten, vor der du ihn erpresst hattest, sich neben mich zu setzen.

Hazel: Du wusstest es also vor mir. Mein Große-Schwester-Herz blutet!!!

Cameron: Das ist Jungskram. Außerdem hat er mir da schon gesagt, dass er glaubt, du stehst auf mich.

Mit einem Zwinkern, das nicht von dieser Welt ist, weil es meine Knie in Gummi verwandelt, lässt er mein Herz tanzen. Ich drehe mich leicht in seine Richtung, lehne die Schläfe gegen die Scheune und antworte ihm. Inzwischen ist es schon schummerig draußen, und die meisten Gäste sind wieder weg. Nur vereinzelt tummeln sich noch ein paar Leute – meistens Familien mit Kindern, die sich nicht von den Tieren trennen können – auf dem geräumigen Hof.

Hazel: Bilde dir ja nicht zu viel darauf ein. Ich habe eine Schwäche für mysteriöse Kerle in Lederjacken.

Cameron: Mysteriös? Du meinst sicher lernfaul.

Hazel: Das auch!

Cameron: Und ich habe übrigens eine Schwäche für dich, wenn du meine Jacke trägst. Bekomme ich die eigentlich jemals wieder?

Schmunzelnd schüttle ich den Kopf, doch bevor ich ihm eine

Antwort schreiben kann, tritt Jamie zwischen uns. Seine Augen sind genauso weit aufgerissen wie meine eigenen, als ich von seiner schon länger anhaltenden Schwäche für die kleine Alice erfahren habe. Sein Kopf ist rot wie eine Tomate, und ich bin mir sicher, dass ich meinen Bruder selten so aufgelöst gesehen habe. Umgehend schalte ich in den Sorgenmodus.

»Was ist denn los, Jamie?« Ich lege meine Hand auf seinen Schopf und wuschle ihm durch die dunklen Locken, die er von Dad geerbt hat.

»Alice will, dass ich sie mal besuche, damit wir auf ihrem Hof spielen können.« Mein Bruder steht kurz vor einer Hyperventilation, und ich muss mich wirklich zusammenreißen, ihm nicht in die Wangen zu kneifen, weil seine Schwärmerei so süß ist. Ich schiele zu Alice hinüber, die immer noch am Tisch steht und mit einem Kichern wegsieht, als ich entdecke, dass sie Jamie beobachtet hat. Ich schmelze regelrecht dahin. Und mein Aggregatzustand wird nicht unbedingt fester, als Cameron sich vor meinen Bruder hockt und ihm spielerisch gegen den Arm boxt.

»Das sind doch tolle Neuigkeiten«, antwortet er, noch immer etwas holperig. Und doch habe ich in den letzten Jahren kaum Menschen gesehen, die so schnell lernten wie er.

»Ich weiß nicht.« Jamie tritt unsicher von einem Bein aufs andere.

»Sie mag dich.« Cameron schenkt meinem kleinen Bruder dasselbe Zwinkern wie mir zuvor, und in dem Moment, in dem Jamies Augen zu strahlen beginnen, als hätte er gerade erfahren, dass es den Weihnachtsmann wirklich gibt, verliere ich mein Herz endgültig. An Cameron. An Cameron in Kombination mit Jamie. An einfach alles. Dieser Tag fing schon unheimlich schön an, und ich spüre, dass er noch schöner enden wird.

»Also soll ich Ja sagen?«, fragt Jamie und sieht zwischen Cameron und mir hin und her, als bräuchte er die Zustimmung von uns beiden. Weil wir beide enthusiastisch nicken, atmet er tief durch, nimmt seinen Mut zusammen und hüpft wieder zu Alice hinüber, die erneut dieses süße Kichern von sich gibt. Ich glaube, ich brauche gleich das Insulin meines Grandpas.

Hand in Hand schlendern Alice und Jamie schließlich Richtung Koppel, um den Pferden einen Besuch abzustatten. Als Cameron sich wieder neben mich stellt, sind wir uns auf einmal viel näher. Sein Atem streift mein Gesicht, seine Finger fahren flüchtig über meine Hand. Seine Berührungen fühlen sich an, als würde mich der Wind streicheln. Ein Wind, der mir nach Monaten der Stille wieder Leben einhaucht.

Ich schnappe mir mein Handy, weil ich etwas loswerden muss.

> *Hazel: Wenn du nicht willst, dass ich mich in dich verliebe, solltest du aufhören, so süß mit Jamie umzugehen. Zu sehen, wie du den großen Bruder spielst, macht mich ganz verrückt. Dieses Bruder-Sein steht dir ungemein.*

Mit pochendem Herzen beobachte ich seine Miene, während er meine Worte liest, doch das Lächeln, das ich ihm mit meiner Nachricht entlocken wollte, bleibt aus. Stattdessen erstarrt er, als hätte ich etwas Falsches gesagt. Sein Kiefer ist angespannt und wirkt in diesem Augenblick noch etwas kantiger als sonst. Seine Augen werden schmal, und er wendet den Blick von mir ab.

War das etwa zu viel? Hätte ich die »Verliebt-Bombe« nicht platzen lassen sollen? Immerhin kennen wir uns erst seit zwei Monaten, und wir reden erst seit einem regelmäßig miteinander. Aber verdammt, wir haben uns mehr als einmal geküsst, wir kuscheln, wir flirten … wir hätten beinahe miteinander geschlafen! Verzweiflung flutet mein Herz, weil Cameron mir ausweicht.

Als schließlich ein junges Paar an den Tisch herantritt und etwas Glühwein haben will, nutzt Cameron die Gelegenheit, um sich gänzlich von mir abzuwenden. Und während er den Leuten ihre Getränke ausschenkt, frage ich mich unentwegt, was gerade eigentlich passiert ist. Was ich falsch gemacht habe. Ich bin verletzt, auch wenn ich nicht das Recht dazu habe. Wenn er noch nicht so weit ist, dann muss ich sein Tempo akzeptieren, so wie er mein Verhalten akzeptiert hat, als ich einfach geflüchtet bin.

Dennoch kann ich die Kränkung nicht leugnen. Mit unsicheren Schritten trete ich an den Tisch, schnappe mir einen Pappbecher, schütte mir einen großen Schluck Beerenlikör ein und leere ihn in einem Zug. Alkohol ist definitiv nicht die Lösung, aber gerade kann ich ein bisschen Ablenkung gebrauchen.

•••

Zwei Stunden später sind auch die letzten Gäste vom Hof verschwunden. Unsere Kassen sind gut gefüllt, unsere Tische beinahe vollkommen leer gekauft, und mein Magen beherbergt den einen oder anderen Likör. Ich habe mich, nachdem Cameron sich so komisch verhalten hat, nicht betrunken, aber ein bisschen angeheitert bin ich trotzdem.

Mein leichter Schwips wird noch stärker, als Cameron und ich den Glühwein abdecken und den Tisch aufräumen. Seit einer Stunde ist er wieder ganz der Alte, mit demselben frechen Grinsen auf den Lippen, das ich so an ihm liebe. Hin und wieder stoßen wir beim Aufräumen gegeneinander, und jedes Mal, wenn wir uns berühren, scheinen Raketen in meinem Bauch hochzugehen. Auf die schöne, verliebte Art und Weise. Und da ist es wieder. Das böse V-Wort, das ich aber eigentlich gar nicht zurücknehmen will. Ja, ich bin gerade dabei, mich Hals über Kopf in Cameron Hartley zu verlieben, und ich will nichts daran ändern. Weil mein Leben so viel Leichtigkeit gewonnen hat, seit ich ihn kenne.

Wir packen die nicht verkauften Bücher – die man an zwei Händen abzählen kann – in eine Kiste. Außerdem bringen wir die Kasse und Jamies Sparschwein in Sicherheit. Morgen werden wir unsere Einnahmen ausrechnen, und ich bin mir sicher, dass wir über dreihundert Dollar Umsatz gemacht haben, weil viele Leute so großzügig mit ihren Spenden waren.

Im Hintergrund sehe ich, wie Jamie über den Hof hüpft und zu Gramps ins Haus geht, was heißt, dass Cameron und ich seit heute Mittag zum ersten Mal ganz allein sind. Sofort schlägt die unbeschwerte Stimmung um. Es ist, als würde die

Temperatur innerhalb von Sekunden um das Doppelte ansteigen.

Ich wische gerade über den Tisch, als Cameron hinter mich tritt, seine Hände auf meine Hüften legt und mich mit einem Ruck an sein Becken zieht. Ich lasse den Lappen fallen, schmiege mich wie eine Katze an ihn und stöhne sanft auf, als Cameron die Freizügigkeit meines Kleides ausnutzt und meine Schulter küsst. Seine Lippen sind weicher als alles, was ich je gespürt habe – etwas, das ich Pablo niemals sagen darf –, und als Cameron mit seinem Mund Richtung Nacken wandert, werde ich in seinen Händen zu Wachs. Das Herz springt mir beinahe aus dem Kleid, das Grandma mir gestrickt hat und für das ich heute so viele Komplimente bekommen habe. Am meisten von dem Mann, der nicht aufhören kann, meine Wirbelsäule zu küssen.

Ich schließe flatternd die Augen, während seine Hände über meine Taille fahren und brennende Spuren auf meinem Körper hinterlassen. Als ich es nicht länger aushalte, prüfe ich eilig, ob Gramps und Jamie noch im Haus sind. Weil ich sie durch das Küchenfenster sehen kann, wie sie gemeinsam abwaschen, drehe ich mich entschlossen zu Cameron um, schiebe ihn gegen die Scheunenwand und küsse ihn unter den warmweiß leuchtenden Lampions. Cameron stöhnt heiser, und dieser Ton ist so sexy, dass ich spüre, wie mein Slip feucht wird. Inzwischen sind es sicher nur noch dreizehn Grad, aber mir ist heißer denn je.

Wir küssen uns so stürmisch, wie ich noch nie jemanden geküsst habe. Er hält mich so besitzergreifend, wie ich noch nie gehalten wurde. Und während der Himmel die ersten

Sterne hervorlockt, will ich mehr. Ich will alles von ihm, und ich weiß nicht, ob ich noch länger warten kann.

Widerwillig löse ich mich von Cameron, taumle zum Tisch, um mein Handy zu greifen und ihm mit vor Erregung zitternden Fingern zu schreiben.

> *Hazel: Ich will nicht mehr warten. Aber wir können nicht ins Haus gehen, ohne dass sie uns sehen. Außerdem sind die Wände dünn wie Papier, und Gramps würde alles hören*

Ich beiße mir auf die Unterlippe, grabe meine Zähne hinein, bis es fast schmerzt, und warte auf Camerons Reaktion. Die Sekunden später folgt, als er mich an der Hand packt und in die Scheune zieht. Die Tür knallt er unsanft hinter uns zu. Als das Zirpen der Grillen von draußen verstummt, höre ich mein Herz umso lauter donnern. Wir sind gemeinsam in der Scheune, in der wir unseren ersten Kuss hatten. Die Scheune, die ich nie wieder betreten kann, ohne an Cameron zu denken.

Die Lichterketten an den Balken werfen einen goldenen Schimmer auf das Stroh, ansonsten ist es hier drin sehr dunkel.

Cameron sieht sich in der Scheune um, entdeckt in dem von Gramps selbst gebauten Regal links eine Decke, zieht sie heraus, breitet sie aus und legt sie auf dem Stroh ab.

Ich weiß nicht, ob ich je so nervös vor dem Sex war. Nicht einmal vor meinem ersten Mal habe ich das gefühlt, was ich jetzt fühle. Sengende Euphorie, glühende Nervosität und *so viel Lust*.

Ich streife mir die Ballerinas von den Füßen, gehe rückwärts und lasse mich ins Stroh fallen. Die Decke sorgt dafür, dass die Halme nicht zu stark piksen. Während ich zu Cameron aufsehe, der vor mir steht und umwerfend ist, würde ich gern so vieles sagen. Aber mein Kopf ist wie leer gefegt, weil ich weiß, dass wir gleich miteinander schlafen werden. Er steigt langsam aus seinen braunen Boots, streift sich die Socken ab und bleibt wieder vor mir stehen, als hätte jemand die Pause-Taste bei diesem Strip gedrückt. Dabei will ich nichts lieber, als ihn endlich komplett nackt zu sehen.

Er holt sein Handy heraus, und ich will vor Frust aufstöhnen, weil er mich zappeln lässt. Dass ich mein Handy noch umklammert halte, merke ich erst, als es vibriert.

> *Cameron: Ich liebe das Kleid an dir. Aber du solltest es ausziehen.*

Meine Kehle wird eng, aber nicht auf die schlechte Art und Weise. Mein Brustkorb hingegen öffnet sich weiter als je zuvor. Als würde die Liebe, die ich in den letzten Monaten so vergeblich gesucht habe, alles sprengen.

Ich lasse das Handy auf die Decke gleiten, greife nach dem Saum des Kleides und streife es mir ab. Nur noch in BH und Slip sitze ich vor Cameron im Stroh, und sein feuriger Blick verdunkelt sich vor Lust. Sein Mund steht leicht offen, während seine Hose immer enger zu werden scheint. Er tippt blind eine weitere Nachricht.

Cameron: Den Rest auch.

Herrgott, was macht er mit mir? Ich weiß nicht mehr, wie man atmet, geschweige denn, wie man lebt. Es ist, als würde ich über mir schweben und die Szene von oben sehen.

Ich hake meinen BH auf, lasse ihn zur Seite fallen und schlüpfe aus dem Slip, bis ich vollkommen nackt bin. Und ich fühle mich begehrter denn je, weil Cameron so viel sagt, ohne zu sprechen.

Hazel: Jetzt bist du dran.

Cameron sieht sich prüfend um, vermutlich, um zu checken, ob wir noch allein und sicher sind.

Hazel: Worauf wartest du???

Cameron: Wenn ich mich ausziehe, könnte es sein, dass du vor Entzückung schreist. Und dein Großvater hat mir vorhin schon mit seinem Gewehr gedroht. Wenn er sieht, dass ich seine Enkeltochter im Stall verführe, durchsiebt er mich wie Schweizer Käse.

Mein Großvater hat was? Ich muss mir auf die Zunge beißen, um nicht laut zu lachen. Cameron war anfangs so verschlossen, dass ich dachte, er wäre gar nicht zu Humor in der Lage, dabei ist er wahnsinnig witzig. Und das macht ihn leider nicht weniger attraktiv. Meine Mitte ist bereits feucht, und ehrlich gesagt wäre es mir gerade sogar egal, wenn Gramps uns erwischt. Ich will ihn nur spüren. Ihm so nah sein, wie es zwei Menschen auf dieser Welt möglich ist.

Cameron: Versprich mir, dass du versuchst, leise zu sein. Ich kann schließlich nicht hören, wenn du vor Lust schreist oder dein Großvater die Knarre durchlädt. ;)

Hazel: Versprochen. Kommst du jetzt bitte endlich her?

Ungeduld ist mein zweiter Vorname, seit ich denken kann.

Während Cameron sich endlich aus dem Shirt schält, durchfährt mich Erleichterung. Seinen Oberkörper durfte ich schon des Öfteren anschmachten, aber als er seine Hose mitsamt Shorts auszieht, fühle ich mich, als würde ich gerade zum ersten Mal einen nackten Mann live sehen.

Mein Blick verharrt an seinem besten Stück, das umgehend meine Kehle austrocknet, weil es … sehr schön ist. Verdammt schön. Cameron ist hart für mich, und ich frage mich, wie lange er mich noch zappeln lassen will. Doch als er auf mich zutritt, leuchtet plötzlich ein Warnschild vor mir auf. Ein Schild, das mir sagt, dass wir schon einmal an diesem Punkt standen und nicht weiter gehen konnten. Wenn wir jetzt abbrechen müssen, schreie ich vor Wut!

Doch Cameron scheint meine Gedanken und Bedenken lesen zu können, denn er schnappt sich seine Jeans, zieht ein Kondom aus der Arschtasche und reißt es routiniert auf.

Dann beugt er sich zu mir nach unten, und ich schlinge meine Arme ganz automatisch um seinen Nacken. Unsere Zungen finden den perfekten Rhythmus in einem Kuss, der ins Guinnessbuch der Rekorde als schönster Kuss eingehen müsste. Wir streicheln uns. Halten uns. Bis ich meine Beine für ihn spreize, ihm Zugang zu meiner empfindlichen Stelle gewähre und ihm mein Becken entgegenschiebe. Seine Spitze drängt sich gegen meine Scham, gleitet durch meine Mitte und verharrt über meinem Eingang. Derweil fahre ich mit den Händen über seinen definierten Rücken, streichle seine Muskeln und jage meine Nägel in seine Haut, als er mit einem sanften Stoß in mich eindringt.

Über uns leuchten die Lichterketten, werfen ein schönes Muster an die Wände und in das Stroh, während Cameron mich nimmt. Voller Leidenschaft, voller Liebe, voller Entschlossenheit. Wir verschmelzen miteinander, werden eins, lieben uns. Ich biege meinen Rücken durch, ignoriere die einzelnen Halme des Strohs, die sich durch die Decke gebohrt haben und meine Haut kratzen.

Alles, was zählt, ist Cameron, der mich mit perfekten Stößen dehnt und in andere Sphären befördert. Eine Hand liegt an meinem Becken, die andere gleitet an meine Wange. Und in dieser Pose schlafen wir miteinander. An einem Ort, der mir so viel bedeutet und jetzt noch viel wichtiger für mich geworden ist, weil ich das hier niemals vergessen werde.

Ich werfe den Kopf leicht zurück, stöhne meine Lust heraus und spüre anschließend Camerons Finger auf meinen Lippen. Ich sehe ihn an, werde von seinen funkelnden grauen Augen empfangen und einem Lächeln, das den Nordpol in Wasser verwandelt. Anschließend legt er sich einen Finger vor die Lippen, um mir zu bedeuten, dass ich leise sein soll. Er kann mich nicht hören, aber er scheint zu spüren, wie laut ich bin. Also halte ich das Stöhnen zurück, so gut es geht. Aber verdammt, es ist zu gut. Ich bin viel zu erregt, um so leise zu sein, wie ich es sein müsste.

Cameron stößt weiter in mich, langsam und gleichmäßig. Und als er merkt, dass ich kurz vor dem Höhepunkt stehe, schiebt er seine Hand in meinen Nacken, hebt meinen Kopf aus dem Stroh, drückt mein Gesicht sanft gegen seine Schulter und dämpft mein Stöhnen leicht.

Sekunden später spannen sich meine Glieder an, als ich gemeinsam mit Cameron komme. Ich grabe meine Zähne in seine Schulter, um meiner Lust ein Ventil zu geben, und falle erschöpft zurück ins Stroh. Cameron verharrt noch in mir, lässt seine Stöße langsam ausklingen und sieht mich mit so viel Liebe im Blick an, dass ich weiß, wie unberechtigt meine Ängste vorhin waren.

Cameron hat keine Angst vor dem V-Wort.

Ich sehe ihm an, dass er sich ebenfalls in mich verliebt hat.

21

Hazel

Warmes Wasser umspült meine nackten Füße, kitzelt zwischen meinen Zehen und lässt mich glücklich seufzen. Goldenes Licht umgibt mich und macht diese Szene perfekt. Ich, barfuß am Strand mit der untergehenden Sonne im Gesicht und den Wellen an meinen Beinen.

Doch je länger ich mich auf diese Empfindungen konzentriere, desto wacher werde ich und realisiere, dass ich bloß geträumt habe. Weder küssen mich die Sonnenstrahlen, noch ist da Meerwasser an meinen Füßen. Müde schlage ich die Lider auf. Die warmweißen Glühbirnen der Lichterkette nehmen den Platz der Sonne ein, und je wacher ich werde, desto genauer erinnere ich mich daran, wo ich wirklich bin. In der Scheune. Mit Cameron. Nachdem wir zum ersten Mal Sex hatten. Verdammt schönen Sex, der meinen Puls umgehend wieder in die Höhe jagt. Als er mir angeboten hat, mir beim Aufbau für das Fest zu helfen, hätte ich niemals zu träumen gewagt, was heute Abend zwischen uns passieren würde.

Das Stroh ist nicht gerade das komfortabelste Bett, auf dem man liegen kann, und doch kann ich mir gerade keinen schöneren Ort vorstellen. Cameron hat seinen Arm um mich gelegt, weshalb ich mich nicht richtig bewegen kann. Er hüllt mich ein wie eine Decke, die mir das Gefühl von Geborgenheit gibt.

Wieder spüre ich etwas Nasses an meinen Füßen, reibe mir die Augen und blicke an mir hinab, um die Ursache für dieses Gefühl zu lokalisieren. Ein Lachen überkommt mich, als ich in treue braune Eselaugen blicke. Pablo steht vor unserem Strohbett und schlabbert genüsslich meine Fußsohlen ab, als wäre er ein Hund und kein Esel. Kichernd ziehe ich meine Beine von ihm weg und befreie mich im selben Moment aus Camerons Umarmung. Ich habe mir vorhin sein Shirt und meinen Slip übergezogen, für den Fall, dass Jamie oder Gramps in die Scheune kommen, um nach uns zu sehen. Cameron trägt ebenfalls seine Jeans, nur sein Oberkörper ist nackt.

»Du bist echt der beste Wecker, Pablo«, begrüße ich ihn. Seit der morgendlichen Streichelrunde habe ich ihn nicht mehr gesehen, weil er laut Jamie den ganzen Tag mit den Pferden auf der Koppel verbracht hat.

Der Esel antwortet mit einem Schnauben, wobei ein leichter Sprühnebel durch die Luft wirbelt. Eklig. Aber auch irgendwie süß.

»Na, mein Schöner.« Ich setze mich hin, dehne meinen leicht steifen Nacken und beginne, Pablos Mähne zu kraulen. Der Esel drückt seinen Kopf stärker gegen meine Hand, und ich versinke in den Tiefen seiner Augen. Ich frage mich immer wieder, wie man Tiere als seelenlos bezeichnen kann. Wenn ich in die Augen eines Tieres blicke – egal welcher Spezies –, sehe ich viel mehr als den menschlichen Nutzen, den wir aus ihnen ziehen. Ich sehe Gefühle, ich sehe Instinkte, ich sehe so viel Liebe, dass mein Herz manchmal überquillt, wenn ich in ihrer Nähe bin. Das ist nur einer der Gründe, wieso ich diese Farm so vergöttere.

»Hattest du einen schönen Tag, hm?« Ich lehne meine Stirn gegen seine und lasse meine Finger kraulend durch sein kurzes Fell gleiten. Das nächste Schnauben, das Pablo ausstößt, klingt anders als sonst. Mit erhobenen Brauen sehe ich ihn an, und als er seine Aufmerksamkeit auf meine schlafende Begleitung richtet, zucken meine Mundwinkel.

»Damit hätte heute wohl niemand gerechnet«, sage ich und spüre einen Frieden in mir, der mir fast fremd geworden ist. In diesem Augenblick habe ich alles, was ich brauche, bei mir. Meine Schützlinge, Cameron, Gramps und Jamie.

Pablo merkt noch vor mir, dass die gemütliche Blase zu platzen droht. Er lässt von mir ab, beugt seinen Kopf über Camerons Beine und schnuppert an ihm. Anschließend stupst er ihn an, im selben Augenblick, in dem der erste Laut aus seiner Kehle dringt. Moment mal, habe ich mich verhört? Schlafe ich vielleicht doch noch?

Ich drehe mich erschrocken zu Cameron um, und als ich sehe, dass er zu zittern beginnt, zittert auch etwas in mir. Mein Herz, meine Atmung, meine Gedanken. Nicht nur Pablo merkt, dass etwas nicht stimmt, auch ich erkenne sofort, dass Cameron in einem Albtraum gefangen ist. Er wirft seinen Kopf von rechts nach links, das schöne Gesicht vor

Schmerzen verzerrt. Ein leichter Schweißfilm entsteht auf seiner Stirn, und als er sich am ganzen Körper krümmt, bekomme ich Panik. Hastig rutsche ich dichter an ihn heran, lege meine Hände auf seine breiten Schultern und rüttle an ihm, aber er wacht nicht auf. Stattdessen nimmt das Zittern neue Ausmaße an, und als sich seine Lippen öffnen, halte ich meinen Atem an.

»Nein!« Das allererste Wort, welches Cameron in meiner Gegenwart sagt, und es trägt das Leid der ganzen Welt in sich. »Weg. Weg. Weg hier!«, ruft er laut, und ich rüttle erneut an ihm, damit er endlich wach wird. Ich kenne diese Albträume von Mason. Wie oft wurde er nachts wach und hat wie am Spieß nach seinen Kameraden geschrien? Wie oft habe ich ihn gehalten, bis er irgendwann erschöpft eingeschlafen ist? Zu wissen, dass in den letzten Monaten seiner Stationierung niemand mehr da war, der ihm Halt gab, wenn er Albträume hatte, schnürt meine Kehle zu.

»Hört ihr das nicht?«, fragt er krächzend und krümmt sich erneut. Ich schwinge mein Bein über Cameron, setze mich auf ihn und nehme sein Gesicht in meine Hände. Es glüht, als hätte er einen heftigen Sonnenbrand. Aber das hier ist viel schlimmer, viel realer, viel einnehmender.

»Cameron«, wispere ich in dem Wissen, dass er mich nicht hören kann. Aber fühlen. Er kann mich spüren. Muss mich spüren. Muss wissen, dass er nicht allein ist, auch wenn es sich in seinem Albtraum vielleicht so anfühlt.

»Cameron, bitte wach auf.« Wieder rüttle ich an ihm, streichle über seine erhitzten Wangen und werde mit all dem Schmerz konfrontiert, der in ihm lauert und gerade seinen

Weg an die Oberfläche findet. Wir haben erst zweimal die Nacht miteinander verbracht, aber beide Male hat er geschlafen wie ein Baby.

Etwas ist heute anders. Wieder muss ich an seine Abweisung vorhin zurückdenken. Als ich ihm sagte, dass ihm die Große-Bruder-Nummer steht und ich mich in ihn verlieben könnte. Danach war er wie ausgewechselt. In dem Moment ist etwas in mit ihm passiert, das ich nicht sehen kann, wenn er es mir nicht zeigt.

Er zuckt heftig, als wäre gerade eine Bombe neben uns in dieser Scheune explodiert, und dann reißt er die Augen auf. Sein Atem geht schwer, und sein Herz schlägt so schnell, dass ich mir einbilde, es in meinem eigenen Brustkorb spüren zu können.

»Shhh«, beruhige ich ihn und fahre weiter mit meinen Fingern über sein Gesicht. Seine Züge werden langsam weicher, aber dieser gehetzte Ausdruck in seinen Augen bleibt. Als wäre jemand hinter ihm her. Ich weiß, dieser Jemand ist seine eigene Vergangenheit.

»Hazel«, sagt er lautlos. Ich habe gerade während seines Traumes zum ersten Mal seine Stimme gehört. Und obwohl ich mir so lange gewünscht habe, ihn einmal sprechen zu hören, konnte ich mich nicht auf den Klang seiner Stimme konzentrieren. Weder weiß ich, ob sie kalt oder warm, noch ob sie dunkel oder hell klang. Da war nur Schmerz, geformt zu Wortketten.

»Du bist hier«, flüstere ich und weiß, dass er mich verstehen kann. »Du bist hier und in Sicherheit.«

Er braucht noch einen Moment, um sich zu sammeln,

und nickt anschließend. Als hätte er erst jetzt verstanden, dass die Gefahr längst hinter ihm liegt. Dass er nicht mehr da drüben, sondern hier bei mir ist.

Ich beuge mich über ihn, lege meine Lippen flüchtig auf seine und vergrabe mein Gesicht anschließend an seinem Hals. Seine Hände rutschen in meinen Rücken, halten mich, drücken mich so fest an sich, dass es fast wehtut. Und doch lasse ich es zu, weil ich sein Halt sein will. Ich rutsche neben ihn, kuschle mich eng an ihn und genieße, dass er wieder bei mir ist. Meine Finger zeichnen Bilder auf seine nackte Brust, und als ich die flache Hand über sein Herz lege, merke ich, dass es viel ruhiger schlägt. Die Gefahr ist vorbei. Wir sind sicher. Wir beide.

Pablo hat sich inzwischen wieder ins hintere Ende der Scheune verzogen. Und so liegen wir Arm in Arm im Stroh. Über uns die Lichterkette, unter uns die leicht raue Decke.

Ich könnte ewig hier bei ihm liegen, aber als die Stalltür geöffnet wird, bin ich innerhalb von Sekunden auf den Beinen. Wir sind zwar halbwegs angezogen, aber wer auch immer uns einen Besuch abstattet, wird eins und eins zusammenzählen können.

Als ich in das Gesicht meines Bruders blicke, ist alles, was ich gerade gespürt habe – die Angst, die Hilflosigkeit –, wie weggeblasen. Jamie hat ein paar Stöcke in seiner rechten und eine Packung Marshmallows in der anderen Hand. Beides lässt er auf den Boden gleiten.

»Was macht ihr hier?«, fragt er mich. Im Hintergrund rappelt sich auch Cameron auf.

»Wir haben nur …« Verdammt, was soll ich ihm sagen?

»Gespielt«, vollende ich meine Gebärden. Mein Bruder zieht seine Brauen hoch in die Stirn, und ich weiß, dass er uns durchschaut. Immerhin ist er kein kleines Kind mehr, das sich so leicht täuschen lässt. Als er noch jünger war, hätte es vielleicht funktioniert, aber er wird nächstes Jahr schon elf! Und wieder einmal frage ich mich, wo die Zeit hin ist.

»Seid ihr fertig mit eurem Spiel?«, fragt er, und ich sehe, dass seine Wangen rot anlaufen. Ihm ist das hier genauso unangenehm wie mir. Okay, vielleicht nicht ganz so unangenehm.

Ich nicke, woraufhin Jamie auf seine Mitbringsel deutet. »Gramps und ich wollen ein Lagerfeuer machen! Kommt ihr raus?«

Die Vorstellung von einem Lagerfeuerabend mit drei meiner liebsten Menschen auf dieser Welt lässt die Erinnerungen an Camerons Albtraum leicht verblassen. Zumindest für mich. Für ihn sicher nicht.

»Wir kommen gleich«, verspreche ich Jamie, und sobald er die Scheune verlassen und die Tür hinter sich zugezogen hat, drehe ich mich zu Cameron um. Er schlüpft gerade in seine Schuhe, als ich sein Shirt ausziehe und ihm reiche, damit ich mir meine eigenen Sachen anziehen kann.

Wir schweigen, während wir uns anziehen. Nicht, weil etwas zwischen uns steht, sondern weil es nichts zu sagen gibt. Er ist gerade in seinem Traum durch eine Hölle gegangen, die ich zum Glück nie kennenlernen musste.

Sobald wir komplett angezogen sind, greife ich nach seiner Hand, verschränke meine Finger mit seinen und stelle mich auf die Zehenspitzen, um ihn zu küssen. Der Kuss ist anders als der vorhin. Weniger wild, weniger leidenschaftlich. Er ist ruhiger, langsamer und dabei nicht weniger schön. Als ich mich von ihm löse, sehe ich ihm tief in die grauen Augen.

»Geht es wieder?«, frage ich ihn leise und zupfe an seinen Strähnen, die vom Albtraum leicht feucht sind. Er nickt, aber ich weiß nicht, ob ich ihm glauben kann.

• • •

Nachdem Cameron und ich die Scheune verlassen haben, machen wir uns daran, das Feuer hinter der Koppel zum Brennen zu bringen. Die Holzbänke existieren schon, seit ich ein kleines Mädchen war, und auch wenn einige ziemlich mitgenommen aussehen, erfüllen sie immer noch ihren Zweck. Alles an diesem Abend versetzt mich zurück in meine Kindheit, als wären wir gerade in eine Zeitmaschine gestiegen. Nur Grandma fehlt, um die Szene perfekt zu machen. Ich bin mir sicher, dass sie Cameron vergöttert hätte, und diese Gewissheit macht mich glücklich.

Das Feuer sendet kleine glühende Funken in den sternenklaren Abendhimmel, während Gramps seine Ukulele hervorholt und die ersten Töne spielt. Wie sehr ich diese Lagerfeuerabende vermisst habe, wird mir erst jetzt richtig klar. Jamie klettert auf den Schoß unseres Großvaters, wie damals immer, obwohl er inzwischen kein kleiner Knirps mehr ist. Die Ukulele klingt verstimmt, aber das ist mir gerade egal. Nichts sollte anders sein.

Cameron zieht mich jetzt ebenfalls auf seinen Schoß,

schlingt seine Arme von hinten um mich und legt sein Kinn auf meiner Schulter ab. Wir haben bereits so viele geröstete Marshmallows gegessen, dass uns allen die Bäuche wehtun. Nur Gramps durfte keine essen, weil er heute bereits zu viel Kuchen gefuttert hat und wir seinen Blutzuckerspiegel im Auge behalten müssen. Die benutzten Stöcke liegen auf dem Boden, die Tüte mit dem fluffigen Süßkram befindet sich leer daneben.

Und als mein Großvater warmgespielt ist und ›Last Christmas‹ einleitet, beginne ich, mich auf Camerons Schoß zu wiegen. Ich wünschte, er und Jamie könnten die Akkorde hören. Mit geschlossenen Augen genieße ich das Spiel von Gramps, und sobald der Refrain einsetzt, singe ich den Text laut mit. Mein Großvater sieht mich an, zwinkert mir zu und lässt sich von meinem vermutlich ziemlich schrägen Gesang nicht aus dem Konzept bringen.

So sitzen wir am Lagerfeuer, stimmen uns auf das kommende Weihnachtsfest ein und lassen einen perfekten Tag noch perfekter ausklingen.

Cameron streichelt über dem Strickkleid, das ab jetzt mein allerliebstes Kleidungsstück ist, meine Arme. Und als ich mich zu ihm umdrehe und er sieht, dass ich singe, schnappe ich mir seine Hand und lege sie auf meine Brust. Wie sehr er sich wünscht, meine Stimme kennenzulernen, hat er mir bereits gesagt, doch die Sehnsucht in seinem Blick scheint gerade gestillt zu sein. Er spürt die Vibrationen meiner Stimme an seinen Fingern, während ich mich in den Tiefen seiner Augen verliere. Augen, die so viel Leid sehen mussten, dass ich es mir nicht vorstellen kann.

Je länger ich auf seinem Schoß sitze und für uns singe, desto größer wird der Wunsch, noch einmal seine Stimme zu hören. Damit ich mir jedes noch so kleine Detail an ihr einprägen kann.

Während der Song langsam zu Ende geht, fängt etwas Neues an. Ein neuer Abschnitt meines Lebens, auf den ich in den letzten Monaten so vergeblich gewartet hatte.

22

Cameron

Zum ersten Mal seit Jahren wünschte ich, meine Zeichnungen wären bunter und nicht in diesem tristen Schwarz gefangen. Meine Hand rauscht über das Blatt, setzt Outlines, schattiert, schraffiert, bewegt sich wie ferngesteuert. Der ganze Boden meines Wohnzimmers ist mit Zeichnungen gepflastert, die ich in den letzten sechs Wochen wie in einem Rausch angefertigt habe.

Seit Beginn des Jahres spüre ich eine Art der Inspiration, die ich selbst vor dem Abbruch meines Studiums nicht empfunden habe. Ich weiß, auch ohne genau darüber nachdenken zu müssen, woher diese Inspiration kommt. Mich hat eine Muse geküsst. Wieder und wieder und wieder. Mal unschuldig, wenn wir im Flowerpower saßen, mal stürmisch, wenn wir uns in der Scheune auf der Farm versteckten, und mal heiß, wenn sie in meinem Bett lag und unter mir kam. Hazel hat etwas in mir geweckt, das tief in mir begraben war.

Ich vollende die Skyline unserer Stadt, verwische den Schatten der Gebäude mit dem Zeigefinger und betrachte das fertige Bild. Es zeigt Hazels Lieblingsplatz. Den Hügel vor Beaumont, mit Blick auf die Straßen und Gebäude. Aber etwas fehlt. Die Farben, die Stimmung, die Romantik.

Gedanklich setze ich auf meine To-do-Liste, mir noch diese Woche Farben zu besorgen. Mein Apartment versinkt seit Wochen im absoluten Chaos, und Scheiße, ich liebe es. Weil meine Gedanken sortierter denn je sind. Ich verbringe meine Tage immer gleich. Ich stehe auf, trinke Kaffee, gehe duschen, setze mich ein paar Stunden an meine Lernbücher, esse einen schnellen Imbiss zum Mittag, und dann widme ich mich meinen Bildern. Dreimal in der Woche gehe ich zu den Kursen mit Hazel, aber der Grund, wieso ich die alte Feuerwache mittlerweile grinsend betrete, sind nicht meine Fortschritte. Hazel Parker könnte mir auch einen Vortrag über die Unfähigkeit von Eseln, sich zu übergeben, halten. Und ich würde an ihren weichen Lippen kleben. Tag für Tag.

Die Abende verbringen wir entweder gemeinsam in der Stadt oder in meinem Apartment. Manchmal leistet uns Andrew Gesellschaft und geht uns – auf liebevolle Weise – auf die Nerven. Die beiden verstehen sich besser, als ich zu träumen gewagt hätte. Und dann gibt es noch Tage, an denen meine Mom dazustößt und wir alle – wie eine Familie – zusammensitzen. Jedes Mal, wenn ich für sie gebärde, bricht sie beinahe in Tränen aus, aber ich arbeite daran, ihr das abzugewöhnen. Vermutlich mit wenig Erfolg, aber das ist okay. Ich bin froh, dass ich ihr Freudentränen entlocken kann, nachdem ich ihr so lange Sorgen und Kummer bereitet habe.

Im Grunde genommen habe ich gerade alles, was ich brauche, um wieder auf die Beine zu kommen. Ich betrachte die fertige Zeichnung – Nummer zehn in dieser Woche – und schiebe sie anschließend zur Seite. Mein Blick gleitet über die Werke, die ich am Boden ausgelegt habe, um zu prüfen, welche ich für die Bewerbung einreichen will. Monatelang habe ich mit mir gerungen, weil ich nicht wusste, ob ich wieder studieren soll, nachdem ich alles so abrupt hingeschmissen habe. Aber seit Beginn des Jahres ist da eine Klarheit in mir, die mir lange gefehlt hat.

Wir haben nicht nur Weihnachten gemeinsam auf der Farm verbracht, sondern auch den Silvesterabend. Und ich weiß nicht, ob ich jemals so viel Spaß an diesen Familienfeiertagen hatte.

Hazel schickt mir ein Bild von sich und Sky. Die beiden sitzen auf dem Campus und lernen in der Sonne. Erst als ich einen Blick aus dem Fenster werfe, merke ich, dass der Himmel heute wolkenlos ist. War ich heute überhaupt schon duschen? Habe ich etwas gegessen? Ich war so im Flow gefangen, dass ich mich nicht mehr richtig daran erinnere.

Ich antworte Hazel, indem ich ihr ein Foto von meiner neuesten Zeichnung schicke. Dann lege ich das Handy weg und ziehe ein schneeweißes Blatt aus meiner Mappe, weil da noch so viel in mir ist, das ich zeichnen will. Im selben Moment, in dem die Kohle das Papier trifft, flackert das Licht in der gesamten Wohnung.

Seit Hazel in der Nacht des Konzerts vor meiner Tür stand, habe ich die Klingel nicht mehr abgestellt. Und auch wenn sie inzwischen einen Schlüssel für meine Wohnung besitzt, lasse ich die Klingel an. Ich bin es leid, mich hier drin einzuigeln und die Menschen, die mich lieben, auszuschließen. Okay, zugegeben: Ich igle mich sehr wohl ein, aber aus einem anderen Grund als vor einem halben Jahr. Meine Kreativität hält mich in diesen vier Wänden gefangen und tritt mir morgens in den Arsch, damit ich keine Sekunde des Tages verpenne.

Ich lasse die Kohle fallen, stehe auf und muss im Slalom zur Tür laufen, um nicht auf meine Zeichnungen zu treten. Mein Besuch ist weder Mom noch Andrew, sondern der Postbote. Er hat einen großen Karton unterm Arm, begrüßt mich mit einem freundlichen Lächeln und lässt mich die Annahme schriftlich bestätigen.

Sobald ich die Tür hinter mir geschlossen und das Paket zur Kochinsel getragen habe, fische ich ein Messer aus dem Messerblock, um es zu öffnen. Dann sehe ich mir den Karton zum ersten Mal richtig an. Er sieht ziemlich mitgenommen und zerfleddert aus. Etwas, das jemand mit Panzertape zu verhindern versucht hat. Ich wüsste nicht, dass ich ein Paket erwartet hätte, und es sieht auch nicht aus wie eine Bestellung.

Ich drehe den Karton, um die Adresse des Absenders zu finden. Als ich sie entdecke, umklammere ich das Messer, so fest ich kann. Ein Aufkleber befindet sich an der Seite, der im Vergleich zur sonstigen Erscheinung des Kartons sauber und neu aussieht. Das Paket stammt von der Camp Swift Army Base in Bastrop County, Austin.

Sofort verwandelt sich alles um mich herum in Schwärze, und der Wunsch nach bunten Farben erlischt wie die Flamme einer Kerze, die viel zu lange gebrannt hat. Ich stehe vor diesem Karton, dessen Inhalt mir Angst macht, obwohl ich nicht weiß, was sich darin befindet.

Vermutlich sind da nur ein paar Sachen von mir, die ich noch nicht abgeholt habe. Meine alte Uniform, Unterlagen, irgendwas. Aber ich kann nicht atmen, als hätte mir jemand das Panzertape um die Kehle geschlungen. Schweiß bildet sich auf meiner Stirn, die Angst verdoppelt sich in meiner Brust und stampft alle Fortschritte der letzten Monate in den Boden. In den Sand, den ich jetzt wieder unter meinen Füßen spüren kann. Heißer Wüstensand, bittere Trockenheit, staubige Erinnerungen.

Ich ziehe mir einen der Barhocker zurück, die ich vor einiger Zeit gekauft habe, weil Andrew sich darüber beschwert hat, dass ich keine habe. Langsam setze ich mich, starre das Paket vor mir an wie meinen größten Feind. Weil es mein größter Feind ist. Noch immer umklammere ich den Griff des Messers, aber meine Hand muss daran nach oben gerutscht sein, denn Blut tropft auf meine Jeans. Mein Blut, das aus dem Schnitt quillt, den ich mir selbst zugefügt habe, ohne es zu merken.

Mein Körper ist taub für Schmerzen, mein Inneres dafür anfälliger denn je. Und ich weiß, dass ich dieses verdammte Paket einfach öffnen sollte, um es hinter mich zu bringen. Es wird nicht auf mysteriöse Weise verschwinden, wird sich nicht in Luft auflösen, egal wie sehr ich es mir auch wünsche. Und wegschmeißen kann ich es nicht, weil ich weiß, dass ich es bereuen würde. Es wäre einfacher, aber es wäre auch falsch. Ich brauche es, um abzuschließen.

Also sammle ich meinen Mut, kratze die Reste davon auf,

ziehe das Paket an den Rand der Kochinsel und durchtrenne das Panzertape, das den zerfledderten Karton zusammengehalten hat. Es ist mir egal, dass ich alles mit meinem Blut beschmiere. Den Boden, das Messer, den Karton, die Holzplatte der Kochinsel.

Ich schlage die Pappe um, ziehe den obersten Brief heraus und starre die Schrift an, die mir irgendwie bekannt vorkommt. Aber mein Kopf ist so voll, dass ich nicht mehr weiß, woher ich sie kenne. Wem sie gehört. Wer mir dieses Paket wie eine Bombe per Post geschickt hat. Eine Bombe, die den Frieden, den ich gerade zum ersten Mal seit Ewigkeiten gespürt habe, vernichtet.

Auf dem Umschlag steht: *Für Private Cameron Hartley.*

Ich benutze das Messer in meiner Hand, um den Umschlag seitlich aufzuschneiden, und ziehe den Inhalt heraus. Ein Blatt, einmal in der Mitte gefaltet. Das Messer gleitet mit einem Klirren auf den Herd, besudelt auch die Platten mit meinem Blut. Dann lese ich die Nachricht.

Sehr geehrter Private Cameron Hartley,

ich hoffe, es geht Ihnen den Umständen entsprechend gut und Sie haben es geschafft, nach Ihrem Einsatz wieder in Ihren Alltag zurückzufinden. Anbei sende ich Ihnen einen Karton mit den Sachen von Private Lancaster zu. Seine Habseligkeiten aus dem Lager sind im falschen Base Camp in Kalifornien gelandet, weshalb die Übermittlung so lange gedauert hat. Verzeihen Sie die Verzögerung. In seinen Hinterlassenschaften befand sich ein Brief mit der Bitte, diesen Karton im Falle seines Todes an Sie zu übergeben, und dem Zusatz, dass er sich wünscht, Sie würden die Briefe an seine Angehörigen verteilen.

Vielleicht schaffen Sie es ja einmal, unserem Camp in Austin einen Besuch abzustatten, wir würden Sie gern sehen. Aber nur, wenn Sie schon wieder bereit dafür sind.

Wir bedanken uns vielmals für Ihren ehrenhaften Einsatz.

Mit besten Grüßen

Lt. McKean

Ich lese die wenigen Zeilen wieder und wieder. Hinterlassenschaften. Habseligkeiten. Im Falle seines Todes. Ich zerknülle den Brief in meiner blutenden Faust, schließe die Augen und würde so gern schreien. Schreien, so laut es meine eingerosteten Stimmbänder zulassen. *Aber was bringt es, wenn die Person, die meine Schreie hören soll, nicht mehr da ist?*

In den letzten vier Monaten habe ich versucht, alles von mir zu schieben. Ich habe weitergemacht, als wäre all das nie passiert. Das schlechte Gewissen überrollt mich wie ein Panzer, weil ich dachte, dass ich irgendwie würde weitermachen können. Ohne ihn und dafür mit all den schrecklichen Erinnerungen.

Ich lasse den Brief des Lieutenant los, weil es sich anfühlt, als bestünde das Papier aus Säure, genau wie der ganze Karton vor mir. Er wollte, dass ich seine Sachen bekomme. Er wollte, dass ich mich an seine Hinterbliebenen wende. Hinterbliebene, über die wir da drüben nie geredet haben. Weil es zu schwer war, über sie zu sprechen, mit der Ungewissheit im Hinterkopf. Ungewissheit darüber, ob wir sie je wiedersehen werden.

Wir hatten einen Deal.

Unser Zuhause bleibt vom Krieg unberührt. Von der Asche, dem Blut und den Toten verschont. Und jetzt soll ich diesen Deal brechen, indem ich die Menschen aufsuche, die ihn verloren haben. So wie ich.

Was hat er sich nur dabei gedacht? Wieso ausgerechnet ich? In dieser Sekunde wünsche ich mir wieder, ich wäre an seiner Stelle gewesen. Wie tausend Male zuvor. Wie in jedem Albtraum. Das Gefühl frisst sich wie ein Parasit durch meine Lunge, bahnt sich seinen Weg zu meinem Herzen und bringt es zum Stocken.

Ich wusste, dass er einige Habseligkeiten bei der Army hatte, aber ich bin davon ausgegangen, dass sie längst bei seiner Familie gelandet sind. Dass er seine Eltern als Empfänger angegeben hat. Aber jetzt steht das Paket vor mir und zeigt mir den ausgestreckten Mittelfinger.

Du dachtest, dass du einfach weitermachen könntest? Dass du glücklich werden könntest? Wie naiv und dumm du doch bist, Private Hartley.

Seitdem ich weiß, was sich in dem Karton befindet, schaffe ich es erst recht nicht mehr, meinen Atem unter Kontrolle zu behalten. Innerlich zittere ich, aber äußerlich bin ich zur Salzsäule erstarrt. Und doch ist mir klar, dass ich ihm seinen letzten Wunsch erfüllen werde. Natürlich werde ich das. Ich wäre für ihn gestorben, ohne mit der Wimper zu zucken. Dagegen ist das Überbringen von ein paar Briefen nichts.

Inzwischen spüre ich den Cut an meiner Hand, weil die

Taubheit nachgelassen hat. Der Schnitt ist nicht sonderlich tief, aber es blutet ziemlich stark, also hole ich mir ein Geschirrtuch und binde es provisorisch um meine Wunde, um die Blutung zu stoppen. Dann stelle ich mich vor das Paket, ziehe den Karton zu mir und öffne ihn erneut.

Als Erstes sehe ich seine saubere Ersatzuniform. Ich versuche, nicht auf das gestickte Namensschild zu achten, auch wenn mich sein Name ohnehin seit Jahren verfolgt. Er war schon da und schwebte über mir, als ich ihm noch nicht einmal begegnet war. Seit meinem fünften Lebensjahr begleitet er mich. Durch meine Kindheit, meine Jugend, mein Studium, meine Grundausbildung bei der Army. Durch meinen Einsatz.

Ich hole die Uniform heraus, lege sie zur Seite und achte darauf, dass sie nicht mit meinem Blut in Kontakt kommt. Vermutlich werden seine Eltern sie haben wollen. Allein der Gedanke daran, sie aufzusuchen und ihnen gegenüberzutreten, zurrt das Panzertape fester um meine Kehle.

Ihm gegenüberzutreten …

Kopfschüttelnd verbanne ich jeglichen Gedanken an ihn, greife erneut in den Karton und hole einen der Umschläge heraus. Mein Name prangt auf der Vorderseite. Ein Teil von mir will ihn sofort aufreißen und seine letzten Worte an mich aufsaugen, der andere – stärkere – Teil will ihn niemals öffnen. Aus Angst davor, was seine Worte mit mir machen könnten.

Ich lege den Brief zur Seite, direkt auf seine Uniform, und hole den nächsten Umschlag heraus. Die Adresse seines Elternhauses steht darauf in schlichter Druckschrift und mit blauer Tinte geschrieben. Er wusste nicht, dass ich die Adresse längst kannte, als wir uns zum ersten Mal begegnet sind. Weil ich zu feige war, es ihm zu sagen. Weil ich bis zum Schluss nicht den Mut aufbringen konnte.

Man sollte meinen, dass Soldaten vor Mut strotzen, immerhin lassen sie sich einziehen, in dem Wissen, dass auf dieser Welt Kriege herrschen.

Bei mir ist das Gegenteil der Fall.

Da ist kein Mut, nur Feigheit.

Ich lege den Brief für seine Eltern auf meinen und greife erneut in den Karton. Ein letzter Umschlag, vermutlich für seine Ex-Freundin. Er hat mir wegen des Deals nie etwas über sie erzählt, aber eines Tages konnte er mir nicht mehr verheimlichen, dass etwas nicht stimmte. Ich wusste, dass er Schluss gemacht hat. In einem Brief. Den er geschrieben hat, als ich nur wenige Meter neben ihm saß.

Ich betrachte den Umschlag in meiner Hand, und als ich die Anschrift der Frau lese, die ihn da drüben vom Aufgeben abgehalten hat, breche ich endgültig zusammen.

Da steht ein Name, so schön, dass ich mich in den letzten Monaten so oft in ihn verliebt habe. Genau wie in ihr Gesicht. Da steht eine Adresse, die sich in den letzten Monaten wie mein eigenes Zuhause angefühlt hat.

Es steht blau auf beige direkt vor mir. In meinen Händen. Während mein Herz endgültig seinen Job einstellt. Tränen fluten meine Augen, und das Zittern, das bis jetzt nur innerlich da war, dringt nach außen. In meine Schultern, meine Arme, meine Hände. Meine rechte Hand blutet ins Geschirrtuch und tut höllisch weh, aber die andere Hand, welche den Umschlag hält … sie schmerzt mehr.

Weil ich nicht glauben will, was ich sehe.

Weil ich es nicht wahrhaben will.

Ich erinnere mich an unser Date über der Stadt. Als sie meine Narbe bemerkte und mich fragte, woher ich sie habe. Daran, wie stark sie zusammenzuckte, als ich ihr sagte, dass ich im Krieg war. Ich erinnere mich daran, dass sie ihren Ex-Freund verloren hat. Dass er tot ist. Dass dieser Ort ihr Ort war. Dass sie ihn an diesem Fleck Erde geküsst hat. Dass sie ihn geliebt hat. Geliebt, verloren, nie vergessen. So wie ich ihn geliebt, verloren und nie vergessen habe.

Ich halte seinen Brief für Hazel in der Hand und wünschte, ich würde nicht mehr existieren. Wünschte, ich könnte die Zeit zurückdrehen und die Lichtklingel ausschalten, damit mich dieses Paket nicht erreicht. Niemals erreicht. Diese Wahrheit hätte im Sand Afghanistans sterben müssen. Aber jetzt ist sie hier, und ich kann sie nicht mehr auslöschen, kann sie nicht wegschieben.

Und als ich den Schmerz nicht mehr aushalte, sinke ich zu Boden. Zwischen meiner Spüle und der Kochinsel sitze ich in meinen eigenen Blutflecken, wiege mich wie ein Kind, das einen Albtraum hatte, vor und zurück. Denn genau das ist es. Ein Albtraum. Ein Albtraum, der die letzten Monate zersplittern lässt.

Immer wieder starre ich den Brief für Hazel an.

Ihr Name, geschrieben von ihm.

Die Adresse der Farm, die er lange vor mir kannte.

Hazel gehörte zu ihm.

Ihr Herz gehörte zu ihm.

Und ich hatte keinen blassen Schimmer.

Plötzlich wird mir klar, wieso sie mich von den Toten auferstehen lassen konnte. Mir wird klar, wieso da von Anfang an dieses Band zwischen uns war, dieses Gefühl, dass wir einander verstehen. Der Schmerz in ihren Haselnussaugen war meinem so ähnlich, weil wir denselben Verlust erlebt haben, ohne es zu wissen.

Ihre Jugendliebe ist gestorben. Der Mann, den sie heiraten und mit dem sie eines Tages Kinder haben wollte. Der mit ihr Schluss machte, weil er Angst vor der Heimkehr hatte.

Und ich? Ich habe da drüben in der Hölle nicht nur mein Gehör und meine Sprache verloren, sondern so viel mehr.

Ich habe meinen kleinen Halbbruder sterben sehen.

Mason.

23

Hazel

Seit einer Woche ist da dieses seltsame Gefühl in mir, das ich nicht beschreiben kann. Cameron und ich haben uns in den letzten Tagen nur einmal gesehen, und das war im Flowerpower beim Abendessen. Und während wir beisammensaßen, fühlte ich mich plötzlich schrecklich allein. Weil er nicht wirklich mit mir dort war. Cameron war in Gedanken überall, nur nicht bei mir. Aber er wollte mir nicht sagen, was los ist, also habe ich ihm den Raum gelassen, den er brauchte.

Das ist jetzt drei Tage her. Am Freitag kam er zum ersten Mal seit Monaten nicht in den Kurs, und obwohl ich mir fest vorgenommen habe, ihm mehr Zeit zu geben, musste ich heute einfach herkommen, um nach ihm zu sehen.

Wir haben Sonntag, und es fühlt sich falsch an, den Schlüssel für sein Apartment zu benutzen, obwohl er nichts von meinem Vorhaben, ihm einen Besuch abzustatten, weiß. Doch als ich die Wohnung betrete und das Chaos sehe, das hier herrscht, weiß ich, dass es die richtige Entscheidung war, nicht länger zu warten. Ich habe keine Ahnung, was passiert ist, aber ich muss es herausfinden. In den letzten Wochen ist Cameron richtig aufgeblüht, er hat so viel gezeichnet, dass ich manchmal dachte, er wäre mit seinen Kohlestiften vermählt.

Wir haben uns oft mit Andrew und seiner Mutter getroffen, haben in Erinnerungen geschwelgt, und dabei etwas über den kleinen Jungen zu erfahren, der all seine kindlichen Erinnerungen auf Papier festhalten wollte, war schön.

Im Wohnzimmer ist das Chaos noch viel größer. Der ganze Boden ist mit seinen Zeichnungen übersät, genau wie der Esstisch, auf dem sich die Blätter und Stifte nur so türmen. Doch der Anblick seines Arbeitsplatzes ist es nicht, was mir Sorgen bereitet, sondern das Bild, welches mich in der Küche erwartet. Nicht nur auf dem Boden, sondern auch auf der Kochinsel befinden sich rostrote Flecken. Bei genauerem Betrachten stelle ich fest, dass es sich um getrocknetes Blut handelt.

Umgehend setzen bei mir alle Alarmglocken ein und sorgen für einen migräneähnlichen Schmerz. Was zur Hölle ist hier bloß passiert? Ich nehme mir vor, das Chaos nachher zu beseitigen, aber erst einmal muss ich mit ihm sprechen. Es ist fast Mittag, und normalerweise ist er um diese Uhrzeit schon längst wach, aber wenn ich mir dieses Apartment ansehe, dann bin ich mir da nicht mehr so sicher.

Ich lasse die offene Küche hinter mir und hebe im Vorbeigehen ein paar der Zeichnungen auf. Zum Glück hat das Blut seine Kunstwerke nicht getroffen, immerhin hat er in den letzten Wochen Unmengen an Arbeit hineingesteckt.

Die Tür seines Schlafzimmers ist nur angelehnt. Unsicher und mit einem mulmigen Gefühl im Bauch schiebe ich sie auf. Es ist stickig im Raum, die Vorhänge sind zugezogen, und sein Bett ist zerwühlt, aber leer.

Das Rauschen von Wasser ist unterschwellig zu hören, und als ich unter der Badezimmertür einen Lichtschein entdecke, lockert sich die Faust, die mein Herz umschließt, etwas. Er steht unter der Dusche. Ich sollte mich einfach hier auf sein Bett setzen und auf ihn warten. Aber als nach zehn Minuten das Wasser immer noch läuft und nicht abgestellt wird, wallt die Panik wieder in mir auf. Etwas stimmt hier nicht. Etwas stimmt hier ganz und gar nicht.

Ich erinnere mich an den Abend des Konzerts und an die Überforderung, von der er mir erzählt hat. Außerdem weiß ich bestens, dass die meisten Soldaten mit einer Posttraumatischen Belastungsstörung zurück in ihr Heimatland kommen. Ob Cameron deswegen je bei einem Arzt war?

Auch wenn ich ihm seine Privatsphäre lassen will, betrete ich das Badezimmer. Dicker grauer Nebel wabert durch den Raum, weil Cameron so heiß duscht. Die Faust packt wieder fester zu, als ich ihn hinter der Glasscheibe entdecke. Er duscht nicht. Er steht einfach nur nackt unter dem Wasserstrahl, mit dem Gesicht zur gefliesten Wand, und regt sich nicht. Wie lange stand er schon so da, bevor ich kam?

Ich will ihm keinen Schreck einjagen, also knipse ich das Licht einmal aus und wieder an. Aber er regt sich nicht. Wie von allein finden meine Hände den Weg zum Bund meiner Jeans, öffnen Knopf und Reißverschluss. Ich streife mir die Hose mitsamt Slip ab, schlüpfe aus meinem dünnen Pullover und klicke meinen BH auf. Vermutlich will Cameron allein sein, immerhin hat er in den letzten Tagen viele Ausreden gefunden, wieso wir uns nicht treffen konnten. Aber ich kann unmöglich tatenlos hier stehen und ihn in diesem Zustand lassen.

Das Atmen fällt mir schwer, weil die Luft so dick und schwül ist. Ich binde meine Haare zu einem Zopf, ziehe die Glaswand der Dusche auf und trete hinter ihn. Sobald ich ihn berühre, versteift er sich noch mehr. Cameron dreht sich nicht zu mir um, er starrt weiterhin die grauen Fliesen an, als stünden in den Fugen die Antworten auf seine Fragen. Fragen, die er mir nicht stellt. Mir war klar, dass es Rückschritte geben würde, aber das hier fühlt sich wie ein Reset an. Er wirkt genauso starr und leer, wie als er zum ersten Mal zu meinen Kursen kam. Seitdem ist so viel passiert – nicht nur in ihm, sondern auch zwischen uns –, aber gerade sind wir wieder da. An diesem Mittwochabend. Wir stehen beide auf dem Flur der alten Feuerwache, sehen uns an, erkennen den Schmerz in den Augen des anderen. Und er verschließt sich vor mir.

Aber ich renne nicht weg. Stattdessen schnappe ich mir ein Duschgel, verteile etwas davon auf meiner Hand und beginne, seinen Rücken einzuseifen. Ein herber, männlicher Duft steigt in meine Nase, vermischt sich mit dem Geruch der Hilflosigkeit. Das Wasser ist für meinen Geschmack viel zu heiß und tut mir fast weh, also drehe ich es etwas kälter. Camerons Schultern sind schon gerötet, und ich will nicht, dass er sich verbrennt.

Sofort flackern die Blutflecke in der Küche vor mir auf.

Er ist längst verletzt. Aber wo? Ich scanne seinen Körper von hinten, und als ich den durchnässten Verband an seiner rechten Hand sehe, bin ich beinahe erleichtert. Vermutlich hat er sich bloß beim Kochen geschnitten. Zumindest rede ich mir das ein.

Ich verteile den Schaum auf seinen Armen, fahre mit meinen Händen hinunter zu seinen Ellbogen und lasse ihn vom Wasser in den Abfluss spülen. Je länger ich Camerons vernarbten Körper streichle, desto mehr scheint er zu entspannen. Eine Veränderung, die ich nutze, um den nächsten Schritt zu wagen. Ich schiebe mich zwischen ihn und die Fliesen, damit er mich ansieht.

Die Haare kleben nass in seiner Stirn, seine Wimpern haben sich zu dunklen Zacken verbunden. Sein Blick ist leer, aber je länger wir einander ansehen, desto klarer wird er. Aber er füllt sich nicht mit Freude oder Liebe, sondern mit Schmerz. Mit Schuld. Dabei dachte ich, dass wir über diesen Punkt hinaus wären. Ich lege meine Hände an seine Wangen und stelle fest, dass er sich seit unserem letzten Treffen nicht rasiert hat. Sein Bart ist voller, und auch wenn er ihm steht, wünschte ich, er wäre nicht da. Camerons Atem geht schnell und flach, während ich versuche, ruhig zu bleiben. Es bringt ihm nichts, wenn ich auch in Panik gerate.

»Was ist los, Cameron?«, frage ich ihn. Während ich die Hände zu Worten forme, prasselt das lauwarme Wasser auf unsere nackten Körper herab.

Aber er antwortet nicht, schüttelt nur den Kopf. Sein Blick wandert über mein Gesicht, hinunter zu meinen Schulterblättern, passiert meine Brüste und schießt umgehend zurück in mein Gesicht. Als könnte er es nicht ertragen, mich in diesem Augenblick nackt zu sehen. Was zur Hölle ist hier los? Seine Iriden sind von einem feuchten Film überzogen, und ich schlucke schwer, weil mich eine Welle der Überforderung trifft.

In den letzten Tagen habe ich mich so nach ihm gesehnt. Nach seinen Berührungen, seinen Händen, seinen Küssen, seinem Duft. Ich senke meine Lippen auf seine nackte Brust und beginne, ihn zu küssen. Nicht, weil ich mit ihm schlafen will, sondern weil ich ihm zeigen will, dass ich für ihn da bin. Er soll es nicht nur sehen, sondern *spüren*.

Noch immer steht er stocksteif vor mir, jeder Muskel zum Zerreißen angespannt. Doch je mehr Küsse ich auf seiner Brust verteile, desto weicher wird sein Körper. Schließlich gibt Cameron nach, vergräbt sein Gesicht an meinem Hals und schlingt seine Arme um mich. Er hält mich so fest, als hätte er Angst, ich könnte mich jeden Moment im Dunst des Wassers auflösen. In meinem ganzen Leben wurde ich noch nie auf so verzweifelte Weise umarmt. Tränen sammeln sich in meinen Augenwinkeln, weil es mich schmerzt, ihn so zu sehen, aber ich werde nicht weglaufen. Wenn Cameron eine schwere Phase durchmacht, werde ich da sein, um sie etwas zu erleichtern.

Meine Hände fahren über seinen muskulösen Rücken, gleiten schließlich in sein nasses Haar und krallen sich darin fest. Wir halten uns wie zwei Ertrinkende.

Ich will von ihm gehalten werden, weil ich es so sehr vermisst habe. Es waren nur ein paar Tage, aber sie fühlten sich wie eine Ewigkeit an. Eine Weile stehen wir noch zusammen in der Dusche, und als Cameron mich schließlich bittet, ihm einen Augenblick zu geben, küsse ich ihn flüchtig und verlasse die Dusche. Ich schnappe mir ein Handtuch, trockne mich eilig ab und schlüpfe wieder in meine Klamotten.

Sobald ich die Badezimmertür hinter mir geschlossen habe, lehne ich mich von außen dagegen und versuche tief durchzuatmen. Ich weiß nicht, was ich gerade fühle, aber es drückt mir die Luft ab. Cameron ist so anders. Und ich weiß nicht, ob ich damit umgehen kann.

Um mich von diesen Gedanken abzulenken, beginne ich aufzuräumen. Meine Großmutter hat immer gesagt, dass man etwas mit den Händen tun soll, wenn der Geist zu laut ist. Und meiner schreit mir gerade mitten ins Gesicht. Also sammle ich im Wohnzimmer alle Zeichnungen auf, schiebe sie in die Mappe mit seinen Werken. Ich suche in jedem Bild nach einer Antwort auf meine Frage, nach dem Grund für seine Veränderung, aber ich finde nichts. Die Kunstwerke sind schön, sie sind zwar düster, aber nicht erdrückend. Sie spiegeln nicht das, was ich gerade in seinen Augen gesehen habe.

Sobald der Boden leer ist, widme ich mich dem Chaos in der Küche. Ich suche die Schubladen und Schränke nach Putzutensilien ab und lasse dann Spülwasser ein. Der Lappen saugt sich voll, und nachdem ich ihn ausgewrungen habe, schrubbe ich als Erstes den Boden. Das Blut hat sich nicht nur in Flecken auf dem Parkett gesammelt, ich entdecke auch einige Schlieren auf dem Holz. Zum Glück geht es leicht ab, und so widme ich mich kurz darauf der Kochinsel. Mit jedem Blutfleck, den ich fortwische, wünschte ich, auch die Sorgen und Bedenken wegwischen zu können. Aber sie bleiben, auch als die Wohnung wieder sauber und ordentlich ist.

Dieses Mal hilft der Tipp meiner Großmutter nicht. Ich wringe den Lappen aus und lege ihn über den Wasserhahn. Anschließend mache ich mich auf den Weg ins Schlafzimmer, ziehe die Vorhänge auf und lasse vermutlich zum ersten Mal seit Tagen Licht ins Zimmer. Dann öffne ich das Fenster, um zu lüften. Ich schüttle Camerons Kissen auf, streiche sein Laken glatt und falte die Decke. Als Letztes sammle ich die Klamotten auf, die neben dem Bett am Boden verteilt liegen. Shirts, Socken und Jeans, die voller Blut sind. Das letzte Kleidungsstück ist leicht unter das Bett gerutscht, und als ich daran ziehe, rutscht noch etwas anderes unter dem Bett hervor.

Es ist ein Karton voller Blutflecken. Er sieht ziemlich mitgenommen und alt aus, das Panzertape schafft es kaum noch, die Pappwände zusammenzuhalten. Und gerade, als ich das Paket wieder zurück an seinen Platz schieben will, schaltet sich eine penetrante Stimme in meinem Kopf ein.

An dem Karton klebt Blut. Wieso klebt an dem verdammten Karton Blut? Ich lasse mich auf Camerons Bett fallen, ziehe das Paket auf meinen Schoß und fühle mich hundeelend dabei. Wieder dringe ich in seine Privatsphäre ein, wieder überschreite ich eine ganz klare Grenze. Ich suche den Karton nach einem Absender ab, und als ich die Adresse einer Army-Station in Austin entdecke, beginnen meine Schultern zu schmerzen.

Er hat Post von der Army bekommen.

Ist er deshalb so durch den Wind? Hat er sich deshalb in den letzten Tagen hier verschanzt, ohne mit mir zu sprechen?

»Tu das nicht, Hazel«, knurre ich mich an, in der Hoffnung, dass ich meinen Körper davon überzeugen kann, die Finger von dem Inhalt zu lassen. Es geht mich nichts an. Wenn er mir zeigen will, was darin ist, wird er es von sich aus tun.

Aber ich habe Angst. Angst davor, dass sich meine Geschichte wiederholt. Mason hat mich verlassen, hat mich ausgeschlossen, ohne mir die Chance zu geben, etwas dagegen zu tun. Er hat den Krieg gegen unsere Beziehung gewinnen lassen, und ich weiß nicht, ob mein Herz eine weitere Schlacht aushält. Eine weitere Niederlage.

Also klappe ich den Karton auf.

24

Cameron

Das Wasser läuft, seit Hazel das Bad verlassen hat. Und langsam habe ich das Gefühl, mich unter dem Rauschen aufzulösen. Als sie die Dusche betreten und mich berührt hat, hätte ich sie am liebsten fortgeschickt. Nicht nur aus dem Bad, sondern aus der ganzen Wohnung. Weil ich noch nicht bereit war, ihr unter die Augen zu treten.

Aber dann war sie da, ihre Hände waren da, ihre heilsame Nähe. Und ich habe meine eigenen Sehnsüchte über den Verstand gestellt. Habe verdrängt, dass wir nicht zusammen sein können, nach allem, was ich über uns erfahren habe.

Es ist sechs Tage her, seit ich das Paket von Lt. McKean geöffnet habe. Sechs Tage, in denen ich mir überlegen konnte, wie ich es ihr sage, ohne dass sie zerbricht. Es reicht, wenn einer von uns kaputt ist. Vor drei Tagen habe ich sie gefragt, ob wir im Flowerpower zusammen essen wollen, und verdammt, ich wollte es ihr an diesem Abend sagen. Ich wollte ihr sagen, dass ich dieses Paket bekommen habe. Wollte ihr sagen, dass ich Mason kannte. Dass ich ihn vor seinem Tod kennengelernt habe, nachdem er jahrelang nur in meinem Kopf und meiner Erinnerung existierte. Ich wollte ihr sagen, dass es mir leidtut. Dass ich keine Ahnung hatte. Aber ich brachte nichts hervor. Weder meine Hände noch meine Lippen haben einen Satz geformt, stattdessen habe ich während des ganzen Essens gehofft, dass ich einfach verschwinde. Dass sich mein Körper in Rauch auflöst und eins mit der Welt wird.

Und dann taucht sie hier auf. In meiner Wohnung. Sie muss das Chaos gesehen haben, das bei mir herrscht. Das Blut, die Zeichnungen, die triste Dunkelheit hier drin, während draußen der Frühling an die Tür klopft. Sie kam zu mir unter die Dusche, hat mich eingeseift, mich angesehen, mich geküsst und mich gehalten, als wäre ich das Wertvollste in ihrem Leben. Doch statt ihr zu sagen, was ich ihr endlich sagen muss, habe ich geschwiegen. Wieder einmal.

Jetzt stehe ich hier und weiß, dass ich gleich rausgehen und ihr die Wahrheit sagen muss. Ich halte es keine Sekunde länger mit diesem Schweigen aus, mit dieser Unehrlichkeit.

Ich merke erst, dass Tränen über meine Wangen laufen, als ich das Wasser abstelle. Meine Haut fühlt sich aufgeschwemmt an, genau wie mein Kopf. Tausend Gedanken, die gegen die Wellen in mir ankämpfen, aber verlieren.

Ich verlasse die Dusche. Sehe kaum etwas, weil der Wasserdampf schwer in der Luft meines Badezimmers hängt. Sobald ich mich abgetrocknet habe, binde ich mir ein weißes Handtuch um die Hüfte und trete an den Spiegel heran. Mit dem Unterarm wische ich über das beschlagene Glas, und sobald ich mir ins Gesicht sehe, verabscheue ich mich noch mehr. Weil nicht ich hier stehen und zu Hazel gehen sollte, sondern er. Weil er sie geliebt hat, bevor ich wusste, dass es sie gibt. Weil sie ihn geliebt hat, bevor wir uns zum ersten Mal in die Augen sehen konnten.

Mason und Hazel.

Hazel und Mason.

Da ist kein Platz für mich in dieser Rechnung, selbst durch seinen Tod nicht. Es fühlt sich an, als würde ich meinen Bruder hintergehen. Als würde ich seinen Tod ausnutzen, um sein Leben einzunehmen, dabei wollte ich das nie. Alles, was ich immer wollte, war, ein Teil seines Lebens zu sein.

Keine Ahnung, wie lange Hazel schon da draußen ist, während ich mich hier wie ein Riesenfeigling verstecke. Das war ich schon immer.

Als Mason das erste Mal vor mir stand, hätte ich so vieles sagen müssen, aber ich habe nichts davon herausgebracht. Und jetzt mache ich denselben Fehler wieder. Ich lerne nichts, bleibe auf der Stelle stehen.

Sobald ich mich einigermaßen gesammelt habe, trete ich aus dem Bad ins Schlafzimmer. Und bereue sofort, diesen Raum verlassen zu haben.

Ich verharre im Türrahmen, sehe Hazel vor mir am Boden sitzen. Eine Hand zur Faust geballt vor ihrem Herzen, die andere hält zitternd ein Foto. Der Karton von der Army liegt geöffnet neben ihr am Boden.

Fuck.

Nein, nein, nein.

Ich muss träumen.

Sie darf es nicht auf diese Weise erfahren.

Wieso zur Hölle hat sie den Karton bei sich? Ich habe ihn unter das Bett geschoben, verdammt! Mein Mund klappt auf, schließt sich aber wieder, als ihr Blick meinen trifft. Es liegt so viel in ihren Haselnussaugen. Eine Mischung aus Wut und Verzweiflung. Aus Trauer und Verwirrung. Sie hält das Foto in der Hand, welches ich erst entdeckt habe, als ich den Karton wieder einräumen wollte. Es ist ein Bild, das einer unserer Kameraden von uns mit seiner Polaroidkamera aufgenommen hat.

Mason und ich. Nebeneinander. In unseren Uniformen. Wir hatten Dreck im Gesicht, genau wie ein Lachen. Ich erinnere mich an den Tag, an dem das Foto entstanden ist. Wir hatten gemeinsam Lagerdienst und haben den ganzen Tag herumgealbert, als wären wir auf einem beschissenen Männerausflug und nicht in einem Dorf, das jederzeit zerbombt werden könnte. Mason hatte seinen Arm kumpelhaft um meine Schulter gelegt, ich meinen um ihn.

Und dieses Foto befindet sich jetzt in der Hand, die mich zurück ins Leben geholt hat. Die mich aus dem Wasser gezogen und ans Ufer gebracht hat, als ich zu ertrinken drohte.

»Was ist das?«, fragt sie und hält mir das Bild hin, aber ich kann es nicht ansehen. Weil es mir das fucking Herz bricht, uns gemeinsam zu sehen und zu wissen, dass es kein zweites Bild geben wird. Es gibt nur dieses eine. Mehr haben wir nicht. Mehr Zeit wurde uns nicht geschenkt, und dafür hasse ich dieses Leben mehr denn je.

»Lass es mich erklären«, gebärde ich und bin mir sicher,

dass ich gleich alles, was ich gelernt habe, vergessen werde. Mein Herz donnert unter meiner Brust, schlägt wie ein Sturm gegen meinen Brustkorb. Das Blut rauscht in meinen Ohren, und als Hazel in den Karton greift und die Uniform ihrer großen Liebe herauszieht, bricht mir das Bild das Herz. Als wäre es nicht längst kaputt. Nicht zerbrochen. Hazel hat es in den letzten Monaten zusammengeflickt, hat die Scherben geklebt. Nur, damit ich jetzt wieder durch den Schmerz gehen kann.

»Wieso hast du das? Was bedeutet das alles?« Sie vergräbt das Gesicht in ihren Händen. Ihr heller Pullover ist am Bauch leicht feucht, weil sie sich nicht richtig abgetrocknet hat. Ihre Haare sind noch nass und schicken Tropfenspuren über ihren Hals.

»WAS BEDEUTET DAS, CAMERON?« Sie schreit, und Gott, ich wünsche, ich könnte sie hören. Könnte ihren Schmerz hören, damit ich verstehe, was ich getan habe. Was ich angerichtet habe, weil ich ihr nicht sofort gesagt habe, was ich weiß.

Alle Vokabeln, die ich kenne, verschwimmen in meinem Kopf zu einer einheitlichen dunklen Masse. Ich suche das Zimmer nach meinem Handy ab, finde es auf der Kommode mit meinen Sachen und nehme es. Ich kann nur so mit ihr kommunizieren, weil ich nichts anderes zustande kriege.

Cameron: Es tut mir leid, Hazel. Ich wusste es nicht. Das musst du mir glauben.

Hazel liest meine Nachricht und schüttelt unter Tränen den

Kopf. Einige davon lösen sich von ihren Wangen und tropfen in ihren Schoß. Masons Uniform liegt jetzt auf ihren Beinen, und ich wünschte, sie könnte Trost in seinen Habseligkeiten finden. Trost in dem Brief, den er ihr vor seinem Tod geschrieben hat. Aber sie muss wohl erst einmal verarbeiten, was ich schon seit Tagen weiß.

»Was wusstest du nicht?«, fragt sie mit scharfem Blick. Ich weiß, was es bedeutet, wenn Menschen den Gebärdenraum sprengen. Sie zeigen, dass sie schreien. Sie sagt nichts, aber sie schreit mich an, und ich habe es so was von verdient. Wieder tippe ich.

Cameron: Ich wusste nicht, dass du seine Hazel bist

Ich will auf sie zugehen, will sie berühren, aber sie springt auf, als hätte sie Angst vor mir. Hazel taumelt rückwärts, in ihrer Hand noch immer unser Foto.

»Du kanntest Mason«, sagt sie voller Vorwurf in der Mimik. »Du kanntest ihn. Was bedeutet das alles? Spielst du mit mir?«

Kopfschüttelnd trete ich wieder auf sie zu, aber sie stößt mich mit Wucht zurück, sodass ich ihr den nötigen Raum gebe. Von mir aus soll sie mich verprügeln. Sie soll mich schlagen, damit ich aus diesem verfickten Albtraum aufwache, der mich seit Tagen gefangen hält.

»Ich spiele nicht mit dir, Hazel«, gebärde ich und merke, wie sehr ich zittere. »Das habe ich nie.«

»Du lügst!« Sie läuft wie ein gehetztes Tier auf und ab,

in diesem winzigen Schlafzimmer, dessen Wände immer näher kommen. Das Fenster ist offen, aber hier drin befindet sich keine Luft, die ich einatmen kann. Da ist kein Sauerstoff, sondern nur die bedrückende Schwere meines Schweigens. »Du lügst! Du kanntest Mason!«

Ich fahre mir mit der Hand über das Gesicht, versuche, mich zu sammeln, weil ich ihr erklären muss, was ich erklären kann. Aber alles hört sich falsch in meinem Kopf an. Ich öffne unseren Chat.

Cameron: Mason ist mein Bruder.

Ich kann ihr verletztes, verächtliches Lachen nicht hören, aber ich stelle es mir in meinem Geist vor. Wieder und wieder. Hazel sieht mich an, als würde sie mich umbringen wollen. Und ich verstehe sie so gut.

»Mason hatte keinen Bruder!«, zischt sie und verleiht ihren Worten mit den Händen so viel Nachdruck wie nie zuvor. »Er hatte keinen Bruder. Ich hätte gewusst, wenn er einen Bruder gehabt hätte. Und. Er. Hatte. Keinen!«

Cameron: Mason wusste es selbst nicht. Du musst mir glauben, Hazel

Noch mehr Tränen laufen über ihre Wangen, über dieses schöne Gesicht, das ich jeden Morgen als Erstes sehen wollte. Für den Rest meines Lebens. Jetzt rinnt mir dieser Wunsch durch die Hände wie Wasser. Ich sage die Wahrheit. Mason wusste nicht, wer ich bin, als wir uns getroffen haben. Aber wieso sollte sie mir glauben?

»Du lügst«, wiederholt sie. »Er hatte keinen Bruder. Du kannst nicht sein Bruder sein.« Sie rauft sich die Haare, gräbt die Nägel in ihre Kopfhaut und bricht vor mir zusammen. Sie gleitet auf die Knie, beugt sich vor und weint so bitterlich, dass mich der Anblick bis ins Mark erschüttert.

Ich sinke ebenfalls zu Boden, will sie in den Arm nehmen, aber sie schlägt meine Hand weg. Und dann donnert sie ihre Fäuste gegen meine Brust. Schlag für Schlag. Wieder und wieder und wieder. Ich lasse sie gewähren, auch wenn mein Körper schon seit Tagen ein Wrack ist. Ich schlafe nicht, ich esse nicht, ich existiere nur. Träume mit offenen Augen vom Krieg, von Masons Gesicht, von Masons Leiche. Von Mason, Mason, Mason. Er ist überall. Und als Hazel mich ansieht, erkenne ich ihn auch in ihren braunen Augen.

Mein Bruder verfolgt mich.

Sein Tod verfolgt mich.

Und deshalb genieße ich jeden Punch ihrer zierlichen Fäuste, weil ich so etwas spüre. Ihre Kraft lässt nach, und als sie sieht, dass meine Brust sich rot färbt, springt sie wieder auf. Geht auf Distanz zu mir und beginnt, Sätze zu gebärden. Wort für Wort, in einer solchen Geschwindigkeit, dass ich nicht ansatzweise hinterherkomme. Ich will wissen, was sie mir zu sagen hat, und doch verstehe ich nichts.

»Hazel«, sage ich lautlos und sehe sie flehend an. Bitte sie, langsamer zu gebärden, aber sie hört nicht auf mich. Ihre Gebärden sind hart, wie Kugeln, die durch die Luft jagen. So viele Worte, die ich nicht erkenne. So viel Schmerz, den ich dennoch spüre. Ich schreibe ihr, weil das alles ist, was ich kann. Meine Finger vertippen sich ständig, und ich korrigiere mich nicht einmal.

Cameron: Bitte nixht so schnell

Sie liest meine Nachricht nicht, also schreibe ich eine zweite.

Cameron: Ixh vwrstehe dich nxht. Bitte, Hazel.
Sprich langsamer

Aber auch als sie meine Nachrichten liest, ändert sie nichts. Sie tritt auf mich zu, drängt mich nahezu in die Ecke des Raumes und schleudert mir all die Wut still ins Gesicht. Ich verharre an Ort und Stelle, verschmelze mit dem Parkett, werde eins mit den leblosen Gegenständen im Zimmer.

»Ich verstehe dich nicht«, flüstere ich unter Tränen. Noch nie habe ich meine Gehörlosigkeit so sehr gehasst wie in dieser Sekunde. Hazel hat jemanden verdient, der ihren Schmerz versteht, ihren Kummer erkennt, ihn heilt, statt ihn zu verursachen.

Hazel ist völlig außer Atem, als sie vor mir stehen bleibt. Ihre Augen stehen unter Wasser, und die nassen Spuren auf ihren Wangen killen mich, genau wie das Beben ihrer Lippen. Dieser Lippen, die mir wieder Leben eingehaucht haben.

Zum ersten Mal antwortet sie auf meine Nachricht.

Hazel: Erinnerst du dich daran, was wir in

meinen Kursen über Emotionen gesagt haben? Wie wichtig es ist, die Emotionen eines Menschen lesen zu können?

Ich nicke atemlos.

Hazel: Dann lies in meinem Gesicht, Cameron. Du musst mich nicht verstehen können, um zu wissen, was du mir gerade angetan hast.

Ich lasse mein Handy sinken, sehe ihr ins Gesicht. Sehe die roten Flecken auf ihren vollen Wangen, die Schatten unter ihren Augen, die auf einmal so dunkel wirken. Wir sehen einander in die Augen, und sie zeigt mir alles. Jedes Gefühl, jeden Vorwurf, jedes Wort mit ihren Iriden. Der graue See ihrer Augen ist vollkommen aufgewühlt, weil in ihr ein Tsunami wütet.

Sie war es, die mir beigebracht hat, besser auf die Emotionen meiner Mitmenschen zu achten. Hazel hat mir gezeigt, wie man Gesichter lesen kann. Und gerade lese ich in ihrem Gesicht alles, was ich nie darin lesen wollte.

Sie hasst mich.

Sie verflucht mich.

Ihr Herz ist gebrochen, und ich kann nichts daran ändern.

Hazel wischt sich die Wangen trocken, schnappt sich das Foto von Mason und mir und schiebt es in die Hintertasche ihrer Jeans. Als sie das Zimmer verlassen will, halte ich sie am Arm zurück, aber sie schüttelt mich ab wie ein lästiges

Insekt. Weil sie meine Nähe nicht erträgt. Ich ertrage meine Nähe auch nicht.

»Lass mich gehen«, bittet sie mich eindringlich. Scheiße, ich will sie nicht gehen lassen. Ich will sie nie wieder gehen lassen. Aber ich weiß, dass ich es tun muss. Dass sie Zeit und Raum braucht, um das alles zu verarbeiten. Ich hatte bereits etwas Zeit, aber für sie ist die Wunde noch frisch. Den Karton zu finden, hat ihr ein Messer ins Herz gerammt.

»Hazel.« Ich forme mit der rechten Hand drei Buchstaben aus dem Fingeralphabet. ILY. Aber sie wird mir nicht glauben, dass ich sie liebe. »Es tut mir so leid.«

»Folg mir nicht«, bittet sie mich. Und dann ist sie verschwunden. Ich kann nicht hören, wie sie die Haustür hinter sich zuknallt, aber ich bilde mir ein, es zu spüren. Inmitten meines Schlafzimmers stehe ich wie festgewurzelt, unfähig, mich zu bewegen. Und als mein Blick auf Masons Uniform landet, zerschelle ich erneut. Dieses Mal endgültig.

25

Hazel

Es gleicht einem Wunder, dass ich heil im Wohnheim ankomme. Obwohl ich mich alles andere als heil fühle, seit ich Camerons Apartment verlassen habe. *Zerbrochen* trifft es eher. Meine Hände haben während der ganzen Fahrt zur Universität gezittert, und ich habe dieses Zittern nur unter Kontrolle bekommen, indem ich das Lenkrad so fest umklammert habe, dass es wehtat. Meine Sicht war tränenverschleiert, weshalb ich in diesem Zustand niemals in meinen Pick-up hätte steigen dürfen, um des Wohles aller willen. Aber ich musste, so schnell es ging, aus seiner Wohnung verschwinden. Und egal wie schnell ich auch gerannt wäre, es wäre nicht schnell genug gewesen, das weiß ich.

Ich brauchte Abstand zu Cameron, zu der Kiste von der Army, zu Masons Uniform, dem Foto, das ich jetzt in meiner Hand halte und beinahe zerknülle, weil ich nicht ertrage, was darauf zu sehen ist. Sie stehen nebeneinander, grinsen in die Kamera und wirken so vertraut, als würden sie sich ewig kennen.

Als wären sie Brüder.

Ich muss träumen, da bin ich mir sicher. Alles andere ergäbe keinen Sinn. Cameron kann unter keinen Umständen Masons Bruder sein. Mason und ich haben so viel Zeit mit Jamie verbracht. Er hat mir so oft gesagt, dass er sich in der Kindheit immer Geschwister gewünscht hat.

Es. Ist. Nicht. Möglich.

Dass mich meine Beine über den Flur des Wohnheims tragen und meine Hände meinen Zimmerschlüssel finden, habe ich einzig und allein meiner Muskelerinnerung zu verdanken. Denn ich steuere nichts davon bewusst. Der Schlüssel gleitet nach ein paar Fehlversuchen ins Schloss und lässt es klicken. Die Tür schwingt auf, schließt sich wieder. Ich schlurfe über den Linoleumboden, ignoriere den spärlich eingerichteten und wenig genutzten Gemeinschaftsraum und finde den Weg in mein Zimmer.

Einatmen.

Ausatmen.

Äußerlich überleben.

Innerlich zerbrechen.

Alles funktioniert, als würde ich auf Autopilot laufen. Ich lehne mich gegen die verschlossene Tür und versuche, den bösen Gedanken auszuweichen, die wie Dynamit auf mich zurasen und auf das Verbrennen der Zündschnur warten.

Du hast mit Masons Bruder geschlafen.

Du hast ihn einfach ersetzt, als hätte es ihn nie gegeben.

Mason ist noch kein Jahr tot, und du hintergehst ihn schon.

Mit seinem Bruder.

Bruder, Bruder, Bruder.

Ich schreie innerlich, aber äußerlich stehe ich regungslos am Holz und starre dieses Foto an, das mir das Herz aus der Brust reißt. Nicht nur, weil Mason auf dem Foto neben dem Mann steht, den ich in den letzten Monaten in mein Leben gelassen habe, sondern auch, weil er so glücklich aussieht. Das jugendliche Lächeln auf seinem Gesicht passt nicht zu all den Briefen, die er mir geschickt hat. Briefe, die irgendwann voller Resignation waren. Briefe, die immer kürzer wurden.

Seine Briefe!

So schnell ich kann, falle ich auf die Knie, ziehe die Kiste mit den Umschlägen heraus und greife mir eine Handvoll davon. Einen nach den anderen reiße ich zum hundertsten Mal auf, falte die Blätter auseinander, lese seine Worte. Wieder und wieder. Meine Hände zittern erneut so stark, dass ich kaum einen Satz verstehe. Ich muss etwas übersehen haben. Er muss mir in irgendeinem Brief von Cameron erzählt haben. Eine Andeutung, ein Zeichen, irgendetwas, das ich in den letzten Monaten übersehen habe.

Aber je mehr Briefe ich durchkämme und anschließend in alle Richtungen fliegen lasse, desto mehr verlässt mich der Glaube daran, dass Mason mir etwas erzählt hat. In keinem der Briefe steht Camerons Name. In keinem der Briefe erzählt er mir etwas über seine Kameraden, die mit ihm durch die Hölle auf Erden gegangen sind. Meine Tränen tropfen auf die vergilbten, dreckigen Seiten, aber die Tinte verläuft nicht, weil die Briefe inzwischen über ein Jahr alt sind.

Ich sitze auf dem Boden meines winzigen Zimmers,

reiße auf, falte auseinander, lese, und werde enttäuscht. Er hat mir nichts von Cameron erzählt.

In dieser Sekunde wird mir schmerzlich bewusst, wie weit wir uns wirklich voneinander entfernt hatten. Schon vor seinem Tod. Noch zwei Briefe habe ich vor mir, die ich eilig herausziehe und öffne. In jeder Hand halte ich einen, ich überfliege seine Zeilen und finde … nichts. Der Schmerz bricht aus mir heraus, während ich mir seinen letzten Brief gegen die Brust drücke. Direkt über mein Herz, das selten so stark geschlagen und gleichzeitig so schwach für mich gearbeitet hat wie in diesem Augenblick.

Meine Sicht wird von Tränen verschleiert, und Masons Wortfetzen hallen in meinem Kopf wider, während ich den Abschiedsbrief von meinem Herzen nehme. Das Papier verbrennt mir beinahe die Haut, so heiß fühlt es sich an. Oder ist es meine Haut, die so glüht? Werde ich krank? Ich kann nicht mehr erkennen, was zu meinem Körper gehört und welche Empfindung ich mir nur einbilde. Aber die Hitze, egal ob eingebildet oder nicht, wird immer stärker. So stark, dass ich etwas tue, das ich später ganz sicher bereuen werde.

Ich reiße den Brief längs auseinander. Dann noch einmal. Und noch einmal. Bis von Masons Worten nur noch Fetzen aus Papier übrig sind, die sich wie Schnee auf meinem Schoß verteilen. Ich kanalisiere meine Wut auf diese Welt, auf diesen ungerechten Gott, auf Mason, auf Cameron … und zerfetze das, was mich seit Masons Tod vom Aufgeben abgehalten hat. Nicht nur ein Brief muss dran glauben, sondern mehrere.

Ich weiß nicht, wie lange ich in meiner Wut versinke,

aber als das drückende Gefühl auf meiner Brust langsam abnimmt und ich das Chaos sehe, das ich angerichtet habe, stoße ich ein Schluchzen aus.

»Oh, mein Gott«, wispere ich. »Nein, nein, nein.« Eilig sammle ich die Fetzen ein, versuche, sie wieder an die richtigen Stellen zu setzen, aber mein Kopf ist voll und gleichzeitig leerer denn je. Genau wie mein Herz. »Es tut mir leid«, schluchze ich erneut und schlage mit der geballten Faust so hart auf den Boden, dass mich ein heftiger Schmerz durchzuckt. Beginnend an meinen Fingerknöcheln, endend in meinen Schultern, mit Wellen, die bis zu meinem Herzen schwappen.

»Es tut mir so leid, Mason.« Gott, ich wünschte, er könnte mich hören. Wünschte, er könnte sehen, wie tief ich gesunken bin. Ich sitze zwischen seinen zerrissenen Briefen. Dem Letzten, was mir von ihm geblieben ist.

Dem Letzten … neben seinen Eltern.

Seine Eltern!

Ich taste den Boden nach dem Polaroidfoto von Mason und Cameron ab, weil meine Sicht noch immer viel zu verschwommen ist. Als ich es gefunden und mir die Augen mit dem Ärmel meines Pullis getrocknet habe, weiß ich, was zu tun ist.

Ich kann nicht zu Cameron gehen und ihn bitten, mir alles zu erklären. Ihm unter die Augen zu treten, würde zu sehr wehtun, würde mich nur weiter zerreißen. Also muss ich einen anderen Weg finden, um die Wahrheit zu erfahren. Ich muss zu Masons Eltern. Sofort.

• • •

Vor drei Monaten habe ich die Lancasters besucht, und als ich ihr schönes Einfamilienhaus mit all den gespeicherten Erinnerungen verlassen habe, wusste ich, dass ich bald wiederkommen würde. Jetzt parke ich meine alte Rostlaube vor dem Haus und wünschte, ich würde es nie wieder betreten. Weil ich Angst vor der Wahrheit habe, die da drin auf mich wartet.

Auf der einen Seite hoffe ich immer noch, dass Cameron nicht ehrlich zu mir war, aber auf der anderen Seite hat er keinen Grund, sich so eine absurde Story auszudenken. Innerlich weiß ich bereits, dass ich die Wahrheit längst kenne, aber ich muss es ausgesprochen hören. Die Worte nur zu lesen, reicht nicht. Etwas, das Cameron mir im Augenblick nicht geben kann. Erst dann kann ich anfangen, das alles irgendwie zu verarbeiten. Sollte ich es jemals schaffen. Cameron hatte die Kiste mit Masons Sachen unter seinem Bett versteckt, was bedeutet, dass sie schon länger in seinem Besitz war. Und als ich daran denke, wie seltsam er sich in den letzten Tagen verhalten hat, wird mir auch klar, wieso. Das Paket muss ihn irgendwann innerhalb dieser Woche erreicht haben, was bedeutet, dass er mich angelogen hat, als ich ihn wieder und wieder fragte, ob alles okay sei.

Nichts ist okay. Und das wusste er, weshalb er entschieden hat, mich auszuschließen, mich abzuwürgen, mir aus dem Weg zu gehen. Diese Tatsache tut fast noch mehr weh als der Schock über die Verbindung zwischen ihm und Mason. Ich habe Cameron in mein Leben und mein Herz gelassen, ich habe zugelassen, dass Jamie in ihm einen großen Bruder sieht. Er war auf der Farm, er hat in der Scheune mit mir geschlafen. Und dann hält er es nicht einmal für nötig, ehrlich zu mir zu sein. Das Bild, welches ich von ihm hatte, bekommt die ersten schwarzen Flecke. Blinde Punkte, die ich nicht sehen wollte, obwohl sie die ganze Zeit da waren.

»Nun komm schon, Nut«, sage ich zu mir selbst und versuche, mich in meinen Gramps hineinzuversetzen. Mir vorzustellen, welchen Ratschlag er in diesem Moment für mich hätte. Letztlich glaube ich zu wissen, was er mir sagen würde. Dass ich meine Antworten nicht bekommen werde, solange ich im Auto sitze und das Haus nur von außen anstarre. Also nehme ich meinen Mut zusammen, steige aus meinem Pick-up, der aussieht wie ein etwas neueres Modell von Bellas Exemplar aus Twilight, und gehe die Auffahrt entlang. Einen Schritt vor den anderen setzen, Nut.

Mit bebenden Schultern und in Gedanken versunken drücke ich auf die Klingel, und es dauert nicht lang, bis Olivia mir die Tür öffnet. In diesem Moment frage ich mich zum ersten Mal, seit ich den Plan gefasst habe, herzukommen, ob sie von Cameron weiß. Oder ob ich gerade mit einem Scheidungsgrund im Gepäck das Haus betrete, in dem ich mich einst so zu Hause gefühlt habe.

»Hazel, Süße!« Sie nimmt mich in den Arm, und beim Gedanken daran, ihr vielleicht gleich den Boden unter den Füßen wegzuziehen, schlucke ich heftig. Aber sie hat die Wahrheit verdient, so wie ich.

»Hallo, Olivia«, sage ich krächzend, was sie sofort bemerkt. Sie sieht mich aus besorgten Augen an.

»Du siehst blass um die Nase aus, Süße. Komm doch rein. Ist etwas passiert?«

Das Foto von Mason und Cameron befindet sich in meiner Jeanstasche, es fühlt sich an, als würde es sich durch den dicken Stoff brennen wie ein Stück Kohle.

»Ist Richard da?« Ich weiche ihrer Frage nach meinem Wohlbefinden aus. Sie nickt, begleitet mich ins Wohnzimmer und geht anschließend ihren Mann aus dem Garten holen. Derweil stelle ich mich vor Masons Altar und erlebe all die Emotionen erneut. Die Wut auf ihn, weil er mir nichts von Cameron gesagt hat. Die Trauer, weil er mich verlassen hat. Die Verzweiflung, weil ich ihn nicht mehr fragen kann, was das alles zu bedeuten hat.

Als Masons Eltern gemeinsam ins Wohnzimmer treten und mich sehen, wie ich zitternd vor den Bildern ihres Sohnes stehe, scheinen sie zu verstehen. Zumindest glauben sie das.

»Sein erster Todestag rückt näher«, sagt Richard rau. »Wir haben auch Angst vor diesem Tag, Hazel.« Am liebsten würde ich mich in ihre Arme werfen, an ihren elterlichen Schultern weinen und nie mehr damit aufhören, aber deshalb bin ich nicht hier. Also bringe ich es hinter mich, ziehe das Polaroidfoto heraus und halte es Richard hin. Er greift danach, starrt das Bild seines Sohnes – seiner Söhne? – an und schürzt die Lippen. Währenddessen versuche ich, jede Regung aufzusaugen und zu analysieren. Liegt da Schuld in seinem Blick? Vielleicht auch nur ein Funken davon?

»Wo hast du dieses Foto her? Das kennen wir ja gar

nicht«, fragt Olivia und fährt mit den rot lackierten Nägeln über das Gesicht ihres Sohnes, von dem ich weiß, wie sehr es ihr jeden einzelnen Tag fehlt. Genau wie mir.

»Das spielt keine Rolle«, erwidere ich leise, fast wispernd. Es würde mich nicht wundern, wenn sie mich gar nicht verstehen konnten. »Ich bin nicht wegen Mason hier, sondern wegen dem Mann, der neben ihm auf dem Bild steht.«

Die beiden wechseln stirnrunzelnd einen Blick, und als sie mich ansehen, stehen ihnen die Fragezeichen ins Gesicht geschrieben. Inzwischen habe ich mich so weit beruhigt, dass ich alles klar und deutlich sehen kann. Die leichte Blässe, die Richard einnimmt. Das Unverständnis in Olivias Blick.

»Wer ist dieser junge Mann? Einer seiner Kameraden, nehme ich an?«, fragt Richard und sieht sich das Bild nochmals an. Ich nutze den Augenblick, um Ähnlichkeiten zwischen Cameron und Richard Lancaster zu finden. Masons Vater hat graue Haare, aber ich erinnere mich daran, dass sie früher dunkelbraun waren. Seine Augen sind honigbraun, wie die von Mason. Rein äußerlich haben Cameron und Richard nicht allzu viel gemeinsam, aber das beruhigt mich leider nicht.

Im Haus riecht es nach frischem Brot und Vanilleduftkerzen, aber meine Sinne sind verzerrt. Der Geruch löst in mir kein gutes Gefühl aus, sondern nur Kälte.

»Sein Name ist Cameron«, wispere ich und atme einmal tief durch. »Ich habe ihn vor ein paar Monaten in meinen Kursen kennengelernt. Er hat sein Gehör verloren, als er im Einsatz war.«

Richard taumelt zwei Schritte zurück, stützt sich am Türrahmen ab und starrt das Foto in seiner großen, väterlichen Hand hypnotisiert an. »Cameron, sagst du?«

»Hm«, erwidere ich und würde am liebsten schreien. »Sagt dir der Name etwas?« Ich weiß, dass ich mich gerade unfair den beiden gegenüber verhalte. Dass die beiden ihren Sohn verloren haben, so wie ich meinen Freund, aber ich will es aus Richards Mund hören.

»Schatz, glaubst du etwa …« Olivias Gesicht ziert jetzt dieselbe Blässe wie das ihres Mannes. »Glaubst du, er ist es?« Die beiden werfen sich bedeutungsschwangere Blicke zu, die nicht viele Worte zur Erklärung brauchen. Sie wissen genau, was dieses Foto ihnen zeigt.

Sie wissen, wer Cameron ist.

Sogar Olivia.

»Wann wolltet ihr Mason sagen, dass er einen verdammten Bruder hat?«, schreie ich, aber meine Stimme bricht zum Ende der Frage hin komplett ab.

»Hazel, setz dich doch bitte.«

»Ich will mich aber nicht setzen! Was ist das hier alles?«

»Es ist kompliziert«, beginnt Richard zu erklären. Dieser souveräne Mann, der sonst immer vor Selbstbewusstsein und Weisheit gestrotzt hat, gerät jetzt ins Straucheln.

Olivia tätschelt seine Schulter, sie versucht, ihm irgendwie Halt zu geben. »Hazel, Süße. Das alles ist nicht so leicht.«

»Was ist daran nicht leicht?«, blaffe ich. »Mason hatte einen Bruder. Und er wusste nichts von ihm! Habe ich recht? Er hatte keine Ahnung!«

»Er wusste nichts von Cameron, das stimmt.« Richard

kann den Blick nicht von dem Foto seiner Söhne lassen, auch dann nicht, als er zum Sofa hinübergeht und sich setzt.

»Warum? Ich verstehe das alles nicht! Du hattest einen anderen Sohn und hast Mason nie etwas gesagt? Und du wusstest es auch?«, fahre ich Olivia von der Seite an. Ich liebe diese beiden Menschen, weil sie zu meiner Familie gehören. Vermutlich tut die Situation deshalb so verdammt weh.

»Olivia war mit Mason schwanger, als ich Camerons Mutter verlassen habe«, sagt Richard und klingt dabei erschöpfter denn je. »Ich … ich wollte wirklich für meinen ersten Sohn da sein, aber es war schwer.«

»Es war schwer?«, höhne ich. Herrgott, ich habe selbst keine Kinder, aber ich habe einen kleinen Bruder, für den ich alles tun würde. Um den ich mich kümmere, wie es eine Mutter tun sollte.

»Ja, das war es, Hazel!« Sein Blick trifft mich schärfer, als ich erwartet habe. Ich habe kein Recht, über seine Entscheidungen zu urteilen, vor allem, da ich lange nicht die ganze Geschichte kenne, aber ich weiß auch, wie sehr Cameron einen Vater gebraucht hätte. Seine Mutter hat ihm alles gegeben, aber sie konnte nicht dieses Loch füllen, das sein Vater hinterlassen hat.

»Ich wollte Monica schon länger verlassen, aber Cameron war noch so klein, und …« Er fährt sich mit der freien Hand, der, an der sein Ehering steckt, über das Gesicht. »Das mit Olivia und mir war nicht geplant, aber es ist passiert. Als sie schwanger wurde, habe ich einen Schlussstrich gezogen und bin gegangen. Danach habe ich Cameron noch ein paar Mal besucht.« *Ich weiß*, will ich sagen, halte mich aber zurück.

Cameron hat mir erzählt, dass sein Vater noch ein paar Mal da war, bevor er ganz aus seinem Leben verschwand. »Aber es war für mich damals schwer. Ich würde gern die Zeit zurückdrehen und alles anders machen, aber die Jahre zogen ins Land, und ich … ich dachte, es wäre leichter für Cameron, wenn ich mich aus seinem Leben raushalte, als nur sporadisch für ihn da zu sein.«

»Und wieso habt ihr Mason nie von ihm erzählt?«, bohre ich weiter nach. Olivia steht inzwischen hinter Richard und hat ihre Hände auf seine Schultern gelegt.

»Ehrlich gesagt gibt es darauf keine zufriedenstellende Antwort. Wir waren glücklich. Ich wusste, dass Monica Cameron eine gute Mutter war. Und es war mir peinlich, meinem Sohn zu sagen, dass ich bei seiner Zeugung meiner damaligen Frau untreu gewesen bin.«

Ich sinke gegen die Kommode mit Masons Bildern und kralle mich an den Griffen der Schubladen fest, weil ich wieder diese Wut in mir aufwallen spüre.

»Aber ich verstehe das alles nicht. Woher hast du das Foto? Wieso war Cameron in Masons Einheit?« Jetzt ist es Richard, der mich mit Fragen durchlöchert, die ich ihm nicht zufriedenstellend beantworten kann. Weil ich die Antworten darauf selbst nicht kenne. Ich habe Cameron nicht die Chance gegeben, mir all das zu sagen, und ich weiß auch nicht, ob ich jemals dazu bereit sein werde. Allein die Vorstellung, denselben Schmerz noch einmal in seinen grauen Augen sehen zu müssen, zermartert mich.

»Das weiß ich nicht. Cameron und ich … wir kennen uns seit ein paar Monaten, und wir gehen miteinander aus.« *Gin-*

gen miteinander aus, setze ich gedanklich hinterher, und dieser Gedanke schnürt mir die Luft ab. Ich habe mich in den Bruder meines toten Ex-Freundes verliebt und weiß, wie falsch das alles ist. Wir können nicht da weitermachen, wo wir vor einer Woche so glücklich aufgehört haben.

»Ich habe diese Kiste mit Sachen aus der Army bei ihm gefunden. Darunter war das Foto von den beiden. Cameron sagt, dass Mason nichts von seiner Existenz wusste.« Ob er bis zum Schluss im Dunkeln tappte? Oder hat Cameron ihm reinen Wein eingeschenkt?

»Seine Sachen sind endlich da?«, fragt Olivia und schlägt sich die Hand vor den Mund. Wie sehr sie zittert, sehe ich selbst auf die Entfernung.

»Ja«, erwidere ich schwach.

»Und er hat sie Cameron zukommen lassen?«, fragt Richard. Ich weiß, was er eigentlich fragen will: Wieso hat er sie nicht seinen Eltern hinterlassen?

»Sieht ganz so aus.« Eine Weile lang herrscht betretenes Schweigen zwischen uns dreien, und ich merke, wie mir diese Stille zu Kopf steigt. Ich muss hier raus, will frische Luft einatmen und vergessen, dass es diesen Tag gegeben hat. Vor einer Woche noch spürte ich eine Zufriedenheit, die ich lange nicht mehr fühlen durfte. Cameron und ich waren glücklich, wir redeten bis spät in die Nacht, und wir liebten uns. Und wie wir uns liebten. Nicht nur mit unseren Körpern, sondern auch mit Worten, die wir nicht aussprechen mussten, um den anderen zu verstehen.

Und jetzt stehe ich vor dem Schlachtfeld, das diese Kiste

in unser aller Leben hinterlassen hat. Schutt und Asche überall, wohin ich sehe.

»Hazel, ich hoffe, du hast jetzt kein schlechtes Bild von uns. Wir haben sicher nicht alles richtig gemacht, aber …«

»Ich kann das gerade nicht«, unterbreche ich sie und bin dabei so geistesabwesend, dass ich mich frage, ob ich die Worte wirklich ausgesprochen habe. »Das alles ist zu viel. Ich … ich muss gehen.« Ohne das Foto, welches mein Leben auf den Kopf gestellt hat, stürme ich in den Flur. Sobald ich die Haustür aufgerissen habe, strömt mir die frische Luft entgegen, aber das Chaos kann sie nicht klären.

»Darf ich dich etwas fragen, Hazel?« Richard ist mir gefolgt. Er steht wie ein Häufchen Elend vor mir, wirkt vollkommen verloren in diesem sonst so vor Leben strotzenden Haus. Wir sehen einander an, aber ich schaffe es nicht, Ja zu sagen. Also sage ich nichts.

»Geht es ihm gut?«, fragt er rau. »Cameron, meine ich?«

Gott, ich wünschte, ich könnte das bejahen. Aber als ich vorhin zu ihm unter die Dusche gestiegen bin, habe ich die Wahrheit gesehen und gefühlt. Es geht ihm nicht gut. Dieser Karton hat das Glück davonschwimmen lassen. Er hat seinen Bruder verloren, gemeinsam mit seinem Gehör. Und seinen Vater schon in so jungen Jahren. Natürlich geht es ihm nicht gut.

Das alles würde ich Richard gern sagen, aber ich bringe die Worte nicht über meine Lippen. Also verlasse ich das Haus, ohne ihm eine Antwort zu geben. Und sobald ich wieder hinter dem Lenkrad meines Pick-up sitze, breche ich erneut zusammen.

26

Cameron

Drei Wochen sind vergangen, seit Hazel die Kiste mit Masons Sachen unter meinem Bett gefunden hat und vollkommen aufgelöst verschwunden ist. Sie hat mich gebeten, ihr nicht zu folgen, also habe ich ihr diesen Wunsch erfüllt. Es war das Mindeste, was ich tun konnte, nachdem ich sie eine Woche lang belogen hatte. Den verletzten Ausdruck in ihren Haselnussaugen werde ich nicht los, er verfolgt mich bei jedem Schritt, den ich gehe. Bei jedem Atemzug, den ich nehme, und bei jedem Wort, das ich aussprechen will, aber nicht aussprechen kann.

Innerlich hatte ich gehofft, dass sie mich anhören würde, wenn sie verarbeiten konnte, was sie erfahren hat, aber das hat sie nicht. Ich war dreimal in der Woche bei der alten Feuerwache, in der Hoffnung, sie nach einem ihrer Kurse darauf ansprechen zu können. In einem öffentlichen Raum, in dem sie mir nicht einfach aus dem Weg gehen kann, wie sie es online macht. Aber sie war seit diesem schrecklichen Sonntag im Februar nicht mehr bei den Kursen, und so stand ich jedes

Mal vor verschlossener Tür. Gestern war der erste Freitag, an dem ich gar nicht erst losgegangen bin.

Ich habe ihr zig Nachrichten geschrieben, in denen ich sie gebeten habe, sich mit mir zu treffen, damit ich ihr erklären kann, wieso ich ihr nicht sofort die Wahrheit gesagt habe, aber sie hat die Nachrichten alle unbeantwortet gelassen.

Das Schlimmste ist, dass ich sie verstehen kann. Sie hat jeden Grund, sauer auf mich zu sein.

Ich bin inzwischen wieder dazu übergegangen, mich in meinem Apartment zu verschanzen und das Leben, welches ich in den letzten Monaten kosten durfte, hinter mir zu lassen. Andrew und Mom kommen beinahe um vor Sorge, aber ich bin noch nicht so weit, mich mir selbst zu stellen.

Ich sitze in meinem Wohnzimmer auf dem Sofa, starre teilnahmslos auf die Glotze und bekomme von der Serie, die Andrew vor einer Stunde angeschaltet hat, nichts mit. Die Untertitel interessieren mich nicht, im Grunde genommen interessiert mich gar nichts.

Das Gefühl, was ich hatte, als Hazel vor mir stand und ich sie nicht verstehen konnte, lässt mich nicht los. Es verfolgt mich nachts, wenn ich schlafe, und tagsüber, wenn ich schlafwandle. Denn genau so fühlt es sich für mich an. Als wäre ich wach, aber im Geist nicht hier.

So bekomme ich erst mit, dass Andrew mit mir sprechen will, als er mir eine Nachricht schreibt. Er sitzt neben mir, pfeift sich eine ganze Schüssel Popcorn rein und kaut mit vollem Mund, während er wie ein Irrer auf sein Smartphone einhämmert.

Andrew: Da wir jetzt wieder an dem Punkt angelangt sind, an dem du mich ignorierst, wirst du sicher kein Problem damit haben, wenn ich eine andere Serie einschalte, oder?

Andrew: Wenn ich die hier weiterschaue, kann ich auch genauso gut Klopapier essen.

Seine Worte entlocken mir zwar ein schmales Lächeln, aber ich weiß beim besten Willen nicht, was ich ihm sagen soll. Ich fühle mich miserabel, weil ich ein miserabler Freund bin. Andrew leistet mir Gesellschaft, damit ich nicht vereinsame, aber eigentlich will ich bloß allein sein und im Selbstmitleid versinken. Ich versuche mich zusammenzureißen, weiche seinen neugierigen Blicken aus und antworte.

Cameron: Hab eine volle Packung im Badezimmerschrank. Mit Aloe-Vera-Geschmack.

Ich bin mir sicher, dass er ein erleichtertes Seufzen ausstößt, weil ich ihm geantwortet habe. Er hat es nicht verdient, dass ich ihn wieder ausschließe, immerhin ist er der einzige Mensch, der meine Nähe noch erträgt.

Andrew: Willst du mir jetzt vielleicht sagen, was passiert ist?

Mit geschürzten Lippen schüttle ich den Kopf. Andrew und

Mom haben die Wahrheit verdient, genau wie Hazel sie verdient hat. Und doch habe ich niemandem erzählt, dass ich Mason während meines Einsatzes getroffen habe. Dass ich mich in seine Einheit habe versetzen lassen, als ich seinen Namen von einem seiner Kameraden aufgeschnappt habe. Dass ich meinen Bruder gefunden und wenige Monate später auf schlimmste Weise verloren habe.

Ich glaube nicht, dass Mom sauer auf mich wäre, wenn sie es wüsste. Vielleicht würde es sie überrumpeln, aber sie hat mir immer gesagt, dass ich meinen Vater und seine Familie besuchen kann, wenn ich es will. Sie wollte mir nie Steine in den Weg legen, und sie weiß, dass ich immer wieder an Mason gedacht habe, während ich noch klein war. Aber ich habe die Worte nicht über meine Lippen bekommen, wie jedes Mal, wenn es wichtig wäre. Ich schweige lieber, statt auszusprechen, was es auszusprechen gibt. Weil ich ein mieser kleiner Feigling bin. Ein Feigling, den ich kaum noch im Spiegel ansehen kann, ohne meine Faust ins Glas rammen zu wollen.

Andrew: Wir können auch einfach nur hier sitzen und nichts tun, wenn du willst.

Cameron: Ehrlich gesagt wäre ich gerade lieber allein, Bro.

Noch während ich darauf warte, dass mein bester Freund meinen indirekten Rauswurf liest, bereue ich es schon. Ich stoße die Menschen, die mir helfen wollen, von mir. Am

Ende werde ich niemanden mehr haben, nur noch mich und dieses Loch in meiner verfickten Brust. Eine Lücke in meinem Leben, die Mason mit seiner Anwesenheit gefüllt hat, bevor er vor meinen Augen zerfetzt wurde.

Andrew klopft mir auf die Schulter, wartet darauf, dass ich zu ihm aufsehe, aber ich ertrage die Vorwürfe in seinen Augen nicht. Genauso wenig wie den Kummer, den ich ihm bereite.

Erst als er die Wohnung verlassen hat, kann ich wieder atmen. Ich schnappe mir die Fernbedienung, stelle diese nichtssagende Serie aus und feuere die Fernbedienung in eine Ecke der Couch. Anschließend checke ich zum hundertsten Mal den Chatverlauf mit Hazel und sehe, dass sie online ist.

Mein Daumen verharrt über ihrem Profilbild. Es zeigt sie gemeinsam mit Pablo auf der Farm. Sie kniet vor ihm im Stroh, und sowohl ihr Gesicht als auch Pablos Schnauze verschwinden hinter dem Stetson ihrer Großmutter, den sie in der Hand hält wie einen Schutzschild. Ich kann ihre Lippen durch den Hut nicht sehen, aber ich weiß, dass sie lächelt. Weil ihre Augen es widerspiegeln. Es gibt keine Frau, die schöner mit den Augen lächeln kann als Hazel Parker.

Ich scrolle mich durch die Dutzende Nachrichten, die ich ihr geschrieben habe und die von Mal zu Mal verzweifelter klangen. Erbärmlich trifft es ziemlich gut. Meine Würde habe ich ebenfalls verloren, als ich das Paket angenommen habe.

Bevor ich auf die Idee komme, ihr schon wieder zu schreiben, schalte ich das Handy aus. Ich schlurfe ohne ein genaues Ziel durch mein Apartment, und als ich meine Zeichnungen sehe, die Hazel alle fein säuberlich zusammengelegt hat, als ich noch unter der Dusche stand, kocht mein Blut über. Weil mich diese Zeichnungen verhöhnen. Ich dachte wirklich, dass ich neu anfangen könnte. Dass ich wieder studieren und dort ansetzen könnte, wo ich aufgehört habe, als ich eines Tages aufwachte und alles hinschmiss. Aber ich kann nicht mehr an diesen Punkt zurück, das weiß ich jetzt. Es war lediglich eine alberne Wunschvorstellung, die langsam – Stein für Stein – in sich zusammenfällt.

Die Zeichnungen der letzten Wochen fühlen sich auf einmal alle so falsch und verlogen an, dass ich ihren Anblick nicht ertrage. Also schnappe ich mir den Stapel mit dem Papier, gehe in die Küche und schmeiße sie allesamt in den Metallmülleimer neben der Kochinsel. Anschließend fische ich eine Packung Streichhölzer aus der Küchenschublade, entfache eines davon und werfe es in den Papierhaufen. Umgehend steigt dunkler Rauch auf, der mich husten lässt. Der Geruch von verbranntem Papier und Kohle dringt in meine Nase und verpestet das Apartment. Da ich die Rauchmelder ausgestellt habe, kann ich entspannt dabei zusehen, wie meine Bilder schmelzen.

Ich brauche sie nicht mehr, weil sie mir nicht zurückgeben können, was ich verloren habe. Niemand kann das. Sobald auch die letzten Überreste meiner Zeichnungen zu Asche zerfallen sind, gehe ich in mein Schlafzimmer und fühle mich dabei wie ein Zombie, der in Zeitlupe durch sein Leben wandelt.

Als ich die Kiste mit Masons Sachen auf meinem Bett stehen sehe, lasse ich mich daneben auf die Matratze fallen. Ich habe es nicht einmal geschafft, Masons letzten Wunsch zu erfüllen und die Briefe zu verteilen. Weder hat Hazel ihren Brief bekommen, noch war ich bei seinem Elternhaus und bin unserem Vater gegenübergetreten. Stattdessen sitze ich jeden Abend hier neben seinen Sachen, starre den Brief an, den er mir geschrieben hat, und lege ihn jedes Mal wieder zurück, ohne ihn zu öffnen. Weil ich noch nicht bereit bin, ihn zu lesen, und nicht weiß, ob ich es jemals sein werde. Er hätte mir diese Sachen niemals zukommen lassen dürfen, ich habe sein Vertrauen in mich nicht verdient.

Ich kannte Mason nur wenige Monate, aber diese Monate waren für mich bedeutsamer als alles. Bedeutsamer als das Leben, das ich hier hinter mir gelassen hatte. Bedeutsamer als meine Liebe zur Kunst. Wir waren Brüder, und ohne ihn bin ich unvollständiger denn je.

Meine Kehle fühlt sich an, als befände sich eine Kreissäge in ihr, die bei jedem Atemzug mehr Schaden hinterlässt. Ich ziehe Masons Uniform aus der Kiste und habe sofort tausend Flashbacks. Flashbacks von Nächten, in denen wir vor dem Zelt saßen und geschwiegen haben, weil der Krieg viel zu laut war. Von grauen Tagen, die Mason bunter gemacht hat. Und mit diesen Flashbacks im Geist mache ich das, was ich seit drei Wochen jeden Abend tue. Ich lasse mich aufs Bett fallen, kralle meine Finger in den Stoff seiner Uniform und presse mein Gesicht ins Kissen, um zu heulen wie ein verdammtes Baby.

Ich schreie ins Kissen. Wieder und wieder und wieder.

Meine Tränen werden vom Stoff verschluckt, aber meine

Gefühle kann ich nicht an die Fasern abgeben, sie haben sich in mir festgesaugt wie Blutegel.

Ich schreie vor Schmerz, vor Sehnsucht, vor Wut auf mich selbst. Und ich schreie in der Hoffnung, dass Hazel mich hören kann. Dass sie hören kann, wie sehr ich sie brauche. Ich habe vielleicht den Krieg überlebt, aber ich bin trotzdem gefallen.

27

Hazel

Der Wetterbericht hat ein heftiges Sturmtief vorhergesagt, das unsere Stadt und das umliegende Land in wenigen Minuten treffen soll. Und doch habe ich mir meine Sportsachen angezogen und bin vor einer Stunde in meine Sneakers geschlüpft. Seit zwei Wochen laufe ich wieder jeden Tag, und ich bin schneller denn je, so als würde ich die Wucht meiner Gedanken und Gefühle nutzen, um mich selbst an meine körperlichen Grenzen zu bringen.

Der Himmel ist schon dunkel verfärbt, die dicken, fast schwarzen Wolken haben jegliches Sonnenlicht verschluckt. Es wird nicht lange dauern, bis es gewittert, ein leises Donnergrollen liegt bereits in der Luft. Bei jedem Schritt peitscht mir der kühle Wind ins Gesicht und spornt mich dazu an, noch mehr Kraft in meine Bewegungen zu schicken.

Meine Lunge brennt wie Höllenfeuer, als ich die Farm erreiche. Jamie kommt auf mich zugerannt, als er mich sieht, und schlingt seine Arme um mich. Er drückt seinen Lockenkopf an mich. Als er zu mir aufsieht, erkenne ich eine Traurigkeit in seinen sonst so strahlenden Augen, die mich dazu treiben will, gleich eine zweite Laufrunde hinterherzuschieben. Weil ich weiß, woher diese Traurigkeit in den Augen meines Bruders rührt. Er hat mir mehr als einmal gesagt, dass er Cameron vermisst. In den letzten Monaten sind die beiden ein Herz und eine Seele geworden, und jetzt hat mein Bruder nicht nur Mason, sondern auch ihn verloren. Genau wie ich.

»Na, Jamie. Hast du die Pferde schon in den Stall gebracht?«, frage ich ihn und streichle ihm durch die wilden Haare. »Es wird bald Gewitter geben, und drinnen sind sie sicherer.«

»Sie sind alle schon im Stall«, versichert er mir und wirft einen prüfenden Blick in den dunklen Himmel. Seine sonst so sorgenfreie Stirn legt sich in Falten. »Meinst du, sie haben Angst?« Er deutet auf den Stall. »Wenn der Sturm kommt, meine ich.«

»Vielleicht.« Ich lege meinen Arm um Jamie, und gemeinsam steuern wir das Landhaus an. Gramps wartet drinnen darauf, dass wir zu Abend essen. »Aber wir können uns nachher zu ihnen setzen und sie beruhigen, wenn du willst.«

»Das wäre schön!« Für einen kaum greifbaren Moment ist die Frohnatur in ihm wieder zu erkennen, bevor er seine Lippen aufeinanderdrückt und den Blick abwendet.

Ich gehe vor ihm in die Hocke, drehe sein Kinn in meine Richtung und sehe ihn voller Mitgefühl an. »Ich vermisse ihn auch.« Gott, und wie ich ihn vermisse.

Seitdem ich die Wahrheit aus Richards Mund gehört

habe, versuche ich all den Fragen in mir aus dem Weg zu gehen, die sich wie eine Schlucht aufgetan haben.

Cameron war bei Mason, als es passiert ist. Er weiß, ob Mason leiden musste oder ob es schnell ging. Die Army hat uns kaum Informationen über Masons Tod gegeben, alles, was wir wissen, ist, dass es einen Anschlag auf das Lager gegeben hat. Mehr nicht. Und ich weiß, dass ich bloß meinen blöden Stolz überwinden und Cameron auf eine seiner Nachrichten antworten müsste, um all das herauszufinden.

Aber die Vorstellung, ihn zu sehen, schmerzt so sehr. Wenn ich jedoch daran denke, ihn nie wiederzusehen, tut mein Herz noch mehr weh. Ich bin gefangen zwischen meinen Gefühlen, zwischen richtig und falsch, zwischen Mason und Cameron, zwischen Leben und Tod.

»Wieso vertragt ihr euch nicht einfach?«, will mein Bruder wissen, und ich wünschte, ich könnte ihm sagen, dass es so einfach ist. Vielleicht wäre es das sogar. Aber dazu bin ich nicht bereit. Noch nicht. Vielleicht irgendwann, nein, ganz sicher irgendwann. Aber erst muss ich mir die Zeit nehmen, die ich brauche.

»Das werden wir«, verspreche ich Jamie und wünsche mir, dass ich die Wahrheit sage. Anschließend bitte ich ihn, schon mal ins Haus zu gehen und Gramps beim Tischdecken zu helfen.

Sobald ich allein bin, setze ich mich auf die Stufen vor dem Haus, ziehe die Beine an meinen Bauch und umarme mich selbst. Ich blicke in den Himmel und spüre den heftigen Wind, der sich dem Sturm in meinem Inneren anpasst.

• • •

Das Abendessen verlief schweigsamer als sonst. Gramps hat versucht, die Stimmung aufzulockern, aber weder Jamie noch ich waren in der Lage, unsere wahren Gefühle zu verbergen. Der Sturm hat in der letzten Stunde auf der Farm Einzug gehalten, der Regen peitscht heftig auf das Land, und überall im Haus hört man das knarzende Holz. Vermutlich drehen die Tiere gerade im Stall durch, weil sie nicht wissen, was vor sich geht. Das Wetter ist für texanische Frühlingsverhältnisse sehr ungewöhnlich.

Als mein Handy eine neue Nachricht ankündigt, erwarte ich zunächst, dass sie von Sky ist, die seit vier Wochen ständig fragt, ob ich klarkomme. Camerons Nachrichten haben vor einer Woche aufgehört, und ich vermisse seine Worte. Ich vermisse seine Stimme, obwohl ich sie nur einmal während seines Albtraumes hören konnte. Doch die Nachricht stammt von ihm.

Ich lasse meine Serviette auf den Tisch fallen und starre seine Zeilen an, als wären sie die erste Wasserquelle, die ich nach Wochen in der Wüste sehe.

> *Cameron: Ich wollte dir eigentlich nicht mehr schreiben und dir die Zeit geben, die du brauchst. Aber es gibt einen Notfall, und ich brauche deine Hilfe. Ich weiß nicht, wem ich sonst schreiben soll.*

Ist das nur eine Masche, um mich dazu zu bringen, mein

Schweigen zu brechen? Alles in mir schreit danach, ihn nach dem Notfall zu fragen, aber Cameron kommt mir zuvor.

> *Cameron: Ich war gerade außerhalb der Stadt, um den Kopf frei zu bekommen, als ich eine verlassene Scheune entdeckt habe. Ein Strommast ist durch den Sturm in deren Seite gekracht. Erst dachte ich mir nichts dabei, aber dann habe ich eine Bewegung im Inneren gesehen. In der Scheune ist ein Esel, Hazel. Ich fürchte, er ist verletzt, und es sieht nicht aus, als wäre hier in der Nähe jemand, der ihm helfen kann. Der Notdienst hat durch den Sturm bereits zu viele Notfälle und kann niemanden herschicken.*

Sofort schiebe ich meinen Stuhl zurück, springe von meinem Platz auf und stürme zur Garderobe im Flur.

»Was ist denn los, Nut? Hat dich eine Biene gestochen?«

Ich schnappe mir eine von Gramps' Regenjacken, schlüpfe in die zu großen Ärmel und setze mir die Kapuze auf. Das Wetter ist heute unberechenbar, und vermutlich sollte ich erst nachdenken, bevor ich mich bei anbrechender Dunkelheit in meinen Pick-up setze. Aber hier geht es um ein Lebewesen, das unsere Hilfe braucht. Das Angst hat und verletzt ist.

»Cameron hat mir geschrieben. Er hat eine eingestürzte Scheune gefunden, in der ein Esel eingesperrt ist. Das Tier ist verletzt, Gramps.« Tränen treten in meine Augen, die ich eilig wegatme.

Mein Großvater steht ebenfalls auf, öffnet eine Schublade in der Küche und kommt bewaffnet mit einer Taschenlampe auf mich zu. Es dauert zwar noch zwei Stunden, bis die Sonne untergegangen sein wird, aber durch die dichten Gewitterwolken ist es draußen bereits halbdunkel. Und seine Geste erwärmt mein Herz.

»Pass auf dich auf, Nut.« Ich bin froh, dass er mich nicht bittet, hierzubleiben. Natürlich weiß ich, dass er nur das Beste für mich will und dass es ihm widerstrebt, mich gehen zu lassen. Aber er weiß auch, dass ich mich am besten fühle, wenn ich Tieren und Menschen helfen kann. Und die Vorstellung, wie viel Angst dieses Lebewesen haben muss, festigt meinen Entschluss. Ich werde meine Wut auf Cameron auf Pause stellen, so lange, bis dieses Tier in Sicherheit ist. Und dann sehen wir weiter.

28

Cameron

Heute habe ich zum ersten Mal seit einer Woche wieder das Apartment verlassen, um den Kopf frei zu bekommen. Dass ich mir ausgerechnet den Tag ausgesucht habe, an dem ein Sturm über Texas hinwegfegt, hatte ich nicht auf dem Schirm. Und dass ich mich ganz unbewusst ins Auto gesetzt habe und Richtung Farm gefahren bin, fiel mir erst auf, als ich Hazel eben meinen Standort geschickt habe. Sie ist nur vier Meilen von hier entfernt und müsste bald hier sein, wenn sie ihre Worte ernst gemeint hat.

Hazel hat mit einem knappen »Ich bin auf dem Weg« geantwortet. Und auch wenn sie alle meine Nachrichten zuvor ignoriert hat, ist in mir ein Knoten geplatzt.

Nachdem ich die Bewegung in der Scheune gesehen hatte, bin durch ein Loch im Maschendrahtzaun auf das menschenleere Grundstück am Straßenrand geklettert. Innerhalb von Sekunden war ich bis auf die Haut durchnässt. Ängstliche runde Kulleraugen haben mich durch einen

Schlitz zwischen den Holzstreben angeschaut, und sofort wusste ich, dass ich nicht einfach weiterfahren kann.

Ich breche das eingerostete Schloss der Scheune mit einem Stein auf, und als ich das verängstigte Tier in der Ecke kauern sehe, schlucke ich schwer. Der Esel ist nicht nur an seinem rechten Hinterbein verletzt, er sieht auch vollkommen abgemagert aus, als hätte er Wochen hier drin allein verbracht. Und dem Gestank hier drin – gepaart mit dem Mist auf dem Boden – nach zu urteilen, war er das auch.

Ich werfe einen prüfenden Blick auf das eingestürzte Dach der heruntergekommenen Scheune, bete dafür, dass es nicht vollkommen einbricht und mich gemeinsam mit dem Tier unter sich begräbt.

Scheiße, ich habe keine Ahnung, wie ich mit einem scheuen Esel umgehen muss, um ihn nicht noch mehr in Panik zu versetzen, aber wenn ich ihn hier nicht raushole, dann wird er die kommenden Nächte sicher nicht überleben. Hazel zu schreiben, war mein erster Instinkt, und ich bin ihm nachgegangen. Sie kennt sich besser mit Eseln aus als ich mich, sie weiß, was wir tun können, und sie haben auf der Farm genug Platz, um sich um das Tier zu kümmern, bis es wieder auf den Beinen ist.

»Shhh«, wispere ich, obwohl ich nicht glaube, dass so was ein Tier wirklich beruhigen kann, und nähere mich ihm mit vorsichtigen Schritten. Das Tier drückt sich noch weiter in die Ecke hinein, obwohl es gar keinen Platz mehr hat, und je näher ich ihm komme, desto klarer wird, wie viel Angst der kleine Kerl wirklich hat. Wie gesagt, ich habe keinen blassen Schimmer von Eseln, aber meiner unprofessionellen Einschätzung nach zu urteilen ist der Esel noch nicht einmal ausgewachsen.

Aus einer sicheren Distanz betrachte ich die Wunde an seinem Bein, die sicher schon ein paar Tage alt ist und entzündet aussieht. Ich bin kein Tierarzt, aber das sieht selbst mein laienhaftes Auge.

Es dauert nicht lange, bis Hazel ihren rostigen Pick-up, der nicht das sicherste Gefährt bei einem Unwetter wie diesem darstellt, hinter meinem Wagen am Straßenrand parkt. Ich warte an der Scheune im Trockenen auf sie.

Als sie ohne zu zögern in den Regen tritt, stellt mein Herz seine Arbeit für wenige Augenblicke ein. Sie nach vier Wochen wiederzusehen, ist unbeschreiblich. Hazel trägt eine viel zu große, olivfarbene Regenjacke, in der sie beinahe komplett verschwindet, und hat eine Taschenlampe in der Hand. Ihre Haare lugen unter der Kapuze hervor und locken sich aufgrund der Nässe. Ihr sonnengeküsstes Gesicht wirkt so viel blasser, als ich es in Erinnerung hatte, und ihre Augen sind rot unterlaufen. Sie umarmt sich selbst, während sie mit gesenktem Kopf auf mich zukommt, sich ebenfalls durch das große Loch im Zaun schiebt.

Fuck. Ich will sie an mich reißen und nie wieder loslassen. Ich will ihr so vieles sagen, und doch weiß ich, dass sie nur wegen des Notfalls hier ist und nicht meinetwegen. Aber das hier fühlt sich dennoch wie ein kleiner Sieg nach Wochen voller Niederlagen an.

»Wo ist er?«, fragt sie, ohne mich zu begrüßen. Ich spüre, dass sie meinem Blick am liebsten ausweichen würde, aber um meine Gebärden zu lesen, ist sie gezwungen, mich anzusehen.

»Er ist hier drin, und er scheint wahnsinnige Angst zu haben.« Ich trete zur Seite, lasse Hazel in die Scheune schlüpfen und widerstehe nur schwer dem Drang, sie dabei zu berühren. Ihr unverwechselbarer Duft hüllt mich ein, überdeckt den Geruch nach Eselmist und getrocknetem Blut.

Ihre karamellbraunen Augen füllen sich sofort mit Tränen, als sie den kleinen Kerl in der Ecke entdeckt. Sie hat einen Rucksack bei sich, den sie jetzt absetzt, öffnet und in dem sie herumwühlt. Sie zieht ein braunes Seil heraus, das wie ein Lasso aussieht, und eine kleine Tüte voll Möhren. Dass sie sogar daran gedacht hat, etwas zu essen für den Esel mitzubringen, hätte mir klar sein müssen, aber es macht sie nur noch umwerfender. Und lässt mich sie noch schmerzlicher vermissen, auch wenn ich nicht gedacht hätte, dass das möglich wäre.

Ich kenne Hazel erst seit einem halben Jahr, aber die vier Wochen ohne sie haben sich wie fünf Jahre angefühlt.

Sie steht wieder auf, reicht mir das Seil und deutet anschließend zu dem Tier. »Versuch, ihm das Lasso umzulegen, während ich ihn füttere. Wir müssen ihn mit zur Farm nehmen und einen Tierarzt rufen, der sich seine Wunde ansieht.«

Ich nicke, schnappe mir das Seil und folge ihrer Anweisung. Anfangs tritt der Esel aus, als wir ihm näher kommen, und auch wenn der Kleine noch nicht ausgewachsen ist, habe ich Respekt vor ihm und seiner Panik. Schritt für Schritt wagen wir uns dichter an ihn heran, und ich merke, dass Hazels Nähe beruhigend auf ihn wirkt. Ich kann es ihm nicht verübeln, dass er sich in ihrer Nähe wohler fühlt als in meiner. Diese beruhigende Wirkung hat Hazel nicht nur auf ihn.

Ich sehe, wie sie auf den Esel einredet, und als sie schließlich nur noch eine Armlänge von ihm entfernt ist, schnappt sie sich die erste Möhre und hält sie ihm hin. Das Tier schielt das Essen skeptisch an, letztlich siegt der Hunger jedoch, und es schnüffelt an der Karotte, bevor es sie zwischen die gelb verfärbten Zähne nimmt und zu kauen beginnt. Eine weitere Möhre verschwindet in seinem Mund, und während Hazel ihre freie Hand auf seine Schnauze legt, um ihn zu streicheln, nutze ich den Moment, um das Seil vorsichtig über seinen Kopf zu werfen. Anders werden wir ihn vermutlich niemals aus dieser Scheune herausbekommen, die dem Sturm sicher nicht mehr lange standhält.

Der Wind pfeift scharf durch die Ritzen, Hazel und ich frieren, weil wir beide pitschnass sind. Laut der Nachrichtensprecherin im Radio steht uns der schlimmste Teil des Sturms erst noch bevor, also müssen wir den Esel schnellstmöglich in Sicherheit bringen.

Eine Weile lang stehen wir hier, zwischen stinkendem Eselmist, betretenem Schweigen und dem Sturm, der immer heftiger wird. Irgendwann gibt Hazel mir ein Zeichen und deutet Richtung Ausgang.

Ich ziehe so sanft wie möglich an dem Seil, und als der Esel zaghaft in Bewegung kommt und uns humpelnd folgt, möchte ich Hazel küssen. Weil sie so umwerfend ist. Weil sie nicht nur Menschen, sondern auch Tiere lesen kann. Weil sie diese Welt so viel besser macht und dabei die Bescheidenheit in Person ist.

Wir führen das verletzte Tier aus der instabilen Scheune, und während Hazel dem Esel ein paar beruhigende Streicheleinheiten schenkt, versuche ich, ihn durch das Loch im Zaun zu lotsen. Am Pick-up angekommen, öffnet Hazel die Ladefläche, zieht eine abnehmbare Rampe aus stabilem Blech herunter und baut damit eine Brücke, die dem Esel hilft, die Ladefläche humpelnd zu betreten. Es ist verrückt, zu sehen, wie viel Vertrauen dieses Tier in weniger als einer Stunde zu Hazel aufbauen konnte, denn als sie die Klappe der Ladefläche schließt, lässt sich der Esel erschöpft zu Boden gleiten. Vermutlich hat er ohnehin nicht mehr die Kraft, weiter auf den Hufen zu bleiben.

»Würdest du hinter mir fahren?« Sie deutet auf meinen Wagen, der vor ihrem steht. »Dann kannst du mir ein Zeichen geben, sollte der Esel aufstehen und unruhig werden.«

»Ich fahre hinter dir«, bejahe ich und will mich gerade bei ihr für die Hilfe bedanken, als sie sich umdreht und zum Fahrerhaus des Pick-up rennt. Ich stehe weiterhin im Regen, während sie den Motor startet und darauf wartet, dass ich ebenfalls in meinen Wagen steige.

Die Fahrt zur Farm dauert nur wenige Minuten, und als wir das weitläufige Grundstück erreichen, das ebenfalls vom Sturm verschluckt wird, stoße ich erleichtert den Atem aus. Der Tag nimmt eine Wendung, mit der ich heute Morgen nicht gerechnet hätte. Aber in Hazels Nähe zu sein, ist so heilsam, dass ich sie am liebsten an mich ketten würde.

Wir helfen dem Esel schweigend vom Pick-up herunter

und führen ihn gemeinsam Richtung Stall. Dem Stall, in dem wir nach dem Weihnachtsmarkt zum ersten Mal Sex hatten.

Sobald wir ihn betreten, sind all die Erinnerungen wieder da. Ich sehe Hazel vor mir im Stroh sitzen, auf mich wartend. Sehe, wie sich ihre hübschen Wangen rosa färben, weil ich mich vor ihr ausziehe. Ich spüre sie unter mir, ihre weiche, zarte Haut. Auch wenn sie jetzt direkt neben mir steht, fühlt sie sich so weit entfernt an. Etwas, das ich nur mir in die Schuhe schieben kann, niemandem sonst. Weder Mason noch meinem Vater noch Gott. Ich hätte ihr von Anfang an reinen Wein einschenken müssen, dann würde sie heute Nacht vielleicht in meinen Armen liegen.

»Ich rufe den Tierarzt an«, gebärdet Hazel und fischt ihr Handy hervor. Sie läuft in dem Stall auf und ab, während sie versucht, eine Verbindung aufzubauen, aber anscheinend hat sie keinen Erfolg.

»Mist!« Sie rauft sich die Haare, wobei sich einige Regentropfen von deren Spitzen lösen. Wie gern würde ich sie an mich ziehen und wärmen, weil ich sehe, wie kalt ihr ist, aber ich wahre Distanz. Versuche, ihr den Raum zu geben, den sie braucht, auch wenn es mich all meine Selbstbeherrschung kostet.

»Ich kann mir die Wunde ansehen«, schlage ich ihr vor. Weil meine Sprachkenntnisse in den letzten Wochen etwas eingerostet sind, hole ich mein Handy heraus.

Cameron: Ich bin zwar kein Arzt, aber ich habe

im Einsatz ein paar Wunden versorgen müssen. Sie sollte wenigstens gereinigt werden.

Ihre Miene verfinstert sich, als ich meine Stationierung anspreche, aber sie nickt schließlich. Sobald sie mir einen Erste-Hilfe-Kasten besorgt hat, versorge ich die Wunde des Tieres, so gut es mir mit den Mitteln, die ich habe, möglich ist. Vermutlich hat sich der Esel die Stelle an einem Nagel oder Ähnlichem aufgerissen, denn es sieht nicht wie ein sauberer Cut aus. Er ist immer noch skeptisch und lässt sich nicht gern von mir anfassen, aber anscheinend merkt er, dass ich ihm nur helfen will. Hazel hat sich in der Zwischenzeit auf die Wassertonne gesetzt und krault gedankenversunken seine rotbraune Mähne. Das Bild versetzt mir einen heftigen Stich.

Es dauert gute zehn Minuten, bis ich das Bein des Esels provisorisch verbunden habe, damit kein weiterer Dreck in die Wunde gelangt.

Cameron: Das sollte sich spätestens morgen ein richtiger Arzt ansehen, aber ich denke, so schafft er die Nacht. Was willst du mit ihm machen, wenn er wieder fit ist?

Hazel spielt gedankenversunken mit den Bändern ihrer Kapuze, während sie meine Nachricht liest.

Hazel: Ich weiß es nicht, aber er ist vollkommen verwahrlost und unterernährt. Zurück in diese Scheune bringe ich ihn ganz sicher nicht. Seine

Besitzer haben den armen Kerl vollkommen vernachlässigt, falls er überhaupt welche hat.

Cameron: Habt ihr nicht sowieso einen Freund für Pablo gesucht?

Ihre Mundwinkel zucken bei der Vorstellung, dass Pablo ab jetzt nicht mehr allein ist. Sie beißt sich auf die Unterlippe, während sie tippt.

Hazel: Ich denke, Pablo würde den Kleinen lieben. Vielleicht nenne ich ihn Vincent.

Cameron: Wie Vincent van Gogh?

Hazel: Würde doch gut passen, oder?

Cameron: Falsche Epoche. Aber ich finde, er sieht aus wie ein van Gogh.

Wir lösen beide gleichzeitig den Blick von unseren Handys, und als wir uns ansehen, glüht die Luft zwischen uns.

Hazel schürzt ihre Lippen und steckt ihr Handy weg. Anschließend hüpft sie von der Wassertonne herunter und tut etwas, womit ich in diesem Leben nicht mehr gerechnet hatte. Sie tritt auf mich zu, schlingt ihre Arme um meinen Oberkörper und presst sich so fest an mich, dass es mir schwerfällt, zu sagen, wo ihr Herz beginnt und meines endet. Die Grenzen zwischen uns verschwimmen in dieser Umarmung. Als sie ihre Wange an meinen nassen Pullover schmiegt, lege ich meine Arme wie einen Schutzwall um sie.

Eine Hand gleitet in ihr nasses, lockiges Haar, die andere verharrt in ihrem Rücken. Hazels ganzer Körper bebt, weil sie so sehr weint, und ich weiß, dass sie diese Tränen nicht nur für den verletzten Esel vergießt. Sie weint um das, was wir verloren haben, weil ich nicht ehrlich zu ihr war. Auch in meinen Augenwinkeln sammeln sich kleine Seen aus Tränen. Ich schließe die Augen, wobei aus den Seen Flüsse werden, die über meine Wangen rollen. Ich halte Hazel, so fest es mir möglich ist, ohne ihr wehzutun.

Ich könnte ewig so mit ihr im Stall stehen und ihren Duft nach Rosen inhalieren, aber Hazel löst sich nach einer Weile von mir. Unsicher taumelt sie ein paar Schritte rückwärts. Ihre Wangen sind vom Weinen fleckig, ihre Augen noch geröteter als vorhin. Hazels Unterlippe bebt, und als ich meine Hand nach ihr ausstrecke, schüttelt sie den Kopf.

»Ich bin noch nicht so weit«, flüstert sie. Und, fuck, ich hasse, was ich ihr angetan habe. Was das Leben ihr angetan hat, als es ihr Mason nahm. »Es tut mir leid.« Mit diesen Worten stürmt Hazel aus dem Stall und läuft durch den Regen Richtung Haus. Bei jedem ihrer Schritte in den quietschgelben Gummistiefeln spritzt das dreckige Pfützenwasser zu allen Seiten.

Und dann ist sie fort. Schon wieder. Ich frage mich, ob ich sie gerade zum letzten Mal im Arm halten durfte.

29

Hazel

Der Sturm hat den gesamten Abend und die komplette Nacht über dem Land gewütet. Als ich heute Morgen das Haus verlassen habe, war das Grundstück im Chaos versunken, also habe ich meine lauten Gedanken abgelenkt, indem ich mich an die Arbeit gemacht habe.

Vor einer Stunde kam der Tierarzt, hat sich Vincents Verletzung angesehen und ihm Medikamente verabreicht. Seitdem schläft der kleine Kerl im Stroh und schaut jedes Mal, wenn ich den Stall betrete, nur erschöpft zu mir auf. Pablo hat ihn bereits beschnuppert und lässt ihn seitdem kaum noch aus den Augen.

Ich glaube, die beiden sind jetzt schon beste Freunde. Und das alles habe ich Cameron zu verdanken. Ohne ihn und seine Tatkraft wäre der Esel vermutlich nicht mehr am Leben, das hat auch der Veterinär bestätigt, der schon seit Jahren unsere Herde versorgt. Außerdem meinte er, dass jemand gute Arbeit beim Säubern der Wunde geleistet hat. Am liebsten wollte ich ihm stolz sagen, dass dieser Jemand *mein* Jemand war. Aber ich habe Cameron den Rücken zugekehrt und bin ins Haus gestürmt, anstatt mit ihm zu sprechen, deshalb stimmt diese Aussage nicht. Ich brauche noch ein bisschen Zeit für mich und mein angeschlagenes Herz.

Aber ihn wiederzusehen hat die Sehnsucht in mir so stark befeuert, dass ich heute Nacht kein Auge zumachen konnte, ohne von Cameron zu träumen. Er war jedes Mal sofort da, wenn ich die Augen schloss. Hat neben mir im Bett gelegen, hat mich in seinen schützenden Arm genommen und mit mir aus dem Dachfenster das Unwetter beobachtet.

Es ist inzwischen kurz vor Mittag, und noch immer verschluckt ein dunkles Gewittergrau den Himmel über der Farm, aber es hat zum Glück aufgehört zu regnen. Ich stelle ein paar umhergeflogene Blumenkübel an ihre Plätze zurück und mache mich anschließend auf den Weg zur Koppel. Unsere Pferde sind zwar allesamt im Stall, weil ihnen das Wetter noch nicht geheuer ist, aber ich gehe trotzdem weiter und setze mich auf die alte Granitbank, die schon dort stand, als mein Urgroßvater noch gelebt hat.

Da ich eine regenfeste Hose anhabe, macht es mir nichts aus, dass ein leichter Wasserfilm auf der Sitzfläche glänzt und den Himmel spiegelt. Und so sitze ich hier auf unserer Koppel, starre in die Natur und versuche dem Drang in mir zu widerstehen, Cameron zu schreiben. Vermutlich sollte ich ihm sagen, dass es dem Esel seinetwegen schon besser geht, aber ich weiß nicht, ob ich dann nicht mehr will. Mehr von seinen Nachrichten, mehr von ihm. Wie kann es sich nur so richtig anfühlen, ihn zu wollen, obwohl es so falsch ist?

»Der Sturm hat ganz schön gewütet.«

»Oh, mein Gott!«, quieke ich, weil ich mich beinahe zu Tode erschrocken habe. Mein Blick schießt zu Gramps, der selbst bei dem scharfen Wind in seinem Pyjama auf mich zuschlurft. Schließlich ist heute Sonntag, und Sonntag ist Pyjamatag, ohne Ausnahmen.

»Na, Nut. Sehe ich etwa so gruselig aus?« Er zwinkert mir zu, betritt ebenfalls die Koppel und setzt sich neben mich, nachdem er eine Wolldecke auf die Bank gelegt hat. Gramps ist immer bestens vorbereitet.

»Du siehst bezaubernd aus«, sage ich ehrlich und lasse mich ganz automatisch gegen seine Schulter sinken. Meine Hand findet die meines Großvaters, und jedes Mal, wenn ich all die Falten auf seiner sehe, meldet sich die Verlustangst in mir zu Wort. Ich weiß, dass mein Großvater alt und krank ist, und die Vorstellung, dass er in einigen Jahren nicht mehr da sein könnte, reißt ein Loch in meine Brust. Auf so etwas kann man sich einfach nicht vorbereiten, auch wenn man es immer wieder versucht.

»Du auch, Nut. Aber du siehst auch traurig aus«, stellt er fest und legt seine warmen Finger fester um meine. »Ist es wegen Cameron? Habt ihr miteinander geredet?«

»Ja. Nein. Nicht wirklich«, antworte ich abgehackt, als könnte ich mich nicht entscheiden. »Wir haben geredet, aber nur über den Esel und nicht über uns. Dazu bin ich noch nicht bereit.«

»Und das ist okay.« Gramps zieht mich etwas fester an sich, und sein Duft ist mein Zuhause. Dieser Ort ist mein Zuhause. Aber etwas fehlt, und ich weiß, dass die Leere, die ich spüre, nur einer füllen kann. »Aber du solltest dem Jungen auch die Möglichkeit geben, sich zu erklären, Nut. Er hat einen Fehler gemacht, aber versetz dich mal in seine Lage.«

Das habe ich in den letzten Wochen immer wieder getan, und jedes Mal traten mir Tränen in die Augen. Ich mag mir kaum vorstellen, wie es in ihm aussehen muss.

»Ich werde mit ihm sprechen, Gramps.«

»Versprochen?«, fragt er mich grinsend.

»Versprochen.«

»Gut. Denn ich habe ihm gestern ebenfalls etwas versprochen, nämlich, dir das hier zu geben.« Ich löse mich von seiner Schulter, und als mein Großvater mir einen Umschlag hinhält, stockt mein Atem. Ich weiß, dass in Masons Karton von der Army Briefe lagen, aber ich kam nicht dazu, sie mir genauer anzusehen, weil mich alles vollkommen überfordert hat.

»Der ist für mich?«, wispere ich und nehme den Brief an mich. Tatsächlich. Auf der Vorderseite steht mein Name, in Masons Schrift. Umgehend beginne ich zu zittern, und das liegt ganz sicher nicht an dem Wind hier auf der Koppel.

»Ich kann dich allein lassen, während du ihn liest«, schlägt Gramps vor, aber ich schüttle eilig den Kopf. »Nein, ich will noch ein bisschen hier mit dir sitzen, Gramps. Den Brief lese ich, wenn ich bereit dazu bin.« Und das ist nicht jetzt.

»Okay.« Wieder zieht er mich an seine Schulter, und als er dieses Mal seinen Arm um mich legt, fühle ich mich wie die kleine Hazel, die jedes Mal Zuflucht in seinen Armen gesucht hat, wenn es ihr schlecht ging.

»Mason hat mich verletzt. Er hat mich einfach ausgeschlossen, hat über meinen Kopf hinweg entschieden, was das Beste für mich ist. Und jetzt hat Cameron mich belogen, und ich weiß nicht, wie ich damit umgehen soll. Ich fühle mich so … benutzt.«

»Lass es dir von einem Mann gesagt sein, der in seinem Leben selbst wahnsinnig viele Fehler gemacht hat, Nut. Wir Menschen sind nicht unfehlbar. Wir sind nicht perfekt. Und wir benutzen viel zu häufig unsere Worte als Waffen statt als Medizin. Die falschen Worte können mehr wehtun als eine Wunde, aber die richtigen Worte … sind heilsamer als alles.«

»Deine Worte sind immer heilsam«, schniefe ich und wische mir die Tränen von den Wangen. Vergebens, denn der Tränenfluss stoppt einfach nicht.

»Das war nicht immer so, glaub mir. Wäre deine Großmutter jetzt hier, würde sie ihre Augenbrauen hochziehen und dir die verrücktesten Geschichten erzählen. Damals war ich noch grün hinter den Ohren und ein Naseweiß, heute sehe ich die Dinge klarer.«

Feixend schiele ich zu ihm auf und tippe auf seine Harry-Potter-Brille mit den Monstergläsern. Mein Großvater lacht aus voller Kehle, als er versteht, was ich ihm sagen will.

»Okay, Punkt für dich. Meine Augen haben mich mit den Jahren etwas im Stich gelassen, aber das meinte ich nicht, Nut. Ich sehe hiermit klarer.« Er nimmt unsere ineinander verschlungenen Hände und legt sie auf seine Brust, unter der sein weises Herz schlägt.

»Ich glaube, ich verstehe, was du mir sagen willst.«

»Gut, ich habe nämlich den ganzen Morgen an meiner

Rede gearbeitet«, erwidert er glucksend. »Cameron ist noch ein Naseweiß, Nut. Aber vielleicht wird er eines Tages zu einem weisen Mann heranwachsen und dich glücklich machen. Du musst es nur zulassen und ihm vergeben.«

Mit geschürzten Lippen nicke ich und blinzle den Tränenschleier vor meinen Augen weg. Eine Weile sitzen wir schweigend Seite an Seite auf der Koppel. Der Wind weht uns um die Nasen und streichelt durch meine Mähne und die Fusseln auf Gramps' Kopf.

Irgendwann bricht er die Stille. »Weißt du, was das Schönste an einem Gewitterhimmel ist, Nut?«

Ich schüttle den Kopf, weil ich Gewittern bis jetzt nie etwas abgewinnen konnte. Als Kind hatte ich Angst vor ihnen, und irgendwann ließ diese Angst zwar nach, aber Freunde wurden wir deshalb nicht.

»Der Moment, in dem die Wolken aufbrechen und die Sonne wieder rauskommt. Glaub mir, dieser Anblick ist unvergleichlich.«

»Ich muss immer an Grandma denken, wenn ich in den Himmel sehe«, flüstere ich, und in dieser Sekunde ist meine Sehnsucht noch stärker als sonst. Ich will zwischen diesen beiden Menschen sitzen und wieder Kind sein dürfen.

»Das muss ich auch.«

»Ich vermisse sie so sehr, dass es mich manchmal zerreißt. Wie schaffst du das nur?« Ich wische mit dem Ärmel meiner Jacke über meine Wangen und meine Nase. Dann beobachte ich meinen Großvater, der mit einem sanften Lächeln in die dunklen Wolken sieht. »Weißt du … erst wenn man jemanden verloren hat, weiß man einen schönen Himmel richtig zu lesen.« Sofort muss ich an einen Moment zurückdenken, der mir ein Lächeln ins Gesicht zaubert. Ich war mit Sky und Carter auf einem Konzert von Crashing December, und die Band hat einen neuen Song gespielt, den Carter für meine beste Freundin geschrieben hatte, als er jobbedingt in London war. Er stand auf der Bühne wie ein Rockstar und hat etwas gesagt, das mich verdammt tief berührt hat.

Mit den richtigen Menschen an deiner Seite kann jeder Himmel schön sein. Ein strahlend blauer. Ein wolkenverhangener. Ein Gewitterhimmel. Jeder.

Wie recht Carter doch hatte. Denn als ich jetzt in den Himmel sehe, erkenne ich die Schönheit in den dunklen Wolken. Weil Gramps an meiner Seite ist und Grandma dort oben auf uns wartet.

»Du liest also einfach den Himmel, wenn du sie vermisst?«, frage ich staunend und versuche es ebenfalls.

»Jap.«

»Und was bedeutet dieser Brei da oben gerade? Dass Grandma mächtig wütend auf mich ist, weil ich mich weigere, mit Cameron zu sprechen?« Augenverdrehend sehe ich meinen Großvater an, der bedacht den Kopf schüttelt.

»Sie ist nicht wütend auf dich, das konnte sie doch nie sein. Ich denke, meine Ellie will dir nur einen Schubs in die richtige Richtung geben.«

Und diese Richtung endet in Camerons Armen. Ich spüre es, weiß es tief in mir wie eine unumstößliche Wahrheit. Aber mein Stolz ist verdammt stark, und ich schätze, den habe ich von meiner Grandma geerbt.

»Danke, Gramps. Ich hab dich furchtbar lieb.«

»Ich dich auch, Nut.« Er drückt mir einen – etwas zu feuchten – Kuss auf die Stirn, und als er sich von mir löst, grinst er plötzlich wie ein kleines Kind und wackelt dabei irre komisch mit den buschigen Brauen.

»Was ist?«, hake ich misstrauisch nach. Er deutet mit dem Kopf Richtung Himmel, woraufhin ich den Blick von ihm abwende und stattdessen in die Wolken sehe. Mein Herz quillt vor Liebe über. Die ersten Wolken brechen auf und geben den Blick auf die Schönheit dahinter frei. Goldene Flecken mischen sich unter die dunklen, und die ersten Strahlen treffen auf die Koppel und küssen unsere Gesichter.

In diesem Moment spüre ich sie mehr denn je. Grandmas Präsenz. Sie ist hier. Und sie hat jedes unserer Worte verstanden. Mit einem breiten Lächeln im Gesicht sehe ich dabei zu, wie der Himmel immer weiter aufbricht und die schönsten Farben zaubert, zu denen die Natur in der Lage ist. Gramps hatte recht. Der Moment, wenn ein Gewitterhimmel aufbricht, ist unvergleichlich.

30

Hazel

Ich dachte, dieser Tag würde die Hölle auf Erden für mich werden. Ich war sicher, ich käme morgens nicht aus dem Bett, würde nach ein paar Stunden in Resignation verfallen und einfach liegen bleiben, bis der Tag endlich vorbei ist.

Aber die Realität sieht anders aus. Heute ist Masons erster Todestag, und auch wenn der Gedanke daran, dass zwölf Monate ohne ihn auf dieser Erde vergangen sind, unfassbar schmerzt, habe ich es heute Morgen aus dem Bett geschafft. Ich war sogar laufen, habe mich um die Tiere gekümmert und anschließend mit Gramps gefrühstückt. Wir haben in Erinnerungen geschwelgt und fröhliche Musik dabei gehört. Es war … irgendwie schön. So als säße Mason mit uns am Tisch und würde sich köstlich über die Witze meines Großvaters amüsieren.

Nach dem Frühstück habe ich mich auf den morgigen Abendkurs vorbereitet und war anschließend mit Jamie und Sky im Flowerpower. Wir haben uns die Bäuche mit Masons Lieblingsdonuts vollgeschlagen, bis wir Schmerzen hatten und alle jammernd am Tisch saßen. Jetzt ist es bereits früher Abend, Sky ist wieder bei Carter und Jamie zu Hause bei unserer Mutter. Und ich steuere den letzten Punkt auf meiner heutigen Agenda an. Unseren Lieblingsplatz.

In meiner Handtasche befindet sich Masons Brief, den ich bis jetzt noch nicht gelesen habe, weil ich auf den richtigen Moment warten wollte. Den richtigen Moment gibt es dafür sicher nicht, aber die Vorstellung, den Brief heute zu öffnen und zu lesen, fühlt sich irgendwie gut an. Der Umschlag wiegt nur wenige Gramm, aber dennoch verdoppelt er das Gewicht meiner Handtasche, während ich die Erhöhung besteige und die klare Luft außerhalb der Stadt inhaliere.

Die Sonne steht bereits recht tief am Himmel und taucht alles in ein warmes, luxuriöses Gold. Sobald ich dem Platz näher komme, an dem ich Mason zum ersten Mal geküsst habe, werde ich nervös. Meine Nervosität schlägt innerhalb eines Windzugs in Überraschung um, denn an unserem Platz sitzt bereits jemand. Ich muss sein Gesicht nicht sehen, um Cameron zu erkennen. Seine wilden dunkelbraunen Haare verraten ihn, ohne dass er sich zu mir umdrehen muss. Er sitzt an derselben Stelle, an der wir gesessen haben, als ich ihm diesen Platz hier zeigte. Es kommt mir vor, als wäre dieser Abend eine Ewigkeit her. Seitdem ist so vieles passiert. Gutes sowie Schlechtes. Aber den Abend mit ihm im Flowerpower werde ich trotz allem für immer als etwas Gutes in Erinnerung behalten.

Meine Schritte werden etwas langsamer, und kurz überlege ich, ob ich gehen sollte, immerhin ist dieser Tag auch für ihn eine Herausforderung. Aber ich sehe das hier als Zeichen an. Als Zeichen von Gott, der dafür gesorgt hat, dass sich unsere Wege heute genau hier kreuzen. Oder vielleicht war es auch Grandma. *Ganz sicher war es Grandma.*

Also nehme ich meinen Mut zusammen und setze mich neben ihn. Cameron erschrickt nicht einmal, obwohl er mich nicht hören konnte. *Vielleicht konnte er deine Anwesenheit spüren, Nut.*

Wir sitzen mit einem guten Meter Abstand zueinander auf dem staubigen, unebenen Boden. Unsere Blicke treffen sich, und als ich seine geröteten Augen sehe, würde ich ihn am liebsten in den Arm nehmen und nie wieder loslassen. Vor ihm steht der Karton von der Army mit Masons Sachen, der noch immer ein Ziehen in meiner Magengegend auslöst.

»Ich hatte gehofft, dich hier zu sehen«, begrüßt Cameron mich, und ich versuche, nicht wie eine Idiotin zu grinsen, weil seine Gebärden so verdammt flüssig und nahezu perfekt sind. Ich weiß, dass ich eine gute Lehrerin war, aber in so kurzer Zeit hat noch nie jemand so viel gelernt wie Cameron.

»Wie geht es dir?«, frage ich ihn und deute auf die Kiste mit Masons Sachen. Meine Kehle zieht sich zusammen, weil ich weiß, dass seine Uniform da drin liegt, aber ich bekomme dennoch Luft.

»Jetzt besser«, antwortet Cameron und lächelt mich schief an. Herrgott, ist er in den letzten Wochen noch schöner geworden? Seine grauen Augen wirken trotz der Rötung intensiver, seine dichten Wimpern komplettieren das Bild. Er hat seinen Bart wieder getrimmt, und seine schönen Lippen stehen leicht offen. Ich vermisse seine Küsse mehr, als ich zugeben will.

»Mir auch«, flüstere ich. »Ich bin jetzt bereit, mit dir zu reden.« Als ich herkam, habe ich damit nicht gerechnet, aber ich vertraue dem Schicksal und Grandma, die über uns wacht und die Fäden zieht. Sie weiß, was das Richtige für mich ist, das wusste sie immer.

Cameron fährt sich mit der Hand über das Gesicht, und dabei sehe ich, wie stark seine Finger zittern. Anschließend holt er sein Handy heraus.

Cameron: Du musst mir glauben, dass ich keine Ahnung hatte, wer du bist, als ich dich zum ersten Mal gesehen habe. Masons Einheit hatte diese Regel aufgestellt: Der Schmerz bleibt im Krieg, und die Liebe bleibt zu Hause. Ich habe die Regel anfangs nicht verstanden, weil es mir immer geholfen hat, über meine Mom und Andrew zu sprechen, aber die Jungs haben es anders gesehen. Sie wollten nicht täglich daran erinnert werden, was sie vielleicht verlieren könnten, um unserem Land zu dienen. Und sie wollten ihr Zuhause und ihre Familien nicht mit der Last des Krieges zuschütten.

Hazel: Ich weiß, ich kenne die Abmachung. Mason hat mir nie viel über die Zeit im Einsatz erzählt. Er hat vage Andeutungen gemacht, aber mehr nicht. Immer, wenn ich ihn fragte, was er erlebt hat, hat er das Thema gewechselt. Auf der einen Seite konnte ich es verstehen, auf der anderen hat es mich wahnsinnig gemacht, weil ich das Gefühl hatte, nicht mehr an ihn heranzukommen.

Meine Finger fliegen über die digitale Tastatur, ich kann gar nicht mehr aufhören, zu schreiben. Es gibt so vieles, das wir uns noch sagen müssen. So viele Fragen.

Hazel: Wieso hast du plötzlich dein Studium geschmissen und dich dafür entschieden, zur Army zu gehen? Wusstest du, dass Mason im Einsatz war?

Cameron nickt, während er mir antwortet. Und ich beobachte jede seiner Regungen. Jedes Muskelspiel seiner durchtrainierten Unterarme, die gefühlt noch schöner geworden sind.

Cameron: Er hatte ein Foto von seiner Vereidigung auf Facebook gepostet. Und vermutlich erklärst du mich für verrückt, weil es vollkommen kopflos ist, aber von da an wusste ich, dass ich ebenfalls zur Army will. Ich habe mein Studium geliebt, genau wie die Kunst, aber da war etwas in mir – eine Kraft, die das durchziehen wollte. Eine Kraft, die daran glaubte, dass ich so vielleicht die Möglichkeit habe, meinem Bruder näher zu sein. Meine Mutter war kein Fan von der Idee, aber sie hat mir nie Steine in den Weg gelegt. Und so habe ich die Grundausbildung angefangen, ohne zu wissen, wohin es mich bringen würde. Mehrere Jahre sind vergangen, in denen ich nur im Base Camp in Austin arbeitete, aber dann kam der Einzug nach Afghanistan. Meine Mutter ist fast umgekommen vor Sorge, und Andrew wollte sich am liebsten an meinen Arsch ketten, damit ich nicht gehe.

Hazel: Aber du musstest gehen.

Cameron: Ja.

Hazel: Ich glaube, ich verstehe es. Und ich halte dich auch nicht für verrückt, Cameron. Ehrlich gesagt glaube ich daran, dass Dinge aus einem bestimmten Grund passieren. War es Zufall, dass ihr zum selben Standort geschickt wurdet?

Cameron: Nein. Ich hatte einen ziemlich guten Draht zum Leiter des Base Camp. Er hat für mich nach Mason gesucht, und mit ein bisschen Überredungskunst wurde ich schließlich in

seinem Lager stationiert. Auf einmal war er da, wie eine verdammte Fata Morgana. Ich konnte nicht glauben, dass er tatsächlich vor mir stand, nachdem ich so oft kurz davor gewesen war, ihm auf Facebook zu schreiben. Als mein Vater uns verlassen hat, kam er mich einmal mit Mason besuchen. Er hat mir gesagt, dass das Baby (Mason war damals kaum ein Jahr alt) mein kleiner Bruder sei, und ich war sofort Feuer und Flamme für diesen Gedanken. Natürlich konnte ich mit ihm nicht viel anfangen, weil er ein Baby war, aber ich habe ihn sofort ins Herz geschlossen. Nach diesem Tag habe ich ihn und meinen Vater nie wieder gesehen.
Als ich Mason zum ersten Mal gegenübertrat, nach all den Jahren, und den Namen auf seiner Uniform las, fühlte ich mich wie vom Blitz getroffen. Wir haben uns sofort gut verstanden, er war irre komisch und hatte in jeder Situation einen auflockernden Spruch auf Lager.

Meine Augen füllen sich mit Tränen, weil ich Mason so lebhaft vor mir sehen kann, als stünde er hier neben uns. Dieses Lachen von ihm habe ich lange nicht gehört, aber ich erinnere mich an alles davon. Vor allem an das Gefühl, das es in mir ausgelöst hat. Und als ich zu Cameron schiele und er mir ein Lächeln schenkt, ist es so anders als Masons, aber es löst dasselbe Kribbeln und Glück in mir aus.

Hazel: Hast du ihm gesagt, wieso du versetzt wurdest? Dass du sein Bruder bist?

In Camerons Miene flackert Enttäuschung auf, die so greifbar ist, dass ich sie nahezu auf meiner Haut fühlen kann. Seine Antwort kenne ich bereits, ohne dass er sie aufschreiben muss.

Cameron: So oft stand ich vor seinem Zelt und wollte mich erklären, wollte ihm sagen, wer ich bin. Aber ich war zu feige, schätze ich. Da war die Angst, dass er gar nichts mit mir zu tun haben will, immerhin wusste ich ja nicht mal, ob er etwas von meiner Existenz weiß. Also habe ich geschwiegen und so getan, als wären wir normale Kameraden, die nur der Job verbindet. Aber wir haben uns so gut verstanden, wir waren vollkommen auf einer Wellenlänge. Und irgendwann war er der Anker, den ich brauchte, um nicht unterzugehen, bei all dem Leid, das wir erfahren haben und sehen mussten.

Hazel: Ich bin mir sicher, dass du auch sein Anker warst, Cameron.

Meine Hand rutscht zwischen uns, und als sich unsere Fingerspitzen berühren, fließt so viel Liebe in meinen Körper, dass ich nicht weiß, ob da genug Platz in meinem Herzen ist, um sie zu speichern.

> *Cameron: Haben euch die Leute vom Base Camp erzählt, was ihm passiert ist?*
>
> *Hazel: Sehr schwammig. Sie haben gesagt, dass es einen Anschlag gegeben hat und dass einige Männer diesen Anschlag nicht überlebt haben.*
>
> *Cameron: Sie haben unsere Militärtrucks mit C 4 geschmückt. Ich erinnere mich nicht mehr genau daran, warum Mason zu einem der Trucks gehen wollte, vermutlich um eine Lieferung abzuladen. Ich war in seiner Nähe, und ich hatte schon den ganzen Tag kein gutes Gefühl, aber ich konnte auch nicht sagen, woher dieses Gefühl kam oder was ich befürchtet habe. Noch bevor Mason den Wagen erreicht hatte, ging die Ladung hoch.*

Cameron macht eine Pause, die ich dafür nutze, um seine Nachricht zu lesen. Und jedes Wort schmerzt so sehr, dass ich am liebsten kein weiteres lesen würde. Kein weiteres Detail über Masons Tod. Aber ich weiß, dass ich die Antworten brauche, um nach vorn blicken zu können. Ich rutsche etwas dichter an Cameron heran.

Cameron: Neben Mason kamen sechs andere Menschen ums Leben, weil sie zu nah an den Trucks saßen. Sie haben einfach zusammengesessen und geredet, als es passiert ist. Ich erinnere mich sogar daran, dass Bryan einen dummen Witz gerissen hat, über den sie lachen mussten. Dann ging alles so schnell. Ich weiß nicht mehr, wo ich stand, aber auf einmal fühlte ich mich, als hätte man mich unter Wasser gedrückt.

Hazel: Die Explosion hat dir dein Gehör genommen?

Cameron: Ja, und die Narbe habe ich auch der Explosion zu verdanken.

Er zieht sein Shirt am Ärmel hoch, sodass ich die lange Narbe noch einmal aus nächster Nähe sehen kann.

Cameron: Ein Teil, der sich vom Truck gelöst hatte, wurde in meine Richtung geschleudert. Vier der Männer hatten schwere Verletzungen, waren aber noch bei Bewusstsein, als unsere Sanitäter sie ins Lager gebracht haben.

Hazel: Und Mason?

Cameron: Mason gehörte zu den anderen drei Männern. Für sie konnten wir nichts mehr tun.

Ein Schluchzen dringt aus meiner Kehle, und ehe ich mich's versehe, habe ich mich in Camerons Arme geworfen. Ich kralle mich in sein Shirt, presse mich an ihn und vergrabe mein Gesicht an seiner Brust. Die Schluchzer schütteln mich heftig durch, weil ich jetzt endlich die Wahrheit kenne. Ich weiß, wie es passiert ist. Ich weiß, dass Mason nicht lange leiden musste. Und dass Cameron in seiner Nähe war, als es passiert ist. Irgendwie spendet mir dieser Gedanke Trost, auch wenn die Welt so ungerecht ist und Menschen Kriege führen, anstatt in Frieden zu leben. Trotz all des Schreckens gibt es Menschen wie Cameron, die mir Hoffnung schenken. Zu wissen, dass Mason nicht allein war, nimmt mir einen kleinen Teil dieser Schmerzen, auch wenn sie nie ganz verschwinden werden.

Cameron umarmt mich, so fest er kann, kesselt mich mit seinen wunderschönen Armen ein und legt sein Kinn auf meinem Kopf ab. So sitzen wir hier, eng umschlungen, und trauern um einen Mann, der zu gut für diese Welt war. Die Zeit um uns herum steht still, und ich wünschte, ich könnte für immer hier mit Cameron sitzen und über Mason sprechen.

Nach einer Ewigkeit habe ich mich schließlich beruhigt und hole den Brief aus meiner Handtasche. »Hast du auch einen Brief von ihm bekommen?«, frage ich ihn und halte den Umschlag in die Höhe.

Cameron nickt. »Aber ich habe meinen noch nicht gelesen.«

»Ich meinen auch nicht«, wispere ich und fahre mit dem Finger über den Rand des Umschlags. »Heute will ich das ändern, aber ich habe Angst.«

»Es ist okay, Angst zu haben, Hazel«, versichert Cameron mir, und unweigerlich muss ich an Gramps und seine Worte denken. Er sagte, dass aus Cameron eines Tages ein weiser Mann werden könnte. Ich glaube, diese Weisheit steckt längst in ihm.

»Würdest du mir einen Gefallen tun?« Ich wedle mit dem Umschlag und lege ihn anschließend auf seinen Schoß. Mit gerunzelter Stirn sieht er ihn an.

»Ich soll ihn lesen?«, fragt er voller Unglauben.

Ich nicke. »Bitte. Ich will, dass du ihn zuerst liest.«

Es dauert noch einen Moment, in dem Cameron abzuwägen scheint, ob er mir diesen Wunsch wirklich erfüllen soll, immerhin enthält der Brief ein Stück von Masons Herz, das er mir hinterlassen hat.

Ich lege meine Hand auf seine und drücke sie. »Ich will es wirklich.«

Schließlich öffnet er den Umschlag und holt das Papier heraus. Er faltet den Brief auseinander, fährt mit dem Daumen über die Schrift seines Bruders und ringt sichtlich um Fassung.

Und dann macht Cameron etwas, das ich niemals zu träumen gewagt hätte. Er öffnet seine wunderschönen Lippen, er atmet rasselnd ein. Dann dringen die ersten Worte aus seinem Mund, die er bewusst in meiner Gegenwart ausspricht. Cameron liest mir Masons Brief laut vor.

Ich bin mir sicher, dass Grandma das wusste, als sie mich heute hergeschickt hat.

31

Hazel

»H-Haze«, beginnt Cameron zu lesen, und ich schlage mir die Hand vor den Mund, weil ich nicht glauben kann, dass das gerade wirklich passiert. Jemand muss mich kneifen, damit ich mir sicher sein kann, nicht zu träumen. Aber niemand ist da, um es zu tun. Und so betrachte ich Cameron von der Seite, das Blatt Papier in seiner zitternden Hand, und höre seine etwas unbeholfene, eingerostete Stimme.

»Auf der einen Seite wünschte ich, d-du müsstest diesen Brief n-niemals lesen.« Cameron gerät leicht ins Stottern, seine Stimme klingt unsicher und brüchig, und dennoch ist es die schönste Stimme, die ich je hören durfte. Weil ich weiß, wie viel Überwindung es ihn kostet, mit mir zu sprechen. Mir laut vorzulesen, was sein Bruder mir noch zu sagen hatte, bevor er starb.

Die Tränen haben sich längst wieder durchgesetzt und rinnen ungehindert über meine Wangen. All die Empfindungen überrollen mich, aber auf eine gute Art und Weise.

»W-weil es bedeutet, dass mir etwas zugestoßen ist. Aber

a-auf der a-anderen Seite wünsche ich mir, dass du i-ihn liest, w-weil ich dir noch so vieles sagen muss.« Cameron spricht die Worte holprig aus und macht zwischen manchen Silben größere Pausen, aber es ist genau richtig so. Unsicher schießt sein Blick zu mir, und als er meine Tränen sieht, erstarrt er.

»B-Bist du sicher, dass ich w-weiterlesen soll?«, fragt er mich laut, und ich nicke atemlos. Am liebsten würde ich ihn anflehen, niemals damit aufzuhören. Er soll niemals aufhören, mir seine Stimme zu zeigen. Schluckend widmet er sich wieder Masons Brief.

»Ich w-weiß, dass es unfair von mir w-war, in einem Brief mit dir Schluss zu machen. Und dass du etwas v-viel Besseres verdient hast. Glaub mir, Baby, wenn ich könnte, w-würde ich zu dir kommen und diesen Brief zerreißen, um dir all die Worte ins Gesicht zu sagen. Ich w-würde dich küssen und nie mehr loslassen, weil du meine große Liebe bist.«

Mein Herz füllt sich mit jedem Wort, das Masons Seele entsprang und über Camerons Lippen kommt, stärker mit Liebe und Trauer zugleich.

»Alles, was ich in dem B-Brief geschrieben habe, war mein E-Ernst. Ich bin nicht mehr derselbe Mann wie damals. Und ich möchte, dass du m-mich so in Erinnerung behältst, wie du mich lieben gelernt hast. S-Solltest du diesen Brief l-lesen, heißt es, dass ich nicht mehr da bin. Und das ist v-verdammt scheiße.«

Cameron entflieht ein unsicheres Lachen, genau wie mir. Ich hänge regelrecht an seinen Lippen und will nie wieder etwas anderes als seine Stimme hören, die von Zeile zu Zeile gefestigter wirkt. Seine Stimmfarbe ist dunkel und beschert mir eine heftige Gänsehaut.

»Aber du sollst w-wissen, dass ich dich immer lieben werde und dass es mir gut gehen wird, wohin auch immer ich verschwinden werde. V-vielleicht besuche ich deine Grandma, und wir erzählen uns unsere liebsten H-Hazel-Geschichten.«

Als Cameron zum zweiten Mal meinen Namen ausspricht, explodiert mein Herz in tausend Farben. Einige davon sind düster und erdrückend, andere so bunt und schön wie der Abendhimmel, den Grandma nur für uns gezaubert hat.

»Ich w-wünschte, ich hätte dich nicht ausgeschlossen. Aber im M-Moment gibt es für mich keinen anderen Weg als diesen. Und weißt du, was das Verrückteste ist? A-auch wenn ich hier drüben meinen V-Verstand fast verloren habe, habe ich etwas anderes gewonnen. Vermutlich wirst du jetzt glauben, dass ich s-spinne, aber es ist wahr: Ich habe hier drüben meinen Bruder getroffen.«

Camerons Stimme bricht ab, und ich sehe, wie ihm die Farbe aus dem Gesicht weicht. Umgehend krabble ich auf seinen Schoß, nehme sein Gesicht in meine Hände und zwinge ihn, mich anzusehen. Purer Unglaube dominiert seinen Blick.

»E-er wusste es?«, fragt er mich, und ich zerspringe vor Glück, weil er nicht aufhört, mit mir zu sprechen. Weil ich mich in alles an ihm verliebe, Hals über Kopf. Sobald er sich gesammelt hat, liest er weiter.

»Ja, ich habe einen B-Bruder, Haze. Er w-weiß nicht, wer

ich b-bin, aber ich w-weiß, wer er ist. Und du würdest ihn lieben, das v-verspreche ich dir. Er ist gut-mütig, er ist witzig, und ich g-glaube, du w-würdest auf seine grauen A-Augen abfahren.«

Wieder entflieht mir ein Lachen, das sich mit Tränen mischt. Auch Cameron laufen die Tränen über das Gesicht, und ich würde am liebsten den Kopf in den Nacken legen und in die Wolken zu Mason schreien, dass er recht hat. Mit allem, was er sagt. Cameron ist gütig, er ist witzig, und seine Augen sind ein Traum aus Grau.

»Solltest du diesen B-Brief lesen, dann h-heißt es, dass er mein Paket bekommen hat. I-ich habe es ihm h-hinterlassen, damit er dir den Brief geben kann. Du solltest ihn kennenlernen. Sein Name ist C-Cameron.«

Während er weiterliest und sich voller Tränen durch die Zeilen kämpft, streichle ich ihm durch das dichte braunschwarze Haar. Ich versuche, ihn zu beruhigen und ihm beizustehen.

»Ich k-komme jetzt zum Ende meines Briefes, H-Haze. Eigentlich gibt es auch nur noch e-eine Sache, die ich dir sagen will: Du warst die Liebe meines L-Lebens. Und immer w-wenn ich n-nachts in die Sterne gesehen habe, warst du da. Hier bei mir. Danke, dass du mein Leben mit deinem Sein bereichert hast.«

Camerons Unterlippe bebt genau wie meine. Wir beide gehen gerade durch einen Sturm an Emotionen, aber wir sind zusammen, und deshalb schaffen wir es.

»Ich l-liebe dich, H-Hazel.« Das sind die letzten Worte, die Mason an mich geschrieben hat. Sie aus Camerons Mund zu hören, fühlt sich so richtig an. Er lässt den Brief neben sich sinken und sieht mich an. Seine umwerfenden Augen tränengeflutet, sein Blick dennoch so klar und entschlossen.

»Ich liebe dich, Hazel«, wiederholt er diesen Satz, ohne zu stottern, aber dieses Mal weiß ich, dass es seine Worte sind und nicht die seines Bruders. Sie lieben mich beide. Und ich liebe sie beide. Ich ersetze Mason nicht, wenn ich Cameron liebe. Niemand kann ihn ersetzen, und das will ich auch gar nicht.

Mein ganzer Körper kribbelt, als würden Ameisen über meine Haut tanzen, und in meinem Bauch findet eine Party mit Schmetterlingsgästen statt. Ich schlinge meine Arme um Camerons Nacken, klammere mich an ihn, als wäre er mein Anker, und küsse ihn. Er erwidert diesen Kuss mit einer Leidenschaft und Reinheit, bei der ich zu Wachs werde.

»Ich liebe dich auch«, wispere ich dicht an seinen Lippen, wohl wissend, dass er mich nicht hören kann. Als wir uns voneinander lösen und ich Cameron ansehe, sieht er aus, als wäre er in den letzten Minuten fünf Jahre jünger geworden. Die Schatten unter seinen Augen wirken blasser, und die Falten sind von seiner Stirn verschwunden.

»Er w-wusste, w-wer ich bin«, flüstert er mit dieser sexy Stimme, die mich in jedem Winkel meines Herzens berührt.

»Er wusste es«, bejahe ich. »Wieso hast du dich dafür entschieden, mir den Brief vorzulesen?«, frage ich ihn mit rasendem Puls.

»I-ich …« Er ringt um die richtigen Worte. »Mason stand direkt vor m-mir, und ich habe ihm nicht gesagt, was ich ihm so d-dringend sagen musste. Weil ich zu feige war. Der

G-Grund, wieso ich nach meiner Rückkehr nie gesprochen habe, war er. Weil es sich f-falsch angefühlt hätte, zu sprechen, wenn er mich nicht h-hören kann.« Seine Worte ergeben so viel Sinn, dass ich jedes davon nachvollziehen kann. Er hat sich geschämt, als er zurückkam. Er dachte, er wäre feige, aber das stimmt nicht.

»Was hat sich seitdem verändert?« Ich fahre mit meinen Fingern über seine Wangen, gleite mit den Händen in seinen Nacken und rutsche näher an ihn heran.

»D-du bist jetzt da«, sagt er brüchig und räuspert sich, als hätte er gespürt, dass nur ein Flüstern über seine Lippen kam. »Du bist jetzt da, und ich w-will nicht denselben Fehler wieder machen. Ich w-will dir sagen, dass ich dich l-liebe, bevor es zu spät ist.«

Noch mehr Tränen lösen sich von meinen Wimpern, die Cameron jetzt mit seinen Fingern fortwischt.

»Mason hatte recht«, gebärde ich. »Er wusste, dass ich dich lieben würde, wenn ich dich kennenlerne.«

»Und was ist mit meinen Augen?«, fragt er und wackelt anzüglich mit den Brauen. »Fährst du auf sie ab?« Mein Herz hüpft, und ich grinse breiter denn je.

Ich grabe meine Schneidezähne in meine Unterlippe und nicke. Auf einmal hat sich die Stimmung zwischen uns verändert, und ein Prickeln bahnt sich in dem Schmetterlingsschwarm in meinem Bauch an. Cameron zieht mich noch etwas fester auf seinen Schoß. Seinen Körper so nah an meinem zu spüren, fühlt sich wie Schicksal an.

»Ich fahre total auf sie ab«, bestätige ich Masons Aussage. Und dann küsst Cameron mich. Seine Lippen erkunden meine, seine Zunge tanzt mit meiner. Seine Hände gleiten unter meiner dünnen Jacke auf meinen Rücken und halten mich fest. Ich jage meine Nägel in seinen Nacken und biege mich ihm noch dichter entgegen. Jeder Zentimeter zwischen unseren Körpern wird mit Liebe gefüllt. Ich kann immer noch nicht glauben, dass er für mich sein Schweigen gebrochen hat. Dass seine Gefühle für mich stärker sind als die Schuld, die ihn ein Jahr lang geplagt hat. Wir haben beide so vieles verloren, aber gerade … *gerade gewinnen wir.*

Sein warmer Atem streichelt meine Lippen, während ich jede Sekunde dieses Wahnsinnskusses aufsauge und nie wieder loslasse. Als Cameron sich keuchend von mir löst, glühen meine Wangen sicher wie überreife Tomaten.

»Sag mir noch mal, dass du mich liebst«, bitte ich ihn.

Und er sagt es.

Mindestens fünf Mal.

»Ich liebe dich, H-Hazel.«

»Deine Stimme ist verdammt sexy«, sage ich ihm, und das nahezu schüchterne Lächeln, das ich ihm damit entlocke, macht meine Obsession für diesen Mann nicht unbedingt kleiner.

»Sag mir noch mal, dass meine Stimme sexy ist«, raunt er, und verflucht, ich weiß nicht mehr, wo mir der Kopf steht. Dieses dunkle Timbre treibt mich in den Wahnsinn.

»Deine«, sage ich tonlos. »Stimme.« Ich beuge mich vor und küsse seinen Mundwinkel. »Ist verflucht sexy.«

Knurrend intensiviert er meinen unschuldigen Kuss, und so sitzen wir hier und können nicht voneinander lassen. Das Licht wird immer dunkler, tanzt von Gold zu Blau. Als ich irgendwann von seinem Schoß gleite und mit Cameron auf die Stadt zu unseren Füßen hinabblicke, fliegen die Autos wieder wie Glühwürmchen durch die Straßen.

»Würdest du m-mir einen G-Gefallen tun?«, fragt Cameron und bricht die Stille. Ich frage mich, ob ich mich je daran gewöhnen werde, seine Stimme zu hören. Hoffentlich nicht. Es soll für immer so besonders bleiben.

»Jeden.«

Er zieht die Kiste mit Masons Sachen zwischen uns. »Seine E-Eltern sollten seine S-Sachen haben. A-außerdem hat er auch i-ihnen einen Brief geschrieben. Aber ich schaffe es noch nicht, meinem V-Vater gegenüberzutreten. Ich h-habe es versucht.«

»Ich bringe ihnen die Sachen«, versichere ich ihm und lehne mich an seine Schulter. Unsere Hände finden einander, als wären sie Magneten, genau wie unsere Münder, die gar nicht genug von diesen Küssen bekommen.

Ab jetzt werde ich diesen Fleck für immer mit Mason und Cameron in Verbindung bringen … und es fühlt sich genau richtig an. Weil aus meinem Lieblingsplatz soeben ein Herzensort geworden ist.

Epilog

Hazel

Jeder kennt ihn. Den Moment, der das ganze Leben schlagartig verändert. Vor einem Jahr hätte ich mehr als ein Dutzend dieser Momente wie aus der Pistole geschossen aufzählen können, weil ich von so viel Schwärze umgeben war. Weil mein Blick getrübt war von Verlusten, Schmerzen und Sehnsüchten, die mich kleingehalten haben.

Erst habe ich meine Großmutter verloren, dann wurde mein Gramps krank. Mason hat mich verlassen, und dann kam die Nachricht über seinen Tod. Doch was ich in all diesen dunklen Tagen und Nächten vergessen habe, ist Folgendes: Es gibt nicht nur dunkle Momente, die dein Leben schlagartig und über Nacht verändern können. Es gibt auch Lichtmomente, die auf einmal da sind und alles auf den Kopf stellen. Die dir den Weg durch die Dunkelheit erleichtern, bis die Schwärze auf einmal bunter und das Atmen wieder leichter wird.

Meine Begegnung mit Cameron war einer dieser Lichtmomente.

Jamie ist pures Licht.

Gramps strahlt heller als die Sonne.

Und meine beste Freundin Sky schafft es wie keine Zweite, mich zum Lachen zu bringen.

Ich habe die guten Seiten des Lebens nie verloren, ich hatte sie nur für einen gewissen Zeitraum vergessen.

Mein Herz schäumt vor Liebe über, als ich an diesem heißen Julitag den Stall betrete und Cameron bei der Arbeit sehe. Er hilft seit einigen Wochen bei uns auf der Farm aus, jedes Mal, wenn sein Studium es zulässt. Er hat nach Masons erstem Todestag entschieden, wieder an die Uni zu gehen, was bedeutet, dass wir nicht nur unsere Nächte zusammen verbringen, sondern auch jede freie Minute auf dem Campus. Ich liebe es, nach meinen Kursen auf ihn zu warten und von ihm ins Wohnheim begleitet zu werden.

Cameron ist gerade dabei, die Wasser- und Futtertröge aufzufüllen, als er mich entdeckt. Augenblicklich bedenkt er mich mit dem wohl schönsten Lachen, das ein Mensch erschaffen kann. Er trägt lediglich seine tief auf den Hüften sitzenden, ausgewaschenen Bluejeans und seine braunen Boots, sonst nichts. Und dieser Anblick macht es mir schwer, den Teller in meiner linken Hand nicht fallen zu lassen. Mit der rechten halte ich eine braune Papiertüte, die ich jetzt neben dem Regal an der Wand abstelle.

»Kürbis-Birnen-Kuchen im Hochsommer?«, fragt er mich schmunzelnd und mit leichtem Argwohn in der Mimik. »Ist das nicht die falsche Jahreszeit?«

Ich präsentiere ihm den vollbeladenen Kuchenteller und

wackle mit den Brauen. »Kürbis-Birnen-Kuchen kann man jeden Tag im Jahr essen!« Ich lehne mich gegen die Stalltür, trenne mir ein Stück Kuchen ab und schiebe es in meinen Mund. Der Teig ist noch leicht gefroren, weil ich den Kuchen aus der Gefriertruhe geholt habe, und es ist perfekt so. Meine Geschmacksnerven explodieren bei diesem Kuchen jedes Mal, genau wie die von Cameron. Inzwischen wissen wir, wieso mein Kuchen genau wie der von Camerons Mutter schmeckt: weil es Richards Rezept ist und Monica nie aufgehört hat, diesen Kuchen an Thanksgiving zu backen, auch nicht, nachdem Richard die Familie verlassen hatte.

»Ich weiß noch etwas, das man jeden Tag machen kann.« Mit diesen Worten lässt Cameron von den Futtertrögen ab und kommt auf mich zu. Ich schlucke das Kuchenstück herunter, weil mein Körper all seine Energie in meinem Magen braucht. Die Schmetterlinge benötigen verdammt viel Treibstoff, so stark schlagen sie mit den Flügeln.

Durch die Arbeit auf der Farm ist Camerons Oberkörper von einer perfekten Bräune überzogen, und der leichte Schweißfilm auf seiner Brust rundet das Bild ab. Er sieht aus wie einem Cowboymagazin entsprungen, das Setting tut seinen Rest.

Sobald er bei mir ist, nimmt er mir den Kuchenteller ab, schiebt ihn blind in eines der Regalfächer neben der Tür und zieht mich mit einem Ruck an sich. Mein Körper trifft auf seinen, und ehe ich mich darauf einstellen kann, finden sich unsere Lippen. Cameron schmeckt nach Pfefferminz, nach Sommer, nach Heimat, nach … Liebe. Ich schlinge meine Arme um seinen Nacken, lasse mich in diesem leidenschaftlichen Kuss fallen und stoße ein Seufzen aus, als Cameron mich gegen die Wand des Stalls drückt. Sein Knie gleitet zwischen meine Beine, und ich bin froh, dass ich mich heute für ein luftiges Sommerkleid entschieden habe. Durch den fließenden, dünnen Stoff spüre ich mehr von ihm. Mehr von seinen Händen, die mich an der Hüfte packen, mehr von seinem Knie an meiner empfindlichen Stelle. Ich weiß nicht, wie oft wir inzwischen hier drin im Stroh Sex hatten, aber Fakt ist, dass Gramps es niemals erfahren sollte. Ich bin froh, dass unsere Tiere nicht sprechen können.

»Cameron«, murmle ich dicht an seinen Lippen und löse mich von ihm, damit er von meinen ablesen kann. »Ich wollte dir doch nur ein Stück Kuchen als Stärkung bringen.«

Er kesselt mich mit seinen starken Armen ein und verwandelt mich in einen Haufen aus Hormonen. »Und ich koste gerade davon«, erwidert er frech. Seine Zunge streichelt über meine Unterlippe, und er beißt sanft hinein. Meine Körpertemperatur steigt drastisch an. Wie heiß kann einem werden, bevor es gefährlich wird?

Wir küssen uns lange und intensiv, und ich liebe es, dass er die Finger nicht von mir lassen kann. Mit geschlossenen Augen sauge ich jede Sekunde dieses Kusses auf, und als ich etwas auf meinem Kopf spüre, muss ich lächeln. Cameron hat mir den Stetson meiner Grandma aufgesetzt. Keuchend löse ich mich von ihm, und als ich zu ihm aufblicke, flimmert die Luft um uns herum. Nicht nur wegen der Bullenhitze, die heute auf der Farm herrscht, sondern wegen des Feuers zwischen uns.

»Time-out«, flüstern wir im Chor. Inzwischen ist es für

Cameron ganz natürlich geworden, seine Stimme zu benutzen, und ich liebe es, dass er sich nicht dafür schämt, dass manche Worte etwas schräg aus seinem hübschen Mund kommen. Es ist genau richtig so.

Cameron zieht mich mit sich zu unserem selbst erbauten Bett im Stroh. Wir haben inzwischen so viele Nächte hier verbracht, dass er vor zwei Monaten ein Holzgestell für uns gezimmert hat. Zusammen mit der passenden Matratze ist dadurch der wohl schönste Ort auf der ganzen Farm entstanden.

In letzter Sekunde schnappe ich mir die Tüte mit den Alben, die ich gestern von Richard und Olivia bekommen habe. Noch ist Cameron nicht so weit, seinem Vater gegenüberzutreten, und das ist okay. Er kann sich so viel Zeit dafür nehmen, wie er braucht. Immerhin hat er zwanzig Jahre lang ohne Vater auskommen müssen.

Seit Masons erstem Todestag war ich noch ein paar Mal bei seinen Eltern. Wir haben uns nach meinem abrupten Abgang im Februar ausgesprochen, sie haben mir von der Beziehung zwischen Monica und Richard erzählt, und wir haben gemeinsam um ihren Sohn geweint. Als ich ihnen seine Uniform gebracht und ihnen die Briefe überreicht habe, sind bei uns dreien alle Dämme gebrochen. Und dennoch war dieser Nachmittag im April für uns alle mehr als heilsam und wichtig.

Cameron zieht mich zwischen seine Beine, sodass ich von seinen Oberschenkeln eingerahmt werde und mit dem Rücken gegen seine definierte Brust sinken kann.

»Was hast du da?«, fragt er mich heiser, und als sein Atem

dabei auf meine Ohrmuschel trifft, entsteht eine Gänsehaut auf meinem ganzen Körper. Ich ziehe die braune Papiertüte zwischen meine Beine und greife hinein, um die Fotoalben herauszuholen. Richard und Olivia haben sie mir mitgegeben, und auch wenn ich ein wenig Angst vor Camerons Reaktion habe, freue ich mich darauf, ihm die Bilder zu zeigen. Er hat so viel aus dem Leben seines Bruders verpasst, dass mich allein der Gedanke daran traurig macht.

»Fotoalben?«, murmelt er und legt sein Kinn auf meiner rechten Schulter ab. Weil ich mich nicht von ihm lösen will und er meine Gebärden in dieser Position nicht sehen kann, hole ich mein Handy heraus und öffne eine neue Notiz.

Dein Vater hat sie mir gegeben. Ich weiß nicht, ob du schon bereit dafür bist, aber ich würde dir gern ein paar Bilder aus Masons Leben zeigen.

Für einen Augenblick steht die Zeit still, genau wie mein Herz. Cameron ist noch lange nicht über Masons Tod hinweg – und das werden wir beide auch nie sein –, aber manchmal glaube ich, dass sein Weg der Heilung viel steiniger ist als meiner. Er hat den Brief seines Bruders immer noch nicht gelesen, auch wenn er ihn jeden Tag bei sich trägt. Weil er nichts sagt, tippe ich wieder.

Wenn du dir keine Fotos ansehen willst, verstehe ich das.

»D-doch«, sagt er leise und stockend. »Ich will wissen, was ich alles verpasst habe.«

Und so beginne ich, Cameron von Mason zu erzählen. Ich zeige ihm ein Album nach dem anderen. Darunter sind Fotos aus seiner Jugend, in der Mason ein schreckliches Faible für Baggypants hatte, Fotos aus seiner Collegezeit und Fotos von Mason und mir, nachdem wir zusammengekommen sind. Richard und Olivia haben stets darauf bestanden, die Fotos auszudrucken und einzukleben, weil sie immer Angst hatten, dass die digitalen Bilder eines Tages verloren gehen.

Cameron lacht über alte Geschichten, die ich ihm von seinem Bruder erzähle, und schnieft hin und wieder, wenn er ein Bild sieht, auf dem er gern dabei gewesen wäre.

Als wir schließlich das letzte Album erreichen – eines mit Masons Kinderfotos –, legt sich Camerons Hand auf meine und hält mich vom Umblättern ab. »Warte mal.« Cameron hebt mich mit Leichtigkeit hoch und setzt mich neben sich ab, um das Album selbst in die Hände zu nehmen.

»Was ist?«, frage ich ihn und habe einerseits Angst vor der Antwort, will auf der anderen Seite aber unbedingt wissen, was er gesehen hat.

»Hier.« Er tippt auf ein leicht verschwommenes Foto auf der linken Seite des Albums, und als ich mir das Bild genauer ansehe, ahne ich, was Cameron so aus dem Konzept gebracht hat. Es ist ein Foto von zwei Kindern, die gemeinsam im Sandkasten spielen. Mason ist auf dem Bild noch ein kleiner Knirps, der nicht mal laufen kann, und neben ihm sitzt ein Junge, der um die fünf Jahre alt sein muss.

»Das bist du, oder?«, frage ich Cameron, als er zu mir aufsieht. Er nickt und lächelt dabei schmal. »Ja. Ich wusste nicht, dass es davon ein Foto gibt.«

Ich erinnere mich an die Geschichte, die Cameron mir nach dem Konzert erzählt hat. Davon, wieso er zu zeichnen begonnen hat.

»Ich habe diese Szene als Kind gemalt. Sicher tausend Versionen davon«, sagt er zitternd.

»Geht es dir gut?« Ich lege meine Hand an seine Wange und streichle mit dem Daumen über seine weiche Haut. Seine dunkelbraunen Haare hängen ihm wild in die Stirn, einige davon verdecken seine sturmgrauen Augen, die jetzt unter Wasser stehen.

»Es geht mir gut«, versichert er mir und legt seine Hand auf meine. »Ich glaube nur, dass ich … dass ich endlich seinen Brief lesen sollte.«

In mir bricht etwas auf. Ist es Hoffnung? Erleichterung? Egal, was es ist, es fühlt sich gut an. Ich habe meinen Brief von Mason sicher schon Hunderte Male gelesen, und ich warte so lange darauf, dass Cameron seinen liest. Weil ich glaube, dass er ihn braucht, um zu heilen.

»Hast du ihn dabei?«, frage ich ihn und nehme ihm das Fotoalbum ab, um es zurück in die Tüte zu stecken. Was er jetzt braucht, sind Worte, nicht Bilder.

Cameron nickt, hebt seinen Hintern seitlich an und zieht den Umschlag aus der Tasche seiner Jeans. Der Brief hat ordentlich gelitten, weil Cameron ihn jeden Tag bei sich trägt, und als er den Umschlag schweigend anstarrt, spüre ich den inneren Kampf, den er gerade ausficht.

»Soll ich dich lieber allein lassen?«

Er schüttelt den Kopf und legt mir stattdessen den Brief in die Hand. »Was wird das?«, frage ich ihn irritiert.

»Du wolltest mich deinen Brief auch als Erstes lesen lassen. Bitte, lies ihn gemeinsam mit mir.«

Es fühlt sich falsch an, seiner Bitte nachzukommen, aber auf der anderen Seite weiß ich, dass ich ihm ohnehin keinen Wunsch ausschlagen werde. Wenn er will, dass wir den Brief gemeinsam lesen, werden wir es tun.

»Bist du dir ganz sicher?«

»Ja. Komm her.« Er drückt mir einen Kuss auf die Schläfe und klopft auf den Platz vor sich, damit ich wieder zwischen seine Beine krabble. Und sobald er mich dicht an sich gezogen hat, öffne ich den Umschlag und ziehe das Blatt Papier heraus. Ich lese so langsam und mit so viel Bedacht, dass Cameron hinter mir ebenfalls genug Zeit hat. Außerdem will ich nicht nur die Zeilen an sich lesen, sondern auch zwischen ihnen. Mehr als eine Träne findet ihren Weg über meine erhitzten Wangen, als ich Masons Abschiedsbrief lese. Ich spüre Camerons starkes Herz schlagen, so eng sitzen wir beisammen, während ich die letzte Zeile lese und kurz die Augen schließe.

»Du hattest recht, Gramps«, wispere ich, und meine Mundwinkel verziehen sich zu einem Lächeln. »Worte können verdammt heilsam sein.«

Cameron

Hey, Cam-Cam.

Ich weiß, dass du nicht so auf Briefe stehst – zumindest habe ich dich selten welche schreiben sehen –, aber das hier muss sein. Wenn du dieses Paket erhalten hast, ist irgendetwas mächtig schiefgegangen. Aber ich will nicht, dass du dir die Schuld daran gibst, hörst du? Wir kennen uns zwar erst seit wenigen Wochen, aber ich kann Menschen ziemlich schnell durchschauen. Und du gibst dir viel zu schnell die Schuld an Dingen, also: Hör auf damit! Jetzt gleich!

Wenn du das hier liest, heißt es, dass ich irgendwie meinen Frieden gefunden habe … und das ist nach den letzten Wochen auf dem Schlachtfeld vermutlich sogar ein Segen. Wir befinden uns gerade in dieser fensterlosen Unterkunft nahe unserem Stützpunkt, während unsere Kameraden alle bei ihren Familien und Freunden sind. Ehrlich gesagt habe ich dir den Grund, wieso du nicht nach Hause geflogen bist, von Anfang an nicht abgekauft. Du hast mir erzählt, dass deine Mutter gerade eh keine Zeit für dich hat und dein bester Freund in irgendeinem Surfcamp in Kalifornien ist. Vielleicht stimmt es, vielleicht hast du aber auch nur einen Vorwand gesucht, um mehr Zeit mit mir zu verbringen. :D Wer kann es dir verübeln?

Ehrlich gesagt bin ich froh, dass du geblieben bist. Keine

Ahnung, wie ich die letzten Tage sonst hätte überstehen sollen. Ich habe eben einen Brief an die Liebe meines Lebens geschrieben, in dem ich einen Schlussstrich gezogen habe, und irgendwie verfluche ich unsere selbst auferlegte Regel gerade ziemlich. Ich würde dir gern von ihr erzählen – und glaub mir, mit den Geschichten über diese Frau könnte ich ein ganzes Buch füllen. Aber ich bin mir sicher, dass du sie kennenlernen wirst, wenn du wieder zu Hause bist. Sollten wir es beide lebend hier raus schaffen, dann werde ich sie dir vorstellen. Und wenn nicht … habe ich mich gerade dafür entschieden, dir das Paket im Falle meines Ablebens zukommen zu lassen. Eigentlich bin ich nicht der sentimentale Typ, aber in den letzten Tagen hat sich etwas verändert.

Scheiße … ich weiß gar nicht, wie ich anfangen soll. Wo ich anfangen soll. Als ich dich zum ersten Mal getroffen habe, warst du einfach ein fremder Soldat für mich. Doch du wurdest zu etwas viel Größerem. Lt. McKean hat uns vor der Abreise gesagt, dass wir etwas brauchen, an das wir uns klammern können, wenn wir hier drüben sind. Eine Art Rettungsring, der uns davor bewahrt, im blutdurchtränkten Sand zu ertrinken. Er sagte, dass wir uns jemanden im Team suchen sollen, der diesen Job übernimmt. Bevor du zu uns kamst, war da keiner. Ich liebe die anderen Jungs und würde für jeden von ihnen sterben, aber das mit dir … ist anders. Und Scheiße, ich glaube auch zu wissen, wieso es so ist.

Diese Bude hier ist nicht das Four Seasons, aber immerhin haben wir hier etwas, das einer Internetverbindung am nächsten kommt. Also habe ich dich auf Facebook gesucht.

Keine Sorge, ich bin nicht in dich verknallt, und ich bin auch kein kranker Stalker, der sich das Zelt mit Bildern von dir tapeziert. Aber ich wollte etwas über dein Leben in den Staaten erfahren. Und so habe ich angefangen, deine Bilder durchzuscrollen. Dieser Andrew scheint ein echter Clown zu sein – ich mag den Kerl, obwohl ich ihn nicht kenne. Nur beim Surfen macht er eine miserable Figur.

Jedenfalls habe ich ein Bild gefunden. Ein Bild von dir und deiner Mom. Sie sieht zwar inzwischen deutlich älter aus als in meiner Erinnerung, aber ich habe sie sofort erkannt. Mein Vater hat zu Hause eine Kiste mit alten Fotoalben, die ich vor ein paar Jahren durchgesehen habe. Er weiß nichts davon, weil ich glaube, dass er nicht wollte, dass jemand diese Kiste entdeckt. Darin waren Bilder von seinem Leben vor mir. *Das Leben, bevor er mit meiner Mom zusammengekommen ist. Und da habe ich sie gesehen. Die Frau auf deinem Facebook-Profil. Vermutlich drehe ich nur heftig am Rad und bin dehydriert oder so, aber irgendwie lässt mich seitdem dieses Gefühl nicht los.*

Dieses Gefühl, dass uns vielleicht viel mehr verbindet als dieser schreckliche Ort hier. Mehr als unsere gemeinsame Obsession für die Atlanta Falcons oder geilen Kürbis-Birnen-Kuchen an Thanksgiving.

Was, wenn es sein könnte …?

Kannst du mir überhaupt folgen? Ich weiß nicht mal, ob ich meinen eigenen Gedanken folgen kann. Aber da ist etwas zwischen uns, das tiefer geht. Das mehr Verbundenheit ausstrahlt, als es die Army je schaffen könnte.

Ich weiß, dass mein Dad aus einer langjährigen Ehe kam, bevor er meine Mutter kennengelernt hat. Und diese Frau war deine Mom, Cam. Deine Mom und mein Vater … Fuck. Ich glaube, durch unsere Adern fließt Lancaster-Blut, und das fühlt sich verdammt gut an. Ich könnte jetzt einfach an deiner Zimmertür klopfen und dich darauf ansprechen, aber irgendwie habe ich noch zu große Angst davor, Gespenster zu sehen und langsam durchzudrehen. Was, wenn all das nur ein großer Zufall ist? Wenn ich die Frau auf deinen Fotos nur mit denen in meiner Erinnerung verwechsle? Wenn ich zu Hause bin, werde ich meinen Dad auf dich ansprechen.

Ich will dich so gern fragen, aber auf der anderen Seite habe ich das Gefühl, dass es gar nicht wirklich relevant ist. Weil du längst mein Bruder bist. Vielleicht bist du es biologisch, vielleicht nur im Geiste. Aber du bist es. Du hast mir in den letzten Wochen den Arsch gerettet, wenn ich vor lauter Verzweiflung nichts mehr sehen konnte. Und dafür möchte ich dir danken. Als Freund. Als Bruder. Als Einheit. Sollten wir es beide zurück in die Staaten schaffen, wirst du mich nicht mehr los, Mann. Und solltest nur du zurückkommen … hoffe ich, dass dich dieser Brief erreicht und dir irgendwie Trost spenden kann.

Wir haben hier drüben die Hölle durchquert.

Wir haben Unschuldige sterben sehen wie Fliegen.

Wir haben an einem Ort voller Polarität gelebt. Einem Ort voller Hass und Gewalt, Freundschaft und Verbundenheit. Und vor allem haben wir eins: uns gefunden.

Das klingt jetzt kitschig und vermutlich vollkommen

überzogen, aber es ist die Wahrheit. Ich wünsche mir oft, dass ich nie in die Army gegangen wäre, weil meine Beziehung diesen Krieg nicht überlebt hat, aber dann hätte ich dich nicht getroffen.

Und ich kann dir beim besten Willen nicht sagen, ob ich mich dann jemals so vollständig gefühlt hätte, wie ich mich fühle, seit du da bist.

Ich höre gerade, dass du im Nebenraum ›Yellow Submarine‹ trällerst, und Scheiße, du singst echt schräg, Bro. Aber hör damit niemals auf. Verliere nicht deine Leichtigkeit, verliere nicht deine Güte, denn sie zeichnen dich aus. Es gibt sicher noch eine Million Dinge, die ich dir gern auf diesem Weg sagen würde, aber dein Gesang ist einfach zu schlimm, und ich kann mich nicht konzentrieren. Deshalb höre ich jetzt auf und werde einfach mit einstimmen.

We all live in a yellow submarine.

Yellow submarine.

Yellow …

Du weißt schon.

Danke für alles, Cam-Cam.

Dein (Bruder) Mason.

Dass ich weine, merke ich erst, als Hazel mir die Tränen von den Wangen wischt. Sie sitzt inzwischen auf meinem Schoß und wartet darauf, dass ich den Blick von Masons Brief lasse, aber ich kann mich einfach nicht von seinen Worten lösen.

Und in diesem Augenblick durchspült mich eine so heftige Erleichterung, dass ich mich frage, wieso ich so lange mit mir gehadert habe. Ich weiß nicht, wovor ich Angst hatte und ob Angst überhaupt der Grund für mein Zögern war, aber fest steht, dass dieser Brief pure Medizin für mein verwundetes Herz ist.

Hazel streichelt weiterhin über meine Wange, und als ich den Brief übervorsichtig zurück in seinen Umschlag schiebe, haucht sie mir anschließend einen zarten Kuss auf die Lippen. Als sie sich wieder von mir löst, ist da so viel Mitgefühl in ihren Haselnussaugen.

»Geht es dir gut?«, fragt sie und legt den Kopf schief. Ihre Finger wandern weiterhin über mein Gesicht, zeichnen kleine Kreise über meinen Kiefer und landen schließlich auf meinen nackten Schultern.

»Mehr als gut.« Und das ist noch untertrieben. Zu wissen, dass Mason mich geliebt – und die Biologie keine Rolle für ihn gespielt – hat, erleichtert mich auf so vielen Ebenen. Seit einem Jahr frage ich mich, was anders gelaufen wäre, wenn er es gewusst hätte. Wenn ich den Mut aufgebracht und ihm gesagt hätte, dass wir denselben Vater haben.

Jetzt kenne ich die Antwort.

Es hätte sich nichts geändert, weil wir auch so schon Brüder waren.

Noch eine Träne stiehlt sich aus meinem Auge, die Hazel jetzt wie der Wind wegküsst. Meine Hände gleiten in ihre braunen Wellen, streicheln durch die dichten Strähnen, ihr Körper fühlt sich auf meinem ganz weich an.

»Glaubst du, er hätte ein Problem damit gehabt?«, frage ich Hazel leise. Manchmal kommt es mir immer noch seltsam vor, laut zu sprechen, ohne zu wissen, wie ich dabei klinge. Aber Hazel gibt mir niemals ein schlechtes Gefühl dabei, weshalb ich immer seltener darüber nachdenke. »Mit uns beiden, meine ich.« Mit dem Daumen stupse ich ihre Nase an, mit der sie als Antwort darauf zuckersüß hin und her wackelt.

»Nein«, sagt sie, und ich bilde mir ein, die Entschlossenheit in ihrer Stimme zu hören. »Er wollte immer nur, dass seine Liebsten glücklich sind. Und ich bin glücklich mit dir.«

Als Antwort beuge ich mich vor, ziehe sie dichter an mich und küsse sie. So stürmisch, dass mein Herz einen heftigen Hüpfer hinlegt. Hazel schmeckt nach Kürbis-Birnen-Kuchen, nach Leichtigkeit, nach Glück, nach … Liebe. Ich liebe diese Frau mit jeder Faser meines Seins, und zu wissen, dass Mason sie genauso sehr geliebt hat, fühlt sich gut an. Sie hat jede Liebe verdient, die diese Welt zu bieten hat.

Eine Weile küssen wir uns noch, bis Hazel schließlich – wie von einer Wespe gestochen – von meinem Schoß springt. Es dauert nicht lange, bis ich erkenne, warum. Vor uns auf dem Boden liegt ein kaputter Ballon, dessen Inhalt sich komplett über ihr Kleid ergossen hat. Mein Blick rast zur Stalltür, und als ich Jamie mit einem Korb voller Wasserballons sehe, wird in mir die Angriffslust entfacht. Im nächsten Moment trifft auch mich eine Wasserbombe, direkt am Kopf. Das blaue Gold rinnt über mein Gesicht, sodass ich die Augen zusammenkneifen muss.

»Na warte!« Sobald ich wieder sehen kann, springe ich ebenfalls von unserem Bett im Stroh auf und stürze mich auf Jamie. Er weicht mir wie ein flinkes Wiesel aus, läuft im Zickzack vor mir weg und wirft hin und wieder eine weitere Ladung nach mir.

Ich lasse mir extra viel Zeit, gebe ihm ein bisschen Vorsprung und folge Jamie, der jetzt Schutz im Stall sucht. Er kennt sich hier drin bestens aus und könnte auch mit verbundenen Augen einen Parcours hinlegen.

Inzwischen sind auch Pablo und Vincent wach geworden. Die beiden stehen dicht an dicht neben den Futtertrögen und gönnen sich ein paar Möhren zum Abendessen. Vincent hat sich nach unserer Rettungsaktion zwar nur langsam erholt, aber inzwischen ist er zu einem ziemlich großen und ziemlich starken Eselmann herangewachsen. Und die beiden lieben sich – trotz der verschiedenen Epochen ihrer Kunst.

Ich schleiche durch die Scheune, passiere die Holzbalken und nutze sie dabei immer wieder als Versteck, um einem weiteren Angriff von Jamie aus dem Weg zu gehen. Doch der kleine Kerl ist viel schneller und gerissener, als ich dachte, denn Sekunden später zerplatzt ein weiterer Ballon direkt auf meinem Kopf.

Das Wasser rinnt durch meine Haare, ergießt sich über mein Gesicht und meinen Nacken. Ich lege den Kopf zurück und entdecke Jamie auf einem der hier drin lagernden Strohballen. Mit einem Satz habe ich mir seine Beine geschnappt, ihn heruntergezogen und ihn liebevoll in den Schwitzkasten genommen.

Jamie und ich kämpfen miteinander, und als Hazel sich schließlich auch noch einmischt und einen von Jamies Wasserballons gegen mich verwendet, kann ich vor Lachen gar nicht mehr an mich halten. Mein ganzer Oberkörper ist pitschnass, genau wie Hazels Kleid, das ohnehin nicht viel der Fantasie überlässt. Jetzt klebt es verführerisch an ihrer gebräunten Haut, und dieser Anblick stellt Dinge mit mir an, die ich gerade wirklich nicht gebrauchen kann! Meine Gedanken sind definitiv nicht jugendfrei, und Jamie ist bei uns.

Nachdem unser Kampf mit einem Unentschieden ausgegangen ist, lassen wir drei uns lachend aufs Bett fallen und starren zum Dach des Stalls, das ich vor ein paar Wochen repariert habe.

Jamie liegt zwischen Hazel und mir und ist vollkommen aus der Puste. Wer weiß, wie lange er schon auf den richtigen Moment für seinen hinterhältigen Angriff gewartet hat!

Mein Lachen verwandelt sich schließlich in ein zufriedenes Lächeln, als Jamie nach meiner Hand greift und ich sehe, dass er dasselbe auf der anderen Seite mit der seiner Schwester macht.

So liegen wir hier im Stall, lassen unsere Atmung ruhiger werden und genießen die Nähe der anderen. Ich liebe Hazels Familie, als wäre sie meine eigene. Jamie ist nicht nur ihr kleiner Bruder, sondern auch meiner. Und ihr Großvater macht nicht nur die besten Sonntagspancakes, er hat auch in jeder Situation den passenden Spruch parat.

Inzwischen ist es draußen schon früher Abend, und als ich durch die Stalltür in den Himmel blicke, trifft mich die Aussicht mitten ins Herz. Hazel hat mir erzählt, dass sie seit Neuestem den Himmel nach Botschaften ihrer Liebsten absucht. Nach Zeichen, die Mason und ihre Grandma ihr schicken.

Und gerade sehe ich es zum ersten Mal selbst.

Dicke Zuckerwattewolken tanzen über den Abendhimmel, und eine Wolke hat es mir ganz besonders angetan. Mit ein wenig Fantasie hat sie die Form eines U-Bootes. Ich schiele zu Hazel hinüber, die anscheinend dasselbe denkt wie ich, denn ihre Augen strahlen wie zwei Diamanten aus Schokolade.

»Siehst du es auch?«, frage ich sie, obwohl ich die Antwort schon kenne. Hazel grinst über das ganze Gesicht. Ich bekomme niemals genug von diesem Anblick.

»Ich sehe es auch.«

Gemeinsam blicken wir wieder in den Himmel und starren die U-Boot-Wolke an, die durch das Sonnenlicht gelb schimmert. Wenn das kein Zeichen ist … Ich denke an die Worte meines Bruders, an seinen Brief, an den Tag, den wir gemeinsam in der Unterkunft verbracht haben. Und dann öffne ich den Mund und singe »Yellow Submarine«. So laut und schräg, dass Mason mich im Himmel hören und mit einstimmen kann.

Anmerkungen der Autorin

In dem Buch benutzen die Protagonist:innen die Gebärdensprache. Da der Großteil meiner Leser:innen aus Deutschland kommt und ich auch gehörlose Leser:innen habe, habe ich mich dazu entschieden, die deutschen anstelle der amerikanischen Gebärden zu benutzen. Auch in dieser Sprachform gibt es mehrere Dialekte, die sich zum Teil von Bundesland zu Bundesland unterscheiden können. Ich beherrsche die Gebärdensprache nicht. Alle Informationen zur Gebärdensprache habe ich zuvor auf diesen Seiten recherchiert:

Quellen zur Gebärdensprache

www.gebaerdenlernen.de
www.signdict.org
www.spreadthesign.com

Danksagung

An dieser Stelle möchte ich all den wundervollen Menschen danken, die an der Entstehung von *Shatter and Shine* mitgewirkt haben. Allen voran dem zauberhaften Forever Verlag, der nun schon vier meiner Geschichten ein Zuhause gegeben hat. Ein besonderer Dank gilt meinen beiden Lektorinnen Caroline und Tabea, die mit ihrem ganzen Herzblut an der Reihe gearbeitet haben. Außerdem danke ich meiner Sensitivity Readerin Julia Probst dafür, dass sie in die Geschichte rund um Hazel und Cameron eingetaucht ist, um mir so toll unter die Arme zu greifen!

Ein riesiger Dank gilt außerdem meinen zauberhaften Alphaleserinnen Selina und Theresa, die mich bereits während des Entstehungsprozesses nach Texas begleitet haben. Ihr seid pure Motivation, selbst an Tagen voller Selbstzweifel.

Natürlich danke ich an letzter Stelle euch – meinen Leser:innen. Danke an alle, die *Rise and Fall* so sehr in ihr Herz geschlossen haben. Ich hoffe, die Geschichte von Cameron, Hazel, Gramps und Jamie konnte euch genauso berühren.

Content Note

Liebe Lesende,

ich möchte euch darauf aufmerksam machen, dass *Shatter and Shine* Elemente enthält, die triggern können. Diese sind: Tod einer nahestehenden Person und Posttraumatische Belastungsstörungen inklusive Flashbacks.